의과대학생을 위한

기본 임상술기학

“본 연구는 2009년도 계명대학교 비사연구기금으로 이루어졌음”

의과대학생을 위한 기본 임상술기학

BASIC CLINICAL PROCEDURES FOR MEDICAL STUDENTS

01 −

02 +

계명대학교 출판부

추천사

현재 의학교육은 현장중심, 실습중심의 전인 교육이 강조되고 있습니다.

일차 진료에 필요한 의학적 지식 뿐 아니라 기본적 술기, 환자를 대하는 태도 및 소통기술 등을 함양할 수 있도록 교육과정이 개편되고 있습니다. 이를 위해 인문사회의학 교육의 강화, 기초 및 임상 의학의 통합, 술기 교육의 강화, 임상 실습의 내실화 등 교육과정 전반에 걸친 개선에 주력하고 있으며 의학교육학회를 중심으로 다양한 연구가 진행 중입니다.

본 의과대학에서는 10년 전부터 임상수행능력을 평가해 왔으며 임상수기학 강좌를 개설하여 학생들에게 체계적인 술기 관련 교육을 제공하였으며 최근에는 임상수기 센터를 설립하여 인력과 재정을 대폭 지원하여 체계적인 임상 교육을 제공하고자 노력하여 왔습니다.

본 저술은 지난 2년간의 노력 끝에, 오랜 기간 동안 여러 교수님들이 정성스럽게 만들고 가르친 교안을 다듬어 새롭게 책으로 출간하게 되어 여러 학생들의 학습에 큰 도움이 될 것으로 기대됩니다. 그림과 글 하나 하나에 열과 성으로 저술에 참여해 주신 교수님들의 노고와 학생 개개인의 의욕과 열성이 어울러 짐으로, 참 좋은 의사를 배출하는 우리의 소망이 한 걸음 더 나아가게 되었습니다.

이 일을 위해 진료와 연구에 바쁜 가운데서도 헌신적으로 수고해 주신 금동윤 교수, 박원균 교수, 천경희 연구강사, 조은미 조교 그 외 임상수기센터에서 실무교육에 수고해 주신 모든 교직원 여러분들께 심심한 감사의 말씀을 드립니다.

계명대학교 제 17대 의과대학장 박 우 현

머리말

여러분들은 이제 곧 하얀 가운을 입고 청진기를 목에 걸고 환자를 만나러 가야합니다. 과거에는 심장, 폐, 복부 등 신체 부위 진찰의 일부 내용은 수업시간에 배웠으나 대부분의 술기는 임상실습을 돌면서 병원의 전공의선생님, 교수님들을 통해 배웠답니다. 그러다보니 실제 환자와 마주하면 왠지 자신이 없고 어려워, 환자들도 힘들어하고 실습하는 학생들도 주눅이 들고는 하였답니다. 그렇지만 이제 여러분들은 이 책을 통해 일차 진료 의사로서 꼭 필요한 술기 내용을 충분히 익혀, 실제 환자 앞에서 자신감있고 당당하게 그리고 환자를 배려하는 훌륭한 예비의사 혹은 의사가 되었으면 합니다.

이 책은 술기 위주로 구성되어 있으며 여러분들이 빨리 이해할 수 있도록 그림 혹은 사진을 많이 실었습니다. 각 술기 내용의 시작 부분에는 환자를 대하는 방법과 준비물을 갖추는 방법 등을 먼저 소개한 후 술기 내용을 담았습니다. 술기 내용은 술기가 이루어지는 순서에 맞게 구성되도록 노력하였습니다. 또한 술기 학습 후 체크리스트를 통해 혼자서도 충분히 피드백 할 수 있도록 편집하였습니다. 또한 본문의 설명은 학생이 오른손잡이임을 가정하여 기술하였습니다.

과거 필기시험으로만 치루어지던 의사국가고시에 이제 실기시험도 포함되었습니다. 이 책은 의사국가고시 실기고사에 꼭 필요한 중요 술기를 모두 담으려고 노력하였습니다. 이 책을 통해 좀 더 쉽고 상세하게 그리고 편안하게 실기시험을 준비할 수 있길 바랍니다. 각 단원마다 여러 교수님들의 사랑과 정성이 담겨져 있습니다. 이러한 마음이 여러분들 모두에게 전해져 장차 최고로 멋진 의사선생님이 되길 기원합니다.

여러 교수님들의 명 강의록이 좋은 책으로 탄생할 수 있게끔 처음부터 끝까지 세밀히 도움을 주신 계명대학교 의과대학 박우현 전학장님께 감사드립니다. 그리고 오늘도 열심히 책과 씨름하고 있을 전국의 의과대학생 여러분, 화이팅!

2012년 7월 계명대학교 의과대학 금 동 윤

목차

신체 진찰 physical examination

신경 진찰 및 정신 상태 검사 neurologic and mental status examination

외과적 시술 surgical procedures

주사 및 혈관 시술 injections and vascular procedures

응급 처치술 emergency procedures

비뇨기과 및 산부인과적 시술 urologic and OB/GY procedures

기타 술기 miscellaneous procedures

가슴 및 폐 진찰 chest and lung examination

심장 진찰 heart examination

유방 진찰 breast examination

복부 진찰 abdominal examination

항문 직장 진찰 anal and rectal examination

목 진찰 neck examination

PART 01

신체 진찰

Physical Examination

가슴 및 폐 진찰

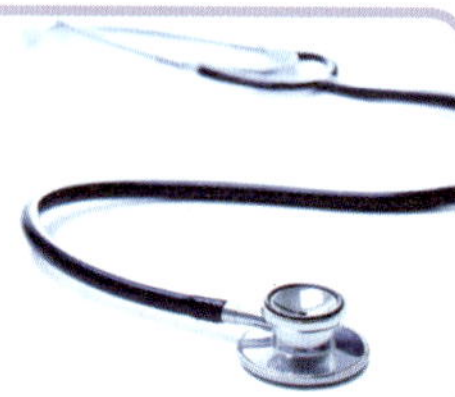

김재범 · 계명의대 흉부외과학교실

학습목표

1. 병력 청취 후 가슴 및 폐 진찰을 자신감 있게 시행할 수 있다.
2. 가슴 및 폐 진찰을 순서에 맞추어 시행할 수 있다.
3. 진찰 소견을 종합하여 병인 또는 이상 유무를 확인할 수 있다.

적 용

1. 기본적 신체진찰
2. 가슴에 증상을 호소하는 환자

기본원칙

1. 가슴 및 폐 진찰과 연관된 복부, 목부위, 입술(청색증), 손톱 등도 관찰한다.
2. 일반적으로 가슴의 앞뒤 중 한쪽을 진찰한 후 다른 쪽을 진찰한다.
3. 진찰 순서 : 시진 → 촉진 → 타진 → 청진
4. 들숨과 날숨을 다 들을 수 있을 시간동안 청진한다.

주 의 점

1. 진찰전 학생의사는 손 소독을 하거나 씻고 기구를 깨끗이 한다.
2. 환자에게 수치심을 유발할 수 있는 행동은 삼간다.
3. 여자의 경우 앞가슴을 잘 가려준다.

준 비 물

청진기, 환자용 가운, 둥근 의자

학습하기

진찰 전 환자돌보기

1. 환자에게 자신을 소개하고 환자 이름을 확인한다.
2. 폐진찰 및 이와 관련된 진찰을 하겠다고 환자에게 설명한다.
3. 환자에게 의자(침대)에 앉을 것을 요청한다.

진찰 전 준비

4. 손을 깨끗이 씻거나 손 소독을 한다.
5. 환자에게 웃옷을 벗을(상의를 충분히 올림) 것을 요청한다.

Tips! 여자의 경우 앞가슴을 가려 수치심이 유발되지 않도록 함. 옷 안으로 손을 넣어 촉진, 타진, 청진하는 것은 옳은 방법이 아님.

진찰과정

7. 환자의 호흡수 및 호흡 양상을 확인한다.

Tips! 호흡수는 15초간 측정 후 곱하기 4

8. 목 부위를 관찰하여 호흡 시 목 근육의 움직임, 기관의 위치 등을 관찰한다.
9. 호흡 시 상복부의 움직임을 관찰한다.

Tips! 복식호흡 유무 관찰

10. 입술, 손톱에 청색증이 있는지 관찰하고 곤봉지 유무도 살핀다.

11. 환자에게 뒤로 돌아앉을 것을 요청한다. 이때 손은 교차하여 반대편 어깨에 놓도록 요청한다.(❼사진 참조)

❶ 환자에게 크게 숨을 쉴 것을 요청하면서 등 부위를 시진한다.

Tips! 대칭적 호흡 유무, 기형 유무, 창상 혹은 상흔 유무 등

❷ 환자에게 등 부위를 만지겠다고 말한 후 아픈 부위가 있는지 물어본다.

❸ 등 부위를 촉진하여 아픈 부위 혹은 이상 부위 등을 확인한다.

❹ 양쪽 엄지를 10번째 늑골 정도에 놓고 나머지 손가락을 헐겁게 움켜잡고 숨을 크게 마시게 요청한다.

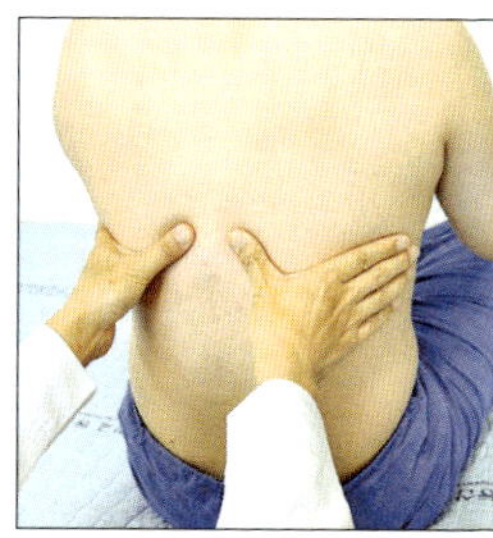

Tips! 엄지손가락 간격이 벌어지는 정도와 대칭정도를 관찰한다.

❺ 손바닥의 자측(ulnar)표면을 등 부위에 대칭적으로 대고 낮게 울리는 소리를 반복하도록 요청 후, 진탕음을 확인한다.

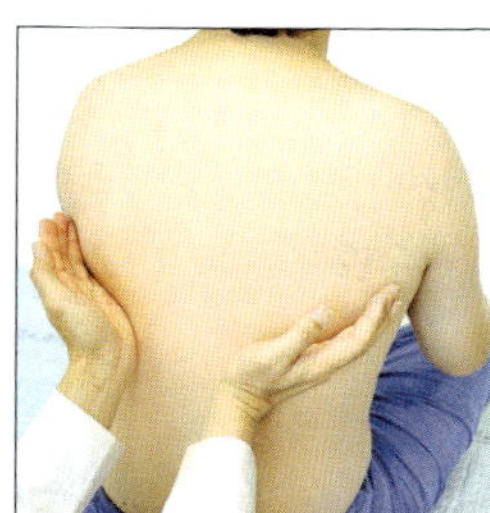

Tips! '하나-하나' 혹은 '아-아-' 등의 소리를 요청. 손을 위에서 아래(혹은 아래서 위)로 움직임

❻ 한쪽 손의 3번 손가락 끝마디가 갈비뼈와 평행하게 위치시킨 후 흉벽에 단단히 고정시켜 타진판이 되게 한다. 반대편 손은 손목에 힘을 뺀 후 3번 손가락을 이용하여 흉벽에 접촉된 손가락 끝마디를 향해 경쾌하게 두들긴다.

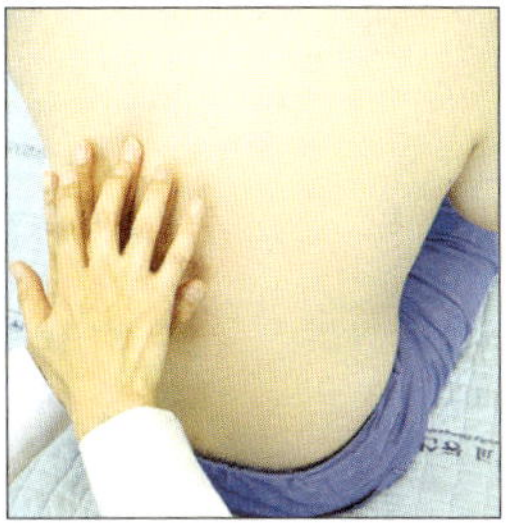

Tips! 손바닥과 나머지 손가락은 흉벽에 접촉하지 않도록 주의

❼ 각각의 위치에서 2번씩 타진을 하며, 위에서 아래로 좌우대칭으로 "Z"자 혹은 "ㄹ"자 순서로 타진한다.

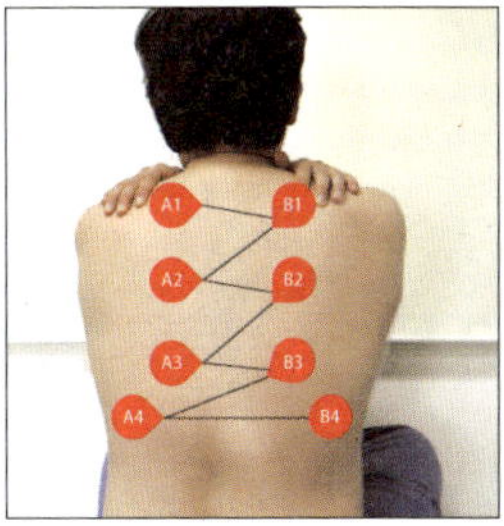

❽ 환자에게 청진을 하겠다고 설명한다. 이때 청진기는 따뜻하게 해두어야 한다.

❾ 폐첨부에서 기저부까지 모두 청진을 하며 타진 때와 같은 방법으로 청진한다. 이때 비정상적인 호흡음이 들리면 인접부위를 자세히 청진한다.

Tips! 들숨과 날숨 모두 청진

12. 환자에게 앞으로 돌아앉을 것을 요청한다.

❶ 환자에게 크게 숨을 쉴 것을 요청하면서 앞가슴 부위를 시진한다.

❷ 환자에게 가슴부위를 만지겠다고 말한 후 아픈 부위가 있는지 물어본다.

❸ 가슴 부위를 촉진하여 아픈 부위나 이상 부위가 있는지 확인한다.

❹ 가슴 팽창에 대해 등 부위에서와 같은 방법으로 확인한다.

❺ 성음 진탕음에 대해 등 부위에서와 같은 방법으로 확인한다.

❻ 가슴 앞면과 옆면에서 양쪽을 비교하면서 타진한다.

❼ 가슴 앞면과 옆면에서 양쪽을 비교하면서 청진한다.

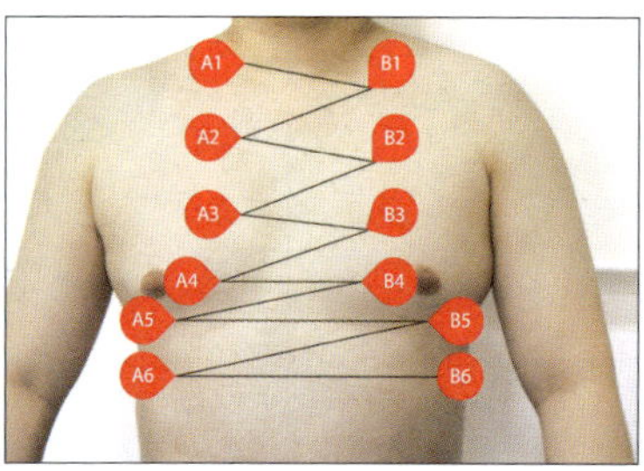

진찰 후 마무리

13. 환자에게 진찰이 끝났음을 알린다.

14. 진찰 결과를 설명한다.

Check Point

▶ 체크 포인트를 확인하면서 학습한 내용을 실습하여 보세요.

▶ 기본적 술기를 익히기 위해서는 최소 3회 이상의 실습이 필요합니다.

번호	Check Point	스스로 평가하기		
		1회	2회	3회
1	자신을 소개하고 환자 이름을 확인하였는가?			
2	시행할 진찰에 대해 설명하였는가?			
3	손을 깨끗이 씻거나 손소독을 시행하였는가?			
4	상의를 충분히 올리거나 탈의하도록 요청하였는가?			
5	환자의 호흡수와 호흡양상을 확인하였는가?			
6	목부위를 관찰하였는가?			
7	호흡 시 상복부의 움직임을 관찰하였는가?			
8	입술과 손톱을 관찰하였는가?			
9	(뒷면) 손을 가슴 앞으로 교차시켜 반대편 어깨위에 두도록 하였는가?			
10	(뒷면, 시진) 등 부위를 눈으로 관찰하였는가?			
11	(뒷면, 촉진) 등 부위를 촉진하였는가?			
12	(뒷면, 촉진) 환자의 등에 양손을 올려(한쪽에 한손씩 올림) 크게 숨 쉬도록 하여 등이 동시에 올라오는지 확인하였는가?			
13	(뒷면, 촉진) 환자가 소리를 내도록 하고 진동감을 확인하였는가?			
14	(뒷면, 타진) 등에 한손의 가운데 손가락을 대고 다른 손의 중지를 이용하여 타진하였는가?			
15	(뒷면, 청진) 숨을 크게 들이쉬고 내쉬게 하면서 청진하였는가?			
16	(앞면, 시진) 가슴 부위를 눈으로 관찰하였는가?			
17	(앞면, 촉진) 가슴 부위를 촉진하였는가?			
18	(앞면, 촉진) 환자의 가슴에 양손을 올려(한쪽에 한손씩 올림) 크게 숨 쉬도록 하여 가슴이 동시에 올라오는지 확인하였는가?			
19	(앞면, 촉진) 환자가 소리를 내도록 하고 진동감을 확인하였는가?			
20	(앞면, 타진) 가슴위에 한손의 가운데 손가락을 대고 다른 손의 중지를 이용하여 타진하였는가?			
21	(앞면, 청진) 숨을 크게 들이쉬고 내쉬게 하면서 청진하였는가?			
22	청진기를 손으로 감싸서 청진기를 따뜻하게 하였는가?			
23	청진하는 시간이 적당하였는가?			
24	환자에게 진찰 결과를 설명하였는가?			

심장 진찰

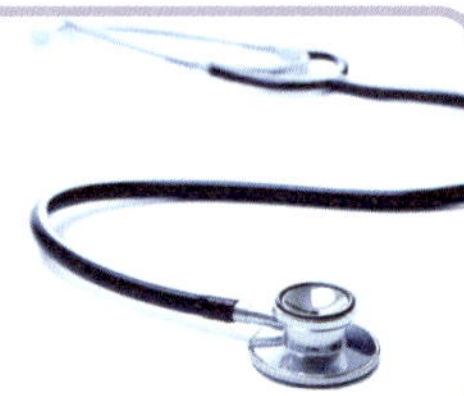

김재범 · 계명의대 흉부외과학교실

학습목표

1. 목 혈관을 포함한 심장 진찰을 할 수 있다.
2. 심장 진찰을 순서에 맞추어 시행할 수 있다.
3. 심장 진찰을 통해 병인 및 진단을 유추할 수 있다.

적 용

1. 기본적 신체 진찰
2. 가슴에 증상을 호소하는 환자

기본원칙

1. 심장 진찰과 관련하여 목 혈관 진찰이 필요하다.
2. 사지 관찰(맥박, 부종 유무 등)이 필요하다.
3. 심장 진찰은 순서(시진–촉진–타진–청진)에 따라 시행한다.
4. 한 곳에서 청진을 할 때 최소 5초 이상 들어야 한다.
5. 진찰 후 진찰한 소견을 환자에게 설명한다.

주 의 점

1. 학생의사는 진찰 전 손을 씻거나 소독을 하고, 기구를 깨끗이 한다.
2. 청진기가 차가울 수 있으므로 사용 전에 손으로 따뜻이 해둔다.
3. 환자에게 수치심을 유발할 수 있는 행동을 삼간다.
4. 여자의 경우 앞가슴을 잘 가려준다.

준 비 물

청진기(양면형), 의자, 침대(거상가능침대)

학습하기

진찰 전 환자돌보기

1. 환자에게 자신을 소개하고 환자 이름을 확인한다.
2. 심장 진찰 및 이와 관련된 진찰을 하겠다고 환자에게 설명한다.
3. 환자에게 의자(침대)에 앉도록 요청한다.

진찰 전 준비

4. 손을 깨끗이 씻거나 손 소독을 한다.
5. 환자에게 웃옷을 벗도록(상의를 충분히 올리도록) 요청한다.

Tips! 여자의 경우 앞가슴을 잘 가릴 것

6. 손을 비벼 따뜻하게 하고, 청진기의 막 부분과 벨 부분을 알코올 솜으로 닦고 따뜻이 해둔다.

진찰과정

7. 2번과 3번 손가락을 이용해 요골동맥에서 맥박을 확인한다.

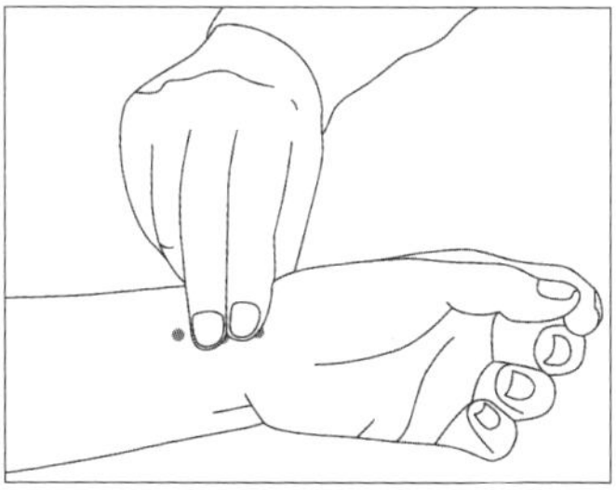

8. 환자의 발등이나 정강이 부근을 손가락으로 눌러 부종이 있는지 확인한다.
9. 환자 목의 양쪽 목동맥 위에 교대로 손을 대어 맥박을 확인한다.

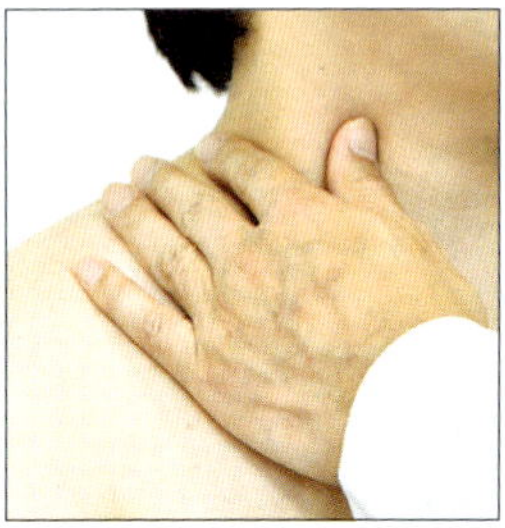

Tips! 한쪽 목동맥 진찰 후 반대쪽 진찰(양쪽을 동시에 시행하지 말 것)

10. 목동맥에 청진기의 벨 부분을 대어 청진을 시행한다.

Tips! 청진하는 동안에는 반드시 숨을 잠시 멈추도록 요청!!

11. 환자를 침대에 눕힌 후 30° 거상 체위가 되게 한다.

Tips! 환자의 상체를 침대가 움직이는 쪽에 눕히고, 침대를 잘 살펴 거상장치를 확인하고 돌림

12. (30° 거상) 목에서 목정맥의 확장 유무를 관찰한다.
13. (30° 거상) 오른쪽 2번째 갈비뼈사이와 가슴뼈의 연결부위를 시진 및 촉진하여 대동맥류 유무 등을 관찰한다.
14. (30° 거상) 왼쪽 2번째 갈비뼈사이와 가슴뼈의 연결부위를 시진 및 촉진하여 폐동맥고혈압 유무 등을 관찰한다.
15. (30° 거상) 왼쪽 3~5번째 갈비뼈사이와 가슴뼈의 연결부위를 시진 및 촉진하여 우심실을 관찰한다.

16. 환자를 왼쪽으로 약간 (약 30°) 돌아눕게 하여 심첨부를 확인한다.

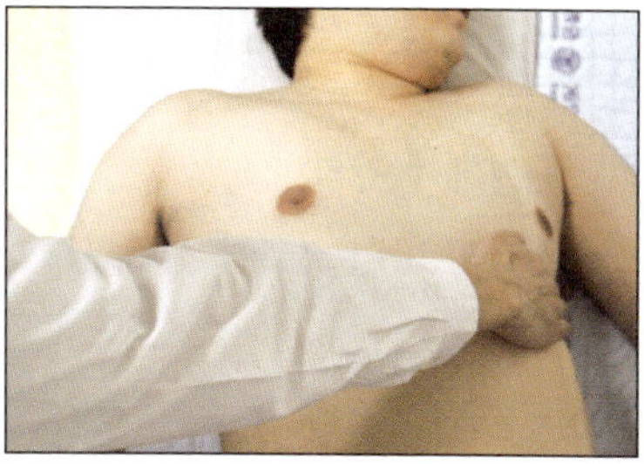

17. 환자가 약간 왼쪽으로 돌아누운 상태에서 심첨부에 청진기의 벨 부위로 청진을 시행한다.
18. 바로 눕게 한(30° 거상) 후 4개 심장판막 부위를 청진한다.

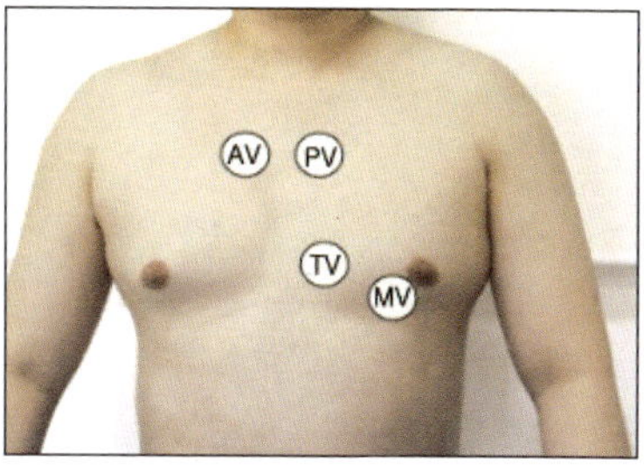

19. 환자에게 "앉아서 몸을 앞으로 약간 기울여 주십시오."라고 말하고, 그 자세에서 가슴뼈의 왼쪽 부위에 청진기의 막 부위를 대고 청진을 시행한다.

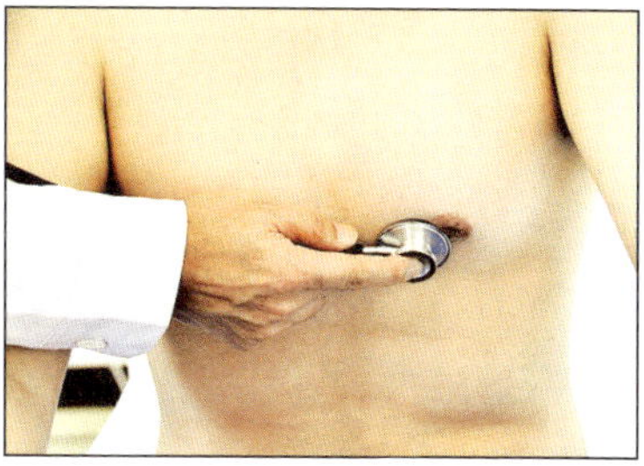

Tips!

청진 시 한 곳에서 5초 이상 유지!!

진찰 후 마무리

20. 환자에게 진찰이 끝났음을 알린다.
21. 심장 진찰의 결과를 설명한다.

Check Point

▶ 체크 포인트를 확인하면서 학습한 내용을 실습하여 보세요.

▶ 기본적 술기를 익히기 위해서는 최소 3회 이상의 실습이 필요합니다.

번호	Check Point	스스로 평가하기		
		1회	2회	3회
1	자신을 소개하고 환자 이름을 확인하였는가?			
2	심장 진찰을 하겠다고 환자에게 말하였는가?			
3	손을 깨끗이 씻거나 손소독을 시행하였는가?			
4	상의를 충분히 올리거나 탈의하도록 환자에게 요청하였는가?			
5	청진기를 소독하고 따뜻하게 하였는가?			
6	(앉은 자세) 2, 3번 손가락을 이용해 요골 동맥에서 맥박을 확인하였는가?			
7	(앉은 자세) 환자의 다리를 손가락으로 눌러 부종이 있는지 확인하였는가?			
8	(앉은 자세) 목동맥의 맥박을 확인하였는가?			
9	(앉은 자세) 목동맥을 청진하였는가?			
10	(30° 거상자세) 환자를 자리에 눕게 한 후 목정맥의 확장을 관찰하였는가?			
11	(30° 거상자세) 오른쪽 2번째 늑간과 흉골의 연결부를 시진 및 촉진하였는가?			
12	(30° 거상자세) 왼쪽 2번째 늑간과 흉골의 연결부를 시진 및 촉진하였는가?			
13	(30° 거상자세) 왼쪽 3~5번째 늑간과 흉골의 연결부를 시진 및 촉진하였는가?			
14	(왼쪽 30° 돌아누운 자세) 심첨부를 확인하였는가?			
15	청진기를 손으로 감싸서 덥히는 동작을 하였는가?			
16	(왼쪽 30° 돌아누운 자세) 심첨부에서 청진기(벨 부위)로 청진하였는가?			
17	(30° 거상자세) 청진기의 막부위로 4개 판막 부위를 각각 청진하였는가?			
18	(앞으로 기울여 앉은 자세) 흉골의 왼쪽에 청진기(막 부위)로 청진하였는가?			
19	각 부위를 청진할 때 각각 5초 이상 청진하였는가?			
20	환자에게 진찰 결과를 설명하였는가?			

유방 진찰

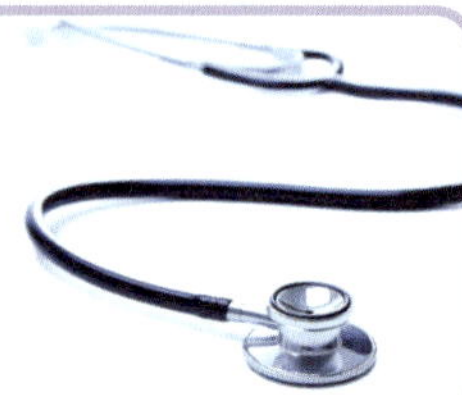

강선희 · 계명의대 외과학교실

학습목표

1. 유방 진찰을 시행할 수 있다.
2. 진찰 소견을 환사에게 설명할 수 있다.

적 용

1. 유방의 정기 검진
2. 유방, 겨드랑이의 덩이
3. 유방 염증
4. 유두의 이상 징후

기본원칙

1. 겨드랑이와 유두도 포함하여 진찰한다.
2. 환자를 눕힌 상태에서 유방을 촉진한다.
3. 양손을 이용하여 한쪽 유방을 진찰한 후 반대쪽 유방을 진찰한다.

주 의 점

진찰의 시작이나 중간에 어떤 검사를 하는지 설명하여 수치심을 유발하지 않도록 주의한다.

준 비 물

유방 모형, 침대

학습하기

진찰 전 환자돌보기

1. 환자에게 자신을 소개하고 환자의 이름을 확인한다.
2. 유방진찰을 하겠다고 환자에게 설명한다.
3. 환자에게 이상소견이 있는지 물어본다.

Tips! 월경 유무 및 시기, 정기검진 유무

진찰 전 준비

4. 손을 깨끗이 씻거나 손 소독을 한다.
5. 환자에게 침대에 앉을 것을 요청한다.
6. 환자에게 상의를 완전히 탈의할 것을 요청한다.

Tips! 커텐이나 장막으로 가릴 것

진찰과정

7. 앉은 상태에서 환자의 양팔을 허리에 얹도록 요청한 후 양측 유방을 시진한다.

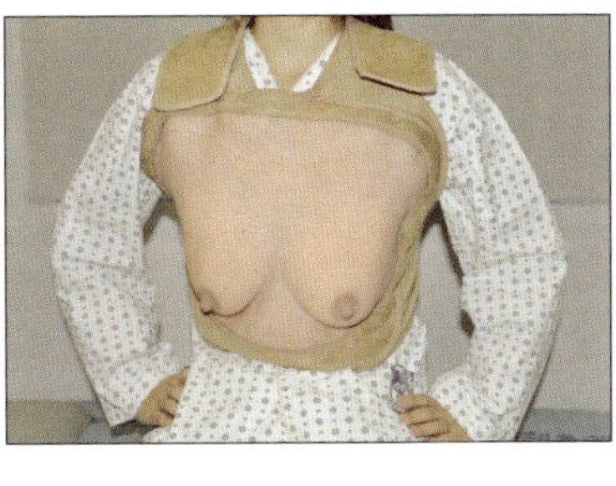

Tips!
양측 대칭성, 피부 상태, 형태, 발진, 궤양, 덩이 등

8. 환자에게 팔을 머리 쪽으로 올리도록 요청하고 유방을 시진한다.

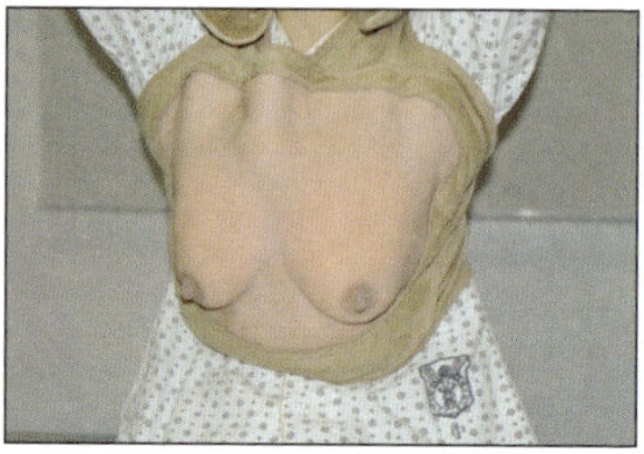

9. 양쪽 겨드랑이를 시진한다.
10. 오른쪽 겨드랑이를 촉진하겠다고 환자에게 설명한 후 학생의사는 같은 쪽 손으로 환자의 오른팔을 받친 상태에서 반대쪽 손의 2, 3, 4번 손가락을 이용하여 겨드랑이를 촉진한다.

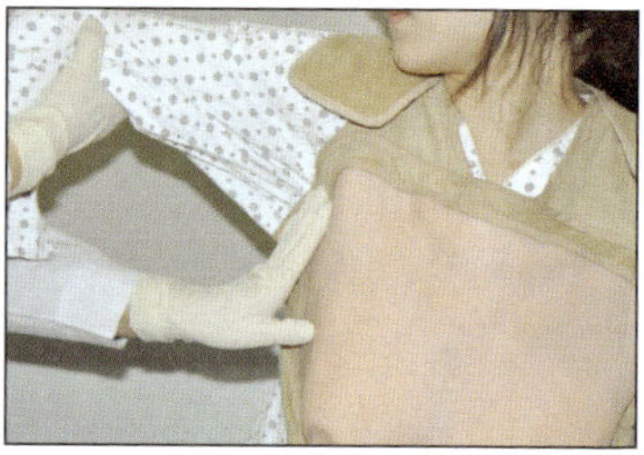

11. 같은 방법으로 왼쪽 겨드랑이를 촉진한다.
12. 유방을 촉진하겠다고 설명 후 환자에게 바로 누울 것을 요청한다.
13. 촉진할 쪽 유방의 어깨와 옆구리 아래를 낮은 베개를 받치고, 팔을 머리 위로 편안히 올리게 한다.

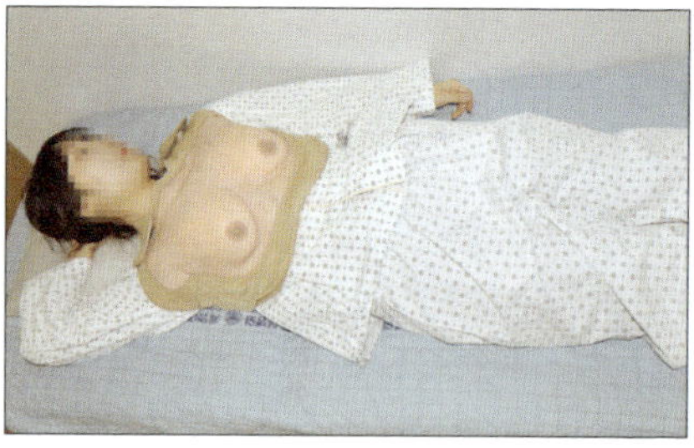

14. 양손의 2, 3, 4번 손가락 끝을 사용하여 위에서 아래(빗장뼈에서 갈비뼈 아래쪽까지)와 복장뼈에서 겨드랑이 중앙선까지 부드럽게 촉진한다.

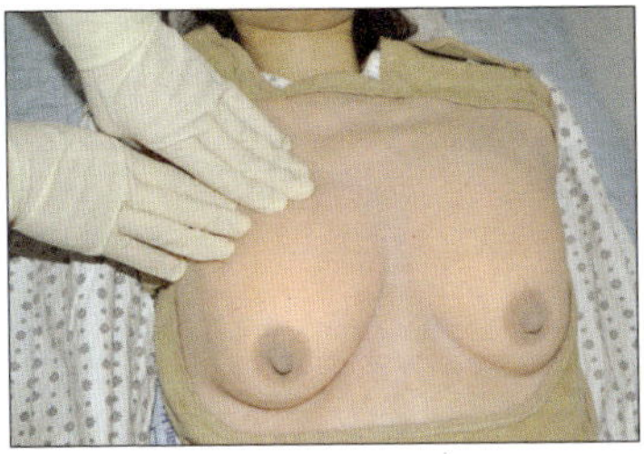

Tips!
순서는 중요하지 않으나 유방 전체를 촉진

15. 같은 방법으로 반대쪽 유방을 촉진한다.
16. 유두를 진찰한다고 환자에게 설명한다.
17. 양쪽 유두를 적당한 힘으로 짜본다.

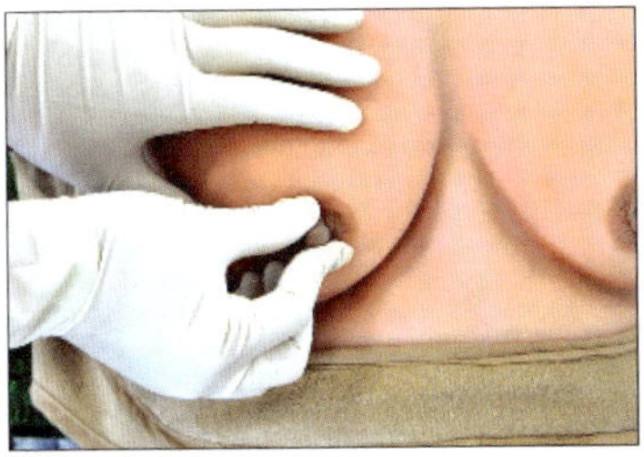

Tips!
분비물 유무와 성상

진찰 후 마무리

18. 환자에게 진찰이 끝났음을 알린다.
19. 환자가 앉고 옷을 입는 것을 도와준다.
20. 진찰 결과를 설명한다.

Check Point

▶ 체크 포인트를 확인하면서 학습한 내용을 실습하여 보세요.

▶ 기본적 술기를 익히기 위해서는 최소 3회 이상의 실습이 필요합니다.

번호	Check Point	스스로 평가하기		
		1회	2회	3회
1	자신을 소개하고 환자 이름을 확인하였는가?			
2	시행할 진찰에 대해 설명하였는가?			
3	손을 깨끗이 씻거나 손소독을 하였는가?			
4	진찰을 위해 상의를 벗어달라고 요청하였는가?			
5	앉은 상태에서 시진하였는가?			
6	양쪽 팔을 허리에 걸친 상태에서 시진한 후 머리 위로 들어 올려 유방을 시진하였는가?			
7	앉은 상태에서 겨드랑이를 촉진하였는가?			
8	겨드랑이 촉진 시 정확한 자세를 취하여 시행하였는가?			
9	유방 촉진을 위해 눕도록 하였는가?			
10	촉진하는 쪽 유방의 아래쪽을 받치고, 팔을 머리위로 올리게 하였는가?			
11	양손의 세 손가락 끝면을 이용하여 촉진하였는가?			
12	일관성 있게 전체 유방을 촉진하였는가?			
13	한쪽 유방을 촉진 후 반대쪽 유방을 촉진하였는가?			
14	유두를 진찰하겠다고 설명한 후 유두를 적당히 짜보았는가?			
15	환자에게 진찰 결과를 설명하였는가?			

복부 진찰

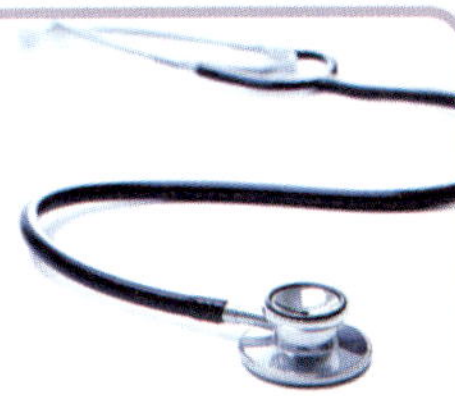

류승완 · 계명의대 외과학교실

학습목표

1. 병력 청취 후 복부 진찰을 시행할 수 있다.
2. 복부 진찰을 순서에 맞추어 시행할 수 있다.
3. 진찰 소견을 종합하여 병인 또는 이상 유무를 확인할 수 있다.

적　용

1. 기본적 신체진찰
2. 복부에 증상을 호소하는 환자

기본원칙

1. 복부를 충분히 노출시켜야하며, 수치심을 느끼지 않게 적절히 가려준다.
2. 진찰은 시진, 청진, 타진, 촉진 순서로 한다.
3. 타진 혹은 촉진 시 증상이 있는 부위에서 먼 곳부터 시행한다.

주 의 점

환자에게 수치심을 유발할 수 있는 행동은 삼간다.

특정 질환의 경우 구체적인 진찰 술기가 필요하다.

준 비 물

청진기, 시트(또는 큰 수건), 침대

진찰 전 환자돌보기

1. 환자에게 자신을 소개하고 환자 이름을 확인한다.
2. 복부진찰을 하겠다고 환자에게 설명한다.
3. 환자에게 복부 관련 증상이 있는지 물어본다.

진찰 전 준비

4. 손을 깨끗이 씻거나 손 소독을 한다.
5. 환자를 편안한 자세로 바로 눕힌다.

Tips! 두 팔은 옆에 가지런히 하거나 가슴에 포갬. 무릎은 굽히거나 무릎 아래에 베개를 받침.

6. 학생의사는 환자의 오른쪽에 위치한다.
7. 복부 진찰을 위해 복부를 충분히 노출시켜야 함을 설명하고 복부를 노출시킨다.

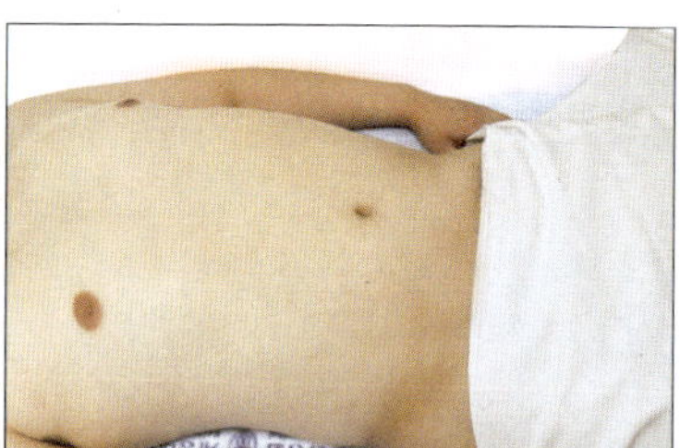

Tips!

위쪽은 칼돌기(xiphoid process)까지 아래쪽은 두덩결합 부위(symphysis pubis)까지 노출. 생식기는 시트(수건)로 가려줄 것.

진찰과정

8. 복부를 시진한다.

Tips! 색상, 윤곽, 반흔, 종괴, 염증, 맥박, 장운동 등

9. 복부를 청진한다.

Tips! 복부를 4구역으로 나누어 모두 청진

10. 손을 따뜻하게 한 후 복부를 타진할 것임을 알린다.
11. 한쪽 3번 손가락을 복부에 가볍게 댄 후 중간 마디 위를 반대쪽 3번 손가락으로 가볍게 타진한다.

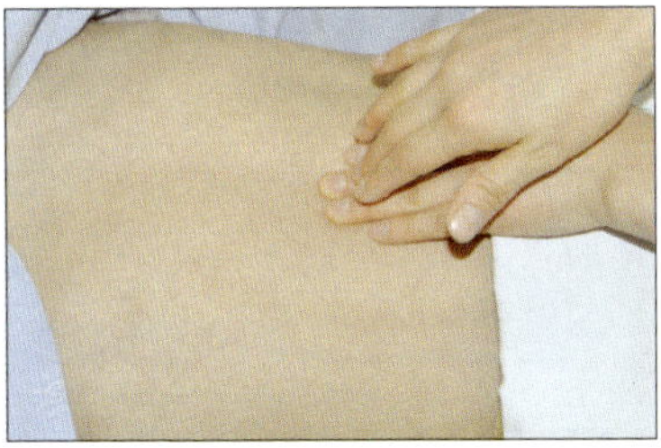

12. 타진은 4구역을 모두 시행하며 환자가 통증을 호소하는 부위의 타진을 가장 뒤에 한다.
13. 복부를 촉진하겠다고 환자에게 설명한다.

Tips! 가벼운 대화나 호흡을 이용하여 환자의 긴장 완화
통증이나 덩이를 호소하는 경우 통증에서 먼 곳부터 촉진

14. 2, 3, 4번 손가락의 바닥면을 이용하여 복벽을 1cm 정도 들어가도록 가볍게 눌러가면서 배의 4구역을 가볍게 촉진한다.

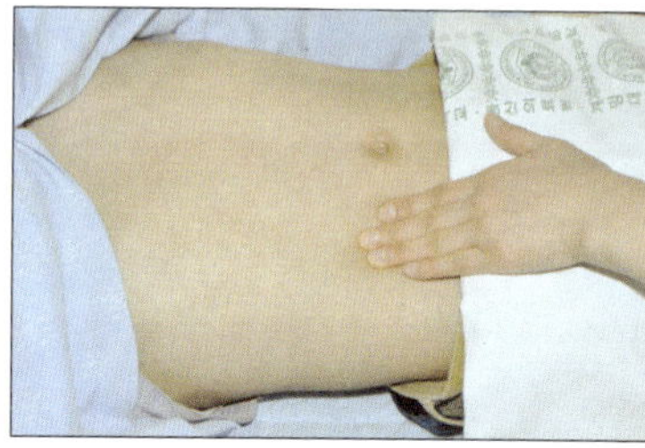

15. 압통 등을 알 수 있게 중간 정도의 세기로 복벽을 누르면서 4구역을 촉진한다.
16. 복부의 내용물, 덩이 등을 확인하기 위해 복부를 깊게 누르면서 4구역을 촉진한다.

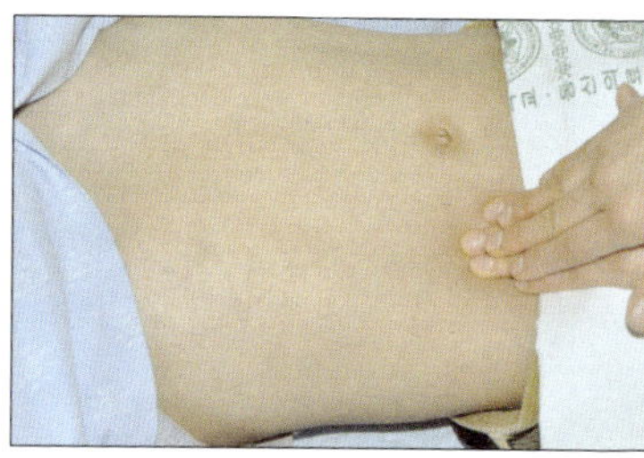

17. 국소염증이 의심되는 부위를 천천히 깊숙이 누른 후 갑자기 떼면서 통증이 있는지 질문한다(반발압통).
18. 허리-갈비뼈 각 압통(CVA tenderness)을 알기위해 환자를 앉힌 후 주먹으로 양측 허리-갈비뼈 각 부위를 가볍게 두드린다.

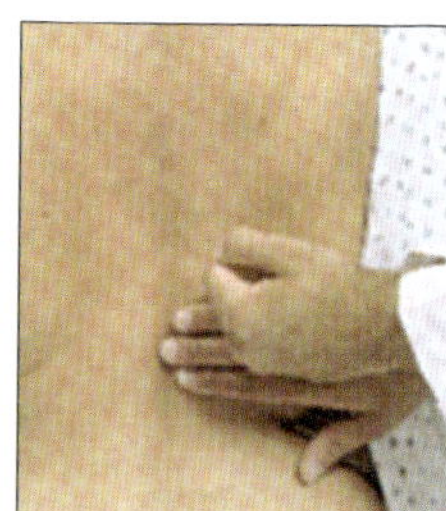

진찰 후 마무리

19. 환자에게 진찰이 끝났음을 알린다.
20. 옷을 입는 것을 도와주며 일어나도록 도와준다.
21. 진찰 결과를 설명한다.

Check Point

▶ 체크 포인트를 확인하면서 학습한 내용을 실습하여 보세요.
▶ 기본적 술기를 익히기 위해서는 최소 3회 이상의 실습이 필요합니다.

번호	Check Point	스스로 평가하기		
		1회	2회	3회
1	자신을 소개하고 환자 이름을 확인하였는가?			
2	진찰에 앞서서 복부 진찰의 필요성을 설명하였는가?			
3	손을 깨끗이 씻거나 손소독을 시행하였는가			
4	환자가 누워서 자세를 바로 잡도록 하였는가?			
5	복부 진찰의 순서가 제대로 되었는가?(시진–청진–타진–촉진)			
6	환자의 복부를 전체적으로 시진하였는가?			
7	청진기를 올바르게 사용하여 4구역을 모두 충분한 시간동안 청진하였는가?			
8	올바른 자세로 타진하였으며 4구역 모두 타진하였는가? (통증이 있을 경우, 통증에서 먼 부위부터 타진하였는가?)			
9	올바른 자세를 촉진하였으며, 4구역 모두 촉진하였는가?			
10	반발압통 유무를 확인하였는가?			
11	허리–갈비뼈 각 압통(CVA tenderness)을 확인하였는가?			
12	환자에게 진찰 결과를 설명하였는가?			

자세히 알아보기

*복부 청진

1. 막 부위 : 장음 청진.

- 청진기를 따뜻하게 하여 가볍게 복부의 모든 부위를 청진
- 정상 장음 : 5~35회/분, 클릭과 gurgle
- hunger sound : increased but not mechanical(환자의 병력 확인)
- not mechanical, increased sound : 장운동 증가(설사 등)
- high pitch(mechanical), increased sound : 장폐색

2. 벨 부위 : 혈관 잡음(안들리는게 정상)

- arterial bruit
  - 수축기 및 확장기에 모두 들림
  - distal artery의 폐쇄를 시사하나 진단내리기에는 불충분
- venous bruit
  - 명치나 배꼽 부위에서 들리게 되면 곁순환(간질환 의심)
- friction rub(마찰음)
  - 비장이나 간의 질환(비장경색, 간주위염, 간종양)

*복부 촉진

1. 촉진하기

a) 방법

- 환자를 편안하게 눕히고 충분히 복부를 이완되게 한다(무릎을 굽히고 손을 편안히).
- 통증이나 덩이를 호소하는 환자라면 통증에서 먼 곳에서부터 촉진을 시작한다.
- 촉진 위치를 변경할 때에는 복벽에서 살짝 손을 떼고 부드럽게 이동한다.
- 촉진하는 동안 가벼운 대화 등을 하거나 호흡을 이용하여 환자의 긴장을 풀어줄 수 있도록 한다(이때 세밀한 병력청취를 할 수 있다).

b) 얕은 복부 촉진

- 압통, 복부 강직, 근육저항, 표면의 장기나 덩이를 찾는데 도움이 된다.
- 손가락 끝 면을 이용하여 복벽을 1cm 정도 들어가도록 눌러보고 반응이 있는지 확인한다.

c) 중등도 촉진 : 압통 등의 여부를 확인 할 수 있다.

d) 심부 촉진

- 복부의 내용물, 종괴를 확인 할 수 있다. 비만한 환자이거나 근육의 저항이 있는 환자의 경우 얕은 촉진으로는 알 수 없을 때에도 사용 가능하다.

2. 장기별 촉진 방법

a) 간 촉진

- 학생의사는 왼손을 오른쪽 11, 12번 늑골이 있는 부분에서 환자의 등에 놓는다.(배 쪽 방향으로 왼손에 힘을 가하면 오른손으로 간을 촉지하기 쉬워짐)
- 오른손을 환자의 오른쪽 배 부분에 갖다 놓고 손가락 끝은 간의 아래 경계에 갖다 놓는다.
- 환자에게 숨을 깊이 쉬라고 한다. 이럴 때 간의 경계를 확인 할 수 있다.
- 간이 미끄러져 나갈 때 간의 앞 표면을 느낄 수 있다.
- 정상 간의 모서리는 연하고 날카롭고 균일하며 표면은 부드럽다.

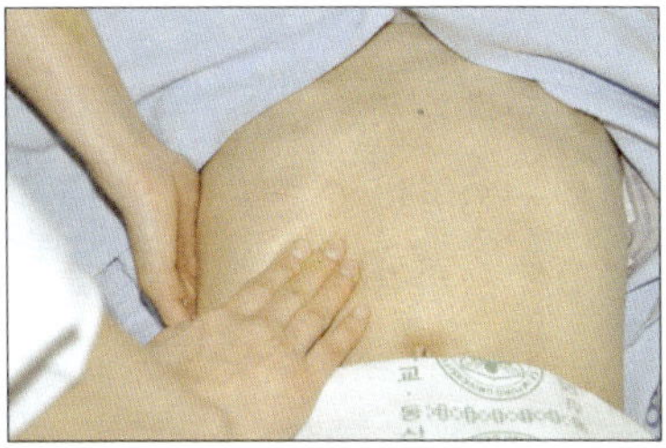

b) 비장 촉진

- 학생의사는 왼손으로는 환자를 지지하면서 왼쪽 아래 갈비뼈와 그 주위 조직을 누른다.
- 오른손을 왼쪽 갈비뼈 경계에 놓고 비장 쪽으로 누른다. 환자가 숨을 깊에 들이 마시게 한 뒤 손끝에 닿는 비장의 끝과 경계를 느낀다.

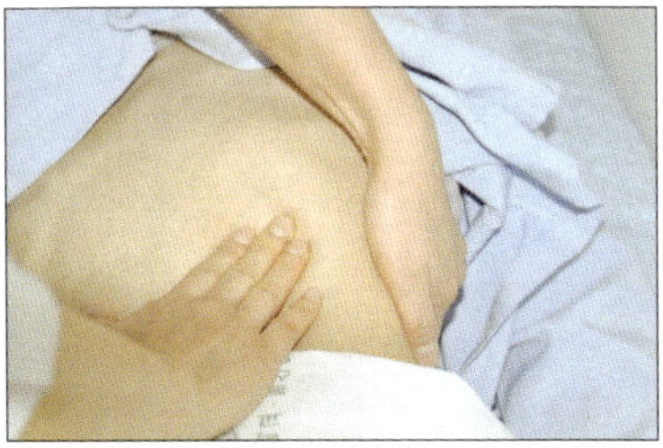

c) 왼쪽 콩팥 촉진

- 환자의 왼쪽으로 이동하여 오른손을 환자의 후면 12번 늑골과 평행하거나 바로 아래 부위에 대고 손가락 끝은 허리-갈비뼈각을 향한다.
- 콩팥을 전방으로 들어 올리듯이 힘을 가하고 동시에 왼손을 왼쪽 윗배의 복직근 옆에서 복직근에 평행한 방향에 둔다.
- 환자가 숨을 깊게 들이 마시게 하고 흡기의 정점에서 왼손으로 왼쪽 윗배를 힘껏 누르면 양손 사이에서 콩팥을 느낄 수 있다.

d) 오른쪽 콩팥 촉진

- 환자의 오른쪽으로 이동하고 왼손으로 환자의 등을 들어 올리면서 오른손을 오른쪽 윗배에 대고 왼쪽 콩팥을 촉진하는 방법과 동일하게 촉진한다.

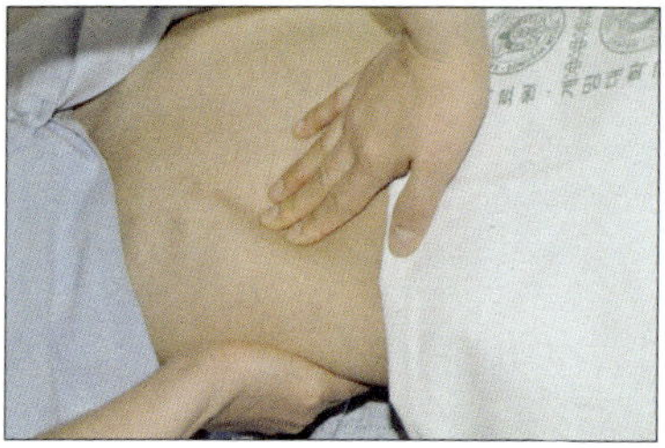

e) 대동맥 촉진

- 윗배에서 정중선보다 약간 왼쪽에서 힘을 주어 깊게 누른다.
- 양손을 사용하여 대동맥의 직경을 확인한다.

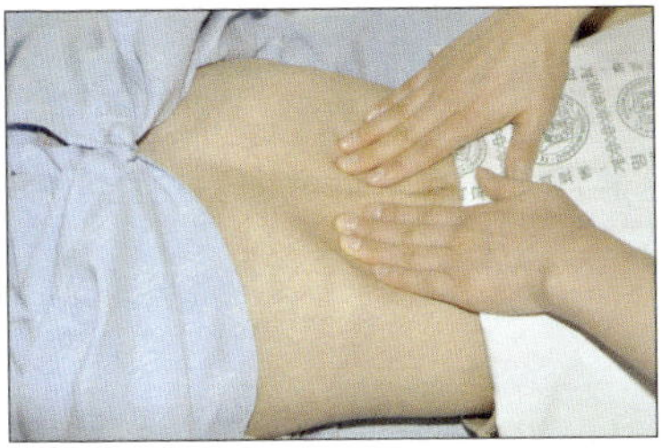

*복부 타진

1. **방법** : 한 손을 가볍게 배에 올리고 다른 손의 3번 손가락 끝으로 배 위에 올린 손의 3번 손가락 끝마디를 가볍게 두드린다. 배의 4구역에서 모두 타진한다.

2. **타진음의 종류**
   - a) 공명음 : 장음 / 위장관 개스
   - b) 탁음 : 장기 / 복강액

3. **정상소견** : 전반적으로 많은 구역에서 위장관 가스에 의한 공명음이 분포하지만 체액이나 분변 등으로 탁음이 산재.
   - a) 비장 : 정상 비장의 끝은 앞액와선의 뒤에 존재하며 심호흡 전후에 공명음이 난다.

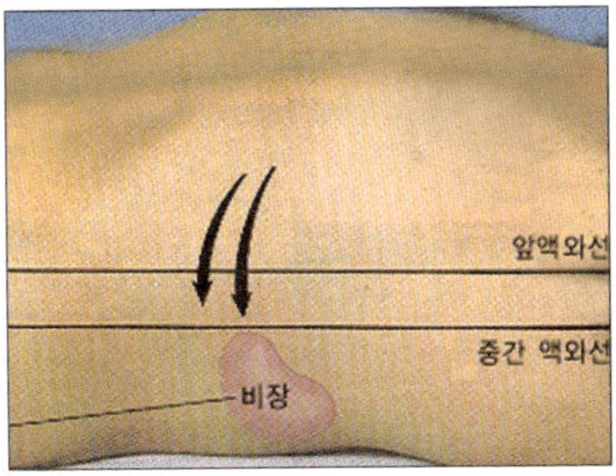

4. 간 타진

오른쪽 쇄골중앙선을 따라 위에서 아래로 내려가면서 둔탁음으로 바뀌는 부분(윗경계: 5~7번째 갈비뼈 사이), 아래에서 위로 올라오면서 둔탁음으로 바뀌는 부분(아래경계: 갈비뼈 하단 또는 약간 아래).

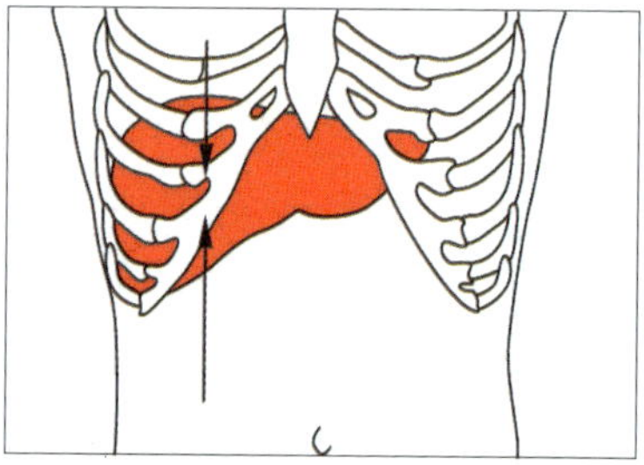

5. 이상 소견

a) 비장종대 : 앞액와선 중 9번째 갈비뼈 사이에서 둔탁음

b) 덩이(임신, 난소, 간비대 등) : 확장된 둔탁음

c) 복수 : 팽창된 배의 양편에서 공명음(복수에 떠 있는 장에 의한)이 등 쪽의 고형 구조물(둔탁음, 복수에 의한 둔탁음으로 변화)로 변화되는 지점

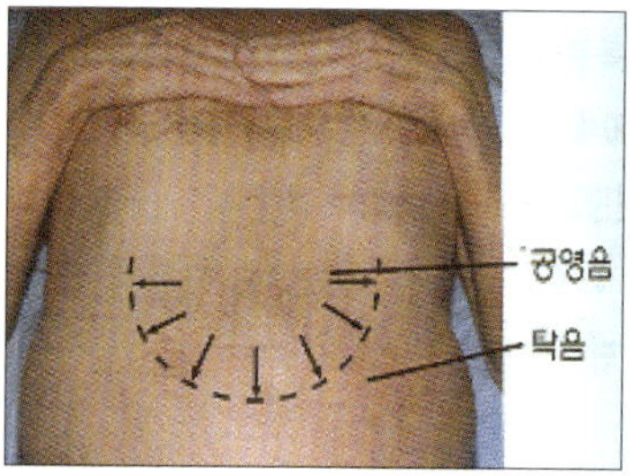

복수

d) **장 폐쇄** : 팽창된 배와 동반된 전반적인 공명음

e) **농양** : 가벼운 타진에 출렁임과 통증 호소

*특별한 상황에서의 술기

1. **복막염** : 압통, 반발압통, 불수의적 근육강직, 장음감소, 경우에 따라서 복부팽만
2. **충수돌기염**

   a) 병력청취 후 통증위치, 국소적 압통(McBurney's sign), 근육강직, 반발압통(Blumberg sign) 확인

   b) 직장진찰, 골반진찰

   ① Rovsing's sign – 좌하복부 압력 시 우하복부 통증 유발

   ② Psoas sign – 고관절 신전 시 통증 유발

   ③ Obturator sign – 고관절 내회전 시 통증 유발

   ④ Rosenstein sign – 왼쪽 옆으로 누운 자세에서 우하복부 압통
3. **담낭염**

   a) 병력청취 후 통증위치 확인(방사통)

   b) Murphy's sign
4. **담도염** :

   – Charcot's triad – 간헐적 오한 및 발열, 황달, 복통

   – Reynold's pentad – charcot's triad + 쇼크 + 의식장애
5. **담낭암**: Courvoiser's law – 비압통성 담낭 확장
6. **복수** : fluid wave check

   – 환자나 도우미에게 양손을 세워 배의 중앙을 세게 누르게 한

후(지방층을 통한 파동의 전달 차단), 학생의사는 한쪽 손가락 끝으로 환자의 옆구리를 타진하고 반대편 옆구리에서 손가락에 전달되는 진동을 느껴본다.

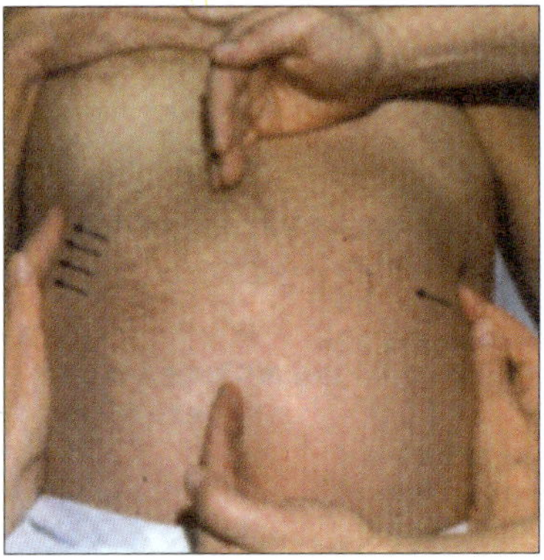

7. **탈장(절개부탈장, 배꼽탈장)** : 복벽 근막결손을 확인한다.
8. **덩이** : 머리와 양쪽 어깨를 들어 올려서 복근을 강직시킨 후 종괴 관찰
9. **췌장염** : 상복부 압통/ 반발압통에 비해 복벽은 부드럽다. 환자가 선호하는 자세(+)
10. **신우신염** : 허리-갈비뼈 각 압통

항문 및 직장 진찰

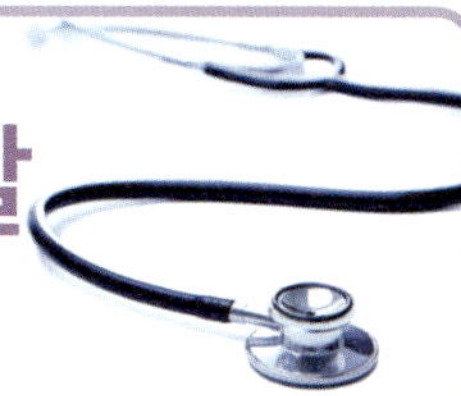

백성규 · 계명의대 외과학교실

학습목표

1. 항문 · 직장 진찰을 위하여 환자에게 정확한 자세를 취하게 할 수 있다.
2. 항문 · 직장 부위 시진, 촉진 및 수지 진찰을 할 수 있다.
3. 진찰 소견을 그림을 그리면서 설명할 수 있다.

적 용

1. 직장암, 전립샘암
2. 항문주위 염증, 치핵, 치루, 치열, 항문주위 농양
3. 항문소양증, 수술반흔, 괄약근 손상
4. 직장용종, 직장탈출
5. 배뇨이상, 약한 소변줄기
6. 자궁부속기 및 골반 이상

기본원칙

1. 진찰을 위해 환자에게 적절한 자세를 취할 것을 요청한다.
2. 시진, 촉진 후 수지 검사를 시행한다.
3. 검사 시 환자에게 항문괄약근의 수축을 요구한다.
4. 수지 검사 때는 사전에 환자에게 충분히 설명하고, 윤활제를 사용한다

주 의 점

1. 환자가 불쾌감을 가질 수 있으므로, 진찰 전과 중간에 환자가 경험할 불

쾌감이나 느낌을 미리 설명한다. 시작부터 끝까지 항상 부드럽게 시행하여야 한다.

2. 환자의 인격을 존중하기 위해 진찰대를 커튼 등으로 가린다.

준 비 물

항문직장모형, 윤활제, 장갑, 휴지, 시트(큰 수건)

학습하기

진찰 전 환자돌보기

1. 환자에게 자신을 소개하고 환자 이름을 확인한다.
2. 환자에게 항문 · 직장 부위 진찰을 시행하겠다고 설명한다.
3. 환자에게 관련 병력에 대해 질문한다.

진찰 전 준비

4. 손을 깨끗이 씻거나 손소독을 한다.
5. 환자를 왼쪽으로 돌아눕게 요청하고 엉덩이는 진찰대 가장자리에 가까이 붙인 상태에서 엉덩이관절과 무릎관절을 직각으로 굽힌다.

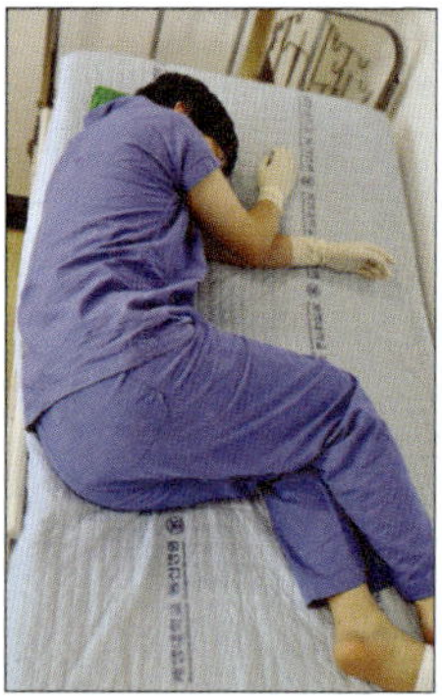

Tips! 경우에 따라서는 잭나이프 자세, 무릎가슴 자세도 가능

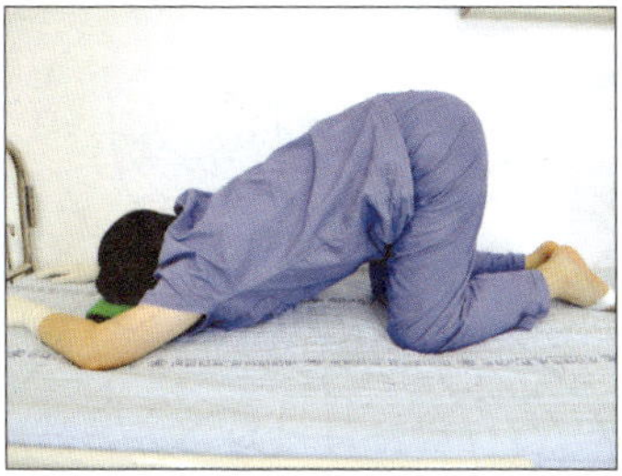

무릎가슴자세

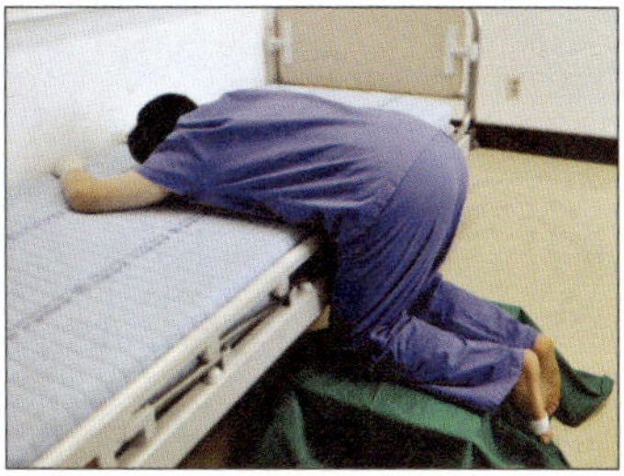

잭나이프자세

6. 모든 엉덩 부위가 보일 정도로 하의를 내린 후 항문 직장 이외의 부위는 시트(수건)로 가려준다.
7. 학생의사는 환자의 등 뒤에 위치하여야 하며 항문 부위에 조명을 비춘다.

진찰과정

8. 소독장갑을 착용한다.
9. 시진 : 학생의사는 양손으로 환자의 엉덩이를 벌린 후 관찰한다.

Tips! 항문 주변의 덩이, 궤양, 누공, 발적, 염증 등

10. 쉬는 상태에서 항문이 잘 닫히는지 확인한다.
11. 환자에게 항문에 힘을 줄 것을 요구하고 그 변화를 살핀다.

Tips! 직장류, 내치핵, 비후된 항문유두, 하부직장용종, 직장탈출증 등

12. 촉진 : 환자에게 항문 주변을 만지겠다고 말한 후 2번 손가락을 이용하여 항문 주변에 압통이나 덩이 유무를 촉진한다.

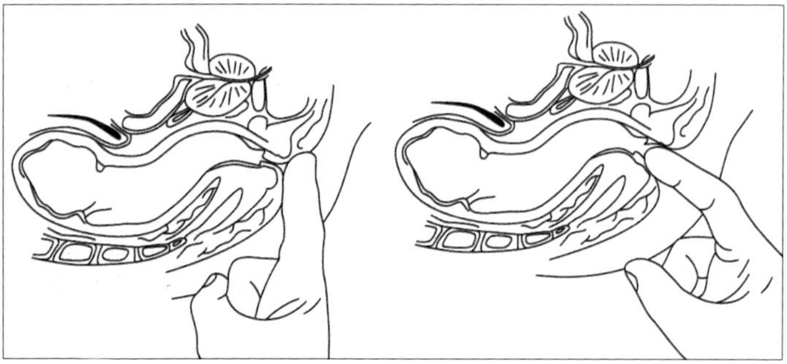

Tips! 항문 주변을 검사할 때는 윤활제를 사용하지 않음

13. 수지 검사 : 의사는 오른 2번 손가락에 윤활제를 바른다.
14. 환자에게 항문에 윤활제를 바르니 차갑거나 장이 움직이는 듯 한 느낌이 들 수 있다고 설명한다.
15. 지금부터 항문 안을 검사한다고 설명한 후 오른손 2번 손가락의 바닥면을 항문 주위에 위치한다.
16. 환자에게 숨을 크게 쉴 것을 요청하고 괄약근이 이완될 때 2번 손가락을 부드럽게 넣는다.
17. 손가락을 가능한 한 깊게 삽입한 후 직장 내 표면을 시계방향과 반시계방향으로 돌리면서 검사한다.

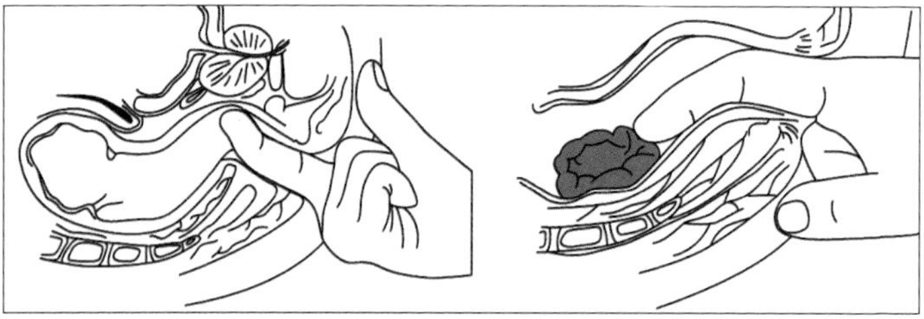

Tips! 직장 전방벽 : 하부 직장 전면에 전립샘과 정낭(남자) 자궁경부(여자).
직장 후방벽 : 천골과 미골.
직장벽을 따라 불규칙성, 돌출물, 협착 등

18. 환자에게 괄약근을 수축하도록 요청하고 수축력을 파악한다.
19. 환자에게 손가락을 뺄 것임을 알린 후 손가락을 부드럽게 빼내고 항문 주위를 닦도록 돕는다.
20. 2번 손가락에 묻은 변을 관찰한다.

Tips! 혈, 농, 점액 등

진찰 후 마무리

21. 진찰이 끝났음을 환자에게 알린다.
22. 환자가 옷을 입는 것을 도와준다.
23. 진찰 결과를 환자에게 그림을 그리면서 설명한다.

Check Point

▶ 체크 포인트를 확인하면서 학습한 내용을 실습하여 보세요.

▶ 기본적 술기를 익히기 위해서는 최소 3회 이상의 실습이 필요합니다.

번호	Check Point	스스로 평가하기		
		1회	2회	3회
1	자신을 소개하고 환자 이름을 확인하였는가?			
2	시행할 진찰에 대해 설명하였는가?			
3	손을 깨끗이 씻거나 손소독을 시행하였는가?			
4	항문 직장 진찰을 위한 정확한 환자 자세를 취하게 하였는가?			
5	장갑을 적절한 때에 착용하였는가?			
6	항문 부위 시진을 시행하였는가?			
7	촉진 시 항문 주변을 먼저 촉진하였는가?			
8	수지 검사 전 검사할 손가락에 윤활제를 발랐는가?			
9	환자에게 숨을 크게 쉬도록 요청한 후 2번 손가락을 항문 안으로 부드럽게 넣었는가?			
10	수지 검사 시 시계방향과 반시계방향으로 돌리면서 촉진하였는가?			
11	환자에게 괄약근을 수축하라고 요청하였는가?			
12	환자에게 손가락을 뺄 것이라 알린 후 부드럽게 뺐는가?			
13	2번 손가락에 묻은 변을 관찰하였는가?			
14	진찰이 끝났음을 알리고 환자가 옷 입는 것을 도왔는가?			
15	검사결과를 그림으로 그려 환자에게 설명하였는가?			

목 진찰

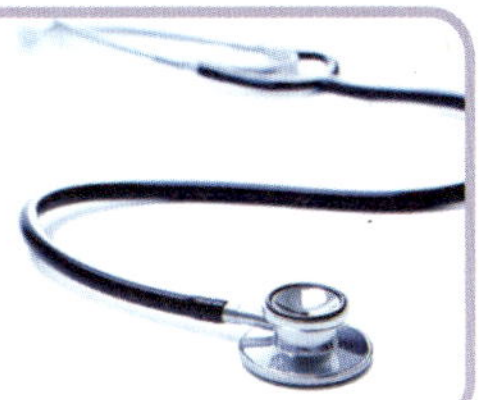

여창기 · 계명의대 이비인후과학교실

학습목표

1. 구강 진찰을 할 수 있다.
2. 목의 림프절 혹은 덩이를 진찰할 수 있다.
3. 기관을 진찰할 수 있다.
4. 갑상샘을 진찰할 수 있다.

적 용

1. 상기도 질환에서 인후, 편도 관찰
2. 구강의 염증, 궤양, 덩이 등
3. 혀의 질환
4. 목의 림프절 종대, 염증
5. 갑상샘의 염증, 종양

기본원칙

1. 설압자를 적절히 이용한다.
2. 구강 시진 후 촉진 시 장갑을 착용하고 거즈를 이용하여 혀를 가볍게 잡는다.
3. 목의 림프절은 양쪽 모두 촉진한다.
4. 갑상샘은 환자의 뒤에서 진찰한다.

주 의 점

1. 설압자의 삽입 위치에 주의한다.

2. 혀를 잡을 때 주의한다.
3. 림프절 검사 시 양손의 2, 3번 손가락을 이용하여 부드럽게 양쪽을 검사한다.
4. 침이나 물을 삼키게 하여 갑상샘 협부의 움직임을 확인한다.

준 비 물

청진기, 설압자, 펜라이트(혹은 헤드램프), 거즈, 장갑, 물(컵), 의자(침대)

학습하기

진찰 전 환자돌보기

1. 환자에게 자신을 소개하고 환자 이름을 확인한다.
2. 구강을 포함한 목 부위 진찰을 하겠다고 환자에게 설명한다.
3. 환자에게 의자에 앉을 것을 요청한다.

진찰 전 준비

4. 손을 깨끗이 씻거나 손소독을 한다.
5. 환자에게 목의 진찰을 위해 상의의 윗부분을 충분히 풀어줄 것을 요청한다.

진찰과정

◈ 구강 시진 및 촉진 ◈

6. 먼저 입안을 검사하겠다고 설명하고 환자 앞에 앉는다.

7. 환자에게 입을 크게 벌릴 것을 요청하고 설압자와 펜라이트를 이용하여 구강 안을 관찰한다.

Tips! 설압자는 혀의 중간 1/3 지점을 가볍게 누름
혀의 종괴, 궤양, 발적, 편도 비대 유무

8. 환자에게 "아~" 소리를 내게 하여 연구개의 대칭 유무를 확인한다.
9. 환자의 혀를 윗니에 닿도록 요청하여 혀 아래 부분과 구강 기저부의 이상을 확인한다.
10. 환자의 혀를 앞으로 내밀도록 요청하여 치우침이 있는지 확인한다.
11. 환자에게 혀를 만지겠다고 설명하고 장갑을 착용한다.
12. 학생의사는 거즈를 이용하여 오른손으로 환자의 혀끝을 잡고 왼손으로 환자의 혀 오른쪽 부위를 촉진한다.

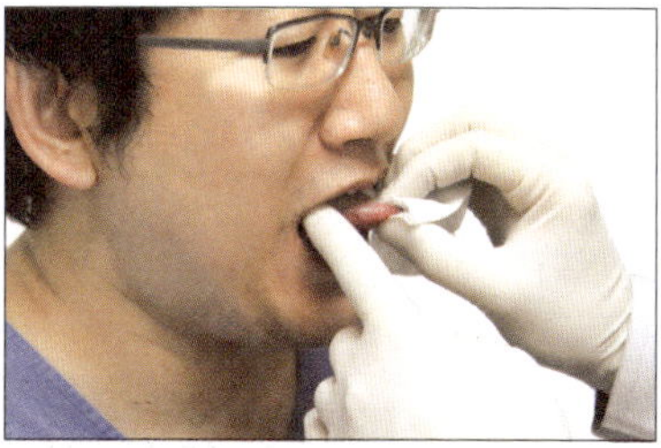

13. 왼손으로 혀끝을 잡고 오른손으로 환자의 혀 왼쪽 부위를 촉진한다.
14. 한손으로 환자의 턱을 받치고 다른 손의 2번 손가락을 이용하여 구강 기저부를 촉진한다.

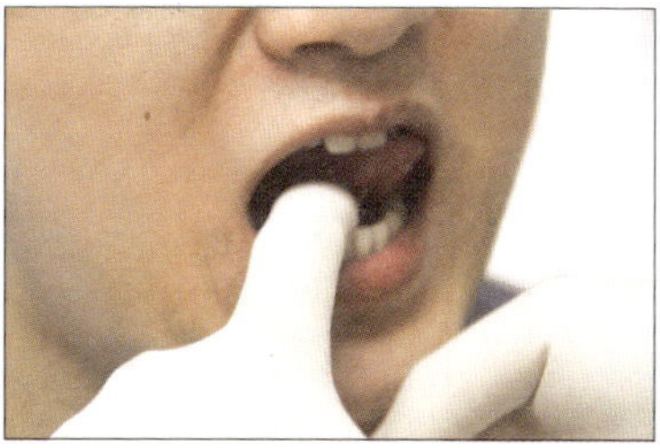

15. 장갑을 벗는다.

◈ 목 부위 시진 및 촉진 ◈

16. 목 부위를 만지겠다고 설명하고 목이 잘 보이도록 환자의 턱을 약간 들어준다.
17. 환자의 앞에서 목 부위를 관찰한다.

Tips! 기관의 치우침, 덩이, 흉터, 목정맥 확장 등

18. 환자에게 물(침)을 삼키도록 요청하여 갑상샘 협부(isthmus)가 올라가는 것을 확인한다.
19. 학생의사는 손을 따뜻하게 하고 양손의 2, 3번 손가락을 주로 이용하여 목 부위의 림프절을 촉진한다.

Tips! 양쪽을 대칭적으로 검사

20. 림프절의 촉진은 순서대로 시행한다.

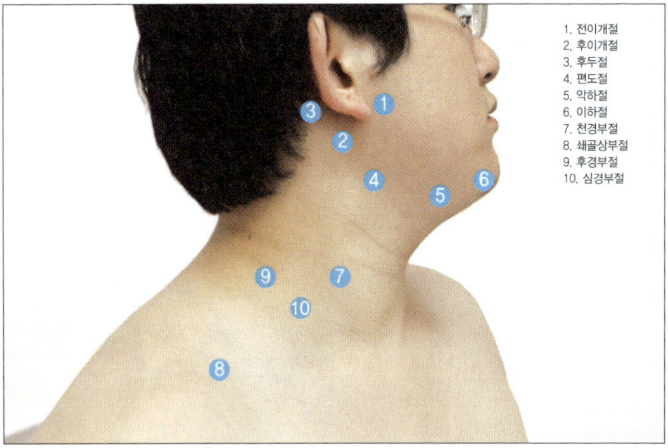

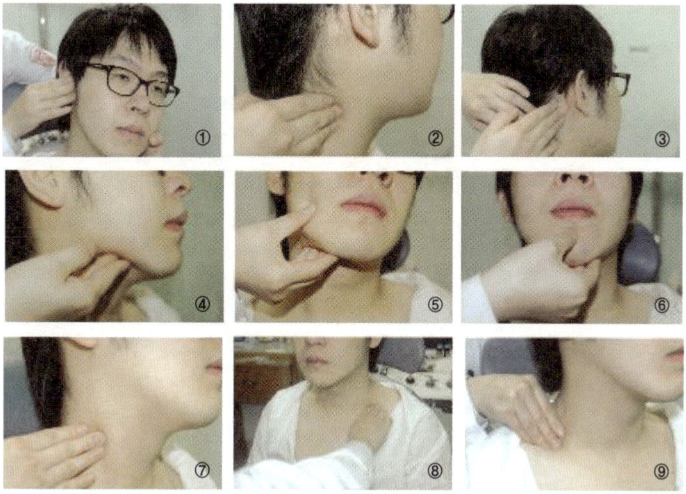

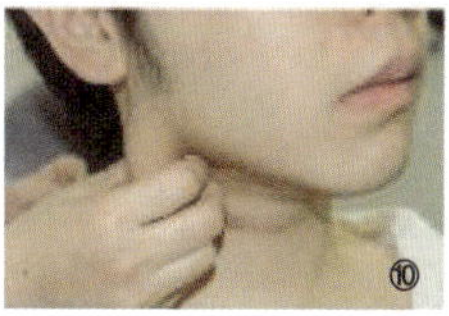

① 전이개절 ② 후이개절 ③ 후두절 ④ 편도절
⑤ 악하절 ⑥ 이하절 ⑦ 천경부절 ⑧ 쇄골상부절
⑨ 후경부절 ⑩ 심경부절

21. 기관을 만져보고 치우침이 있는지 확인한다.

◈ 갑상샘 진찰 ◈

22. 환자의 뒤쪽에 서서 환자에게 고개를 가볍게 숙일 것을 요청한다.
23. 2번 손가락이 윤상연골의 직하부에 가도록 양손을 목 위에 놓는다.
24. 환자에게 물(침)을 삼키도록 요청하여 갑상샘 협부가 올라가는 것을 느낀다.
25. 왼손으로 기관을 오른쪽으로 밀면서 오른손으로 갑상샘 우엽

의 외측을 만져본다. 이때 물(침)을 삼키도록 하면서 갑상샘을 촉진한다.

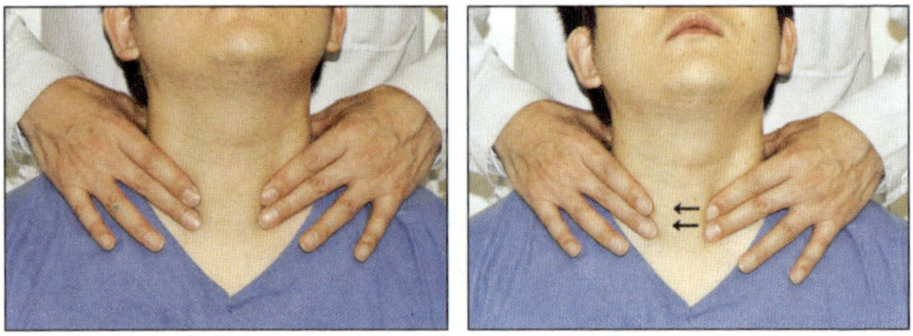

26. 반대편도 같은 방법으로 촉진한다.
27. 청진기를 이용하여 양쪽 갑상샘을 청진한다.

진찰 후 마무리

28. 진찰이 끝났음을 알리고 상의를 바르게 하도록 요청한다.
29. 진찰 결과를 설명한다.

Check Point

▶ 체크 포인트를 확인하면서 학습한 내용을 실습하여 보세요.

▶ 기본적 술기를 익히기 위해서는 최소 3회 이상의 실습이 필요합니다.

<table>
<tr><th rowspan="2">번호</th><th rowspan="2">Check Point</th><th colspan="3">스스로 평가하기</th></tr>
<tr><th>1회</th><th>2회</th><th>3회</th></tr>
<tr><td>1</td><td>자신을 소개하고 환자 이름을 확인하였는가?</td><td></td><td></td><td></td></tr>
<tr><td>2</td><td>환자의 앞에 앉아 구강을 진찰하겠다고 말하였는가?</td><td></td><td></td><td></td></tr>
<tr><td>3</td><td>손을 깨끗이 씻거나 손소독을 시행하였는가?</td><td></td><td></td><td></td></tr>
<tr><td>4</td><td>설압자는 정확하게 사용하고 펜라이트를 이용하여 구강을 시진하였는가?</td><td></td><td></td><td></td></tr>
<tr><td>5</td><td>혀와 구강의 기저부를 확인하고 혀의 편위도 확인하였는가?</td><td></td><td></td><td></td></tr>
<tr><td>6</td><td>장갑 착용한 상태에서 거즈를 이용하여 가볍게 혀를 잡고 혀를 촉진하였는가?</td><td></td><td></td><td></td></tr>
<tr><td>7</td><td>목 부위를 시진하였는가?</td><td></td><td></td><td></td></tr>
<tr><td>8</td><td>물(침)을 삼켜 갑상샘 협부의 이동유무를 확인하였는가?</td><td></td><td></td><td></td></tr>
<tr><td>9</td><td>목 부위 림프절은 양손의 2, 3번 손가락 이용하여 양측을 다 확인하였는가?</td><td></td><td></td><td></td></tr>
<tr><td>10</td><td>순서대로 목 부위 림프절을 촉진하였는가?</td><td></td><td></td><td></td></tr>
<tr><td>11</td><td>환자의 뒤에서 갑상샘을 진찰하였는가?</td><td></td><td></td><td></td></tr>
<tr><td>12</td><td>양손을 목 위에 놓고 물(침)을 삼켜 갑상샘 협부가 올라가는 것을 느꼈는가?</td><td></td><td></td><td></td></tr>
<tr><td>13</td><td>한 손으로 기관을 밀어 다른 손으로 갑상샘의 외측을 양 쪽 모두 만져보았는가?</td><td></td><td></td><td></td></tr>
<tr><td>14</td><td>양 쪽 갑상샘을 모두 청진하였는가?</td><td></td><td></td><td></td></tr>
<tr><td>15</td><td>환자에게 진찰 결과를 설명하였는가?</td><td></td><td></td><td></td></tr>
</table>

뇌신경 기능 평가 cranial nerve examination

운동 검사 motor function examination

감각 검사 sensory function examination

반사 검사 reflexes examination

소뇌 기능 검사 cerebellar function examination

간이 정신상태 검사
korean mini mental status examination(K-MMSE)

PART
02

신경 진찰 및 정신 상태 검사

neurologic and mental status examination

뇌신경 기능 평가

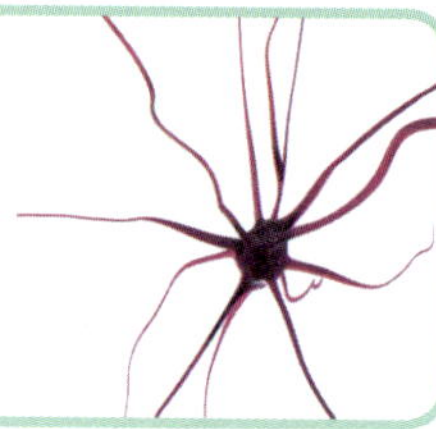

이현아 · 계명의대 신경과학교실

학습목표

1. 12개 뇌신경에 대한 검사를 시행할 수 있다.
2. 각 뇌신경의 기능에 관한 이상 소견을 감별할 수 있다.

적 용

1. 뇌혈관질환
2. 뇌신경질환(얼굴신경마비, 다발경화증 등)
3. 뇌종양
4. 퇴행성 뇌질환
5. 감염성 뇌질환
6. 경련성 질환

기본원칙

1. 후각검사용 시료는 환자에게 익숙하고 삼차신경을 자극하지 않는 커피, 타르(담배), 레몬오일 등이 좋다. 암모니아 등은 삼차신경을 자극하므로 적절한 시료가 되지 못한다.
2. 소리굽쇠는 256 Hz를 주로 사용하지만, 주파수대별 청력검사를 위해서는 128, 512, 1024 Hz의 소리굽쇠도 각각 필요하다.
3. 미각검사용 시료는 단맛, 신맛, 쓴맛, 짠맛에 대한 시료를 각각 준비한다.
4. 냉수 시험관은 5~10℃, 온수 시험관은 40~45℃로 유지해야 한다.
5. 시력표 : Rosenbaum 휴대용시력표를 사용할 경우에는 환자로부터 약 35cm(14인치) 거리에서 측정하고, Snellen 시력표를 사용할 경우에는

6m(20ft) 거리에서 측정한다. Snellen 시력표를 변형한 다른 규격의 시력표에서는 시력표에 제시된 거리(3~5m)에서 측정한다.

준 비 물

반사해머, 펜라이트, 소리굽쇠(256Hz), 회전침, 시력표와 눈가리개, 후각검사용 시료, 미각검사용 시료, 설압자, 거즈, 화장지(솜), 냉수 및 온수 시험관

학습하기

검사 전 환자돌보기

1. 환자에게 자신을 소개하고 환자 이름을 확인한다.
2. 뇌신경기능 검사를 시행하겠다고 환자에게 설명한다.
3. 환자에게 의자나 침대에 앉도록 요청한다.

검사 전 준비

4. 검사에 사용할 기구를 확인한다.
5. 손을 깨끗이 씻거나 손소독을 한다.

검사과정

6. 후각신경 검사
   ❶ 환자에게 후각검사에 대해 간략히 설명하고, 검사 시작을 알린다.
   ❷ 환자에게 각각의 코구멍을 막고 재채기를 시켜 각각의 코가

막히지 않은지 확인한다.

❸ 환자의 눈을 감게 하고 반대쪽 구멍을 막은 상태에서 검사할 코 아래에 선택한 검사시료를 대고 숨을 깊게 들이쉬도록 지시한다.

❹ 환자에게 냄새를 맡았는지, 어떤 냄새인지 말하도록 요청한다.

❺ 반대쪽 코에도 같은 방법으로 검사를 하여 좌우 코의 후각기능을 비교한다.

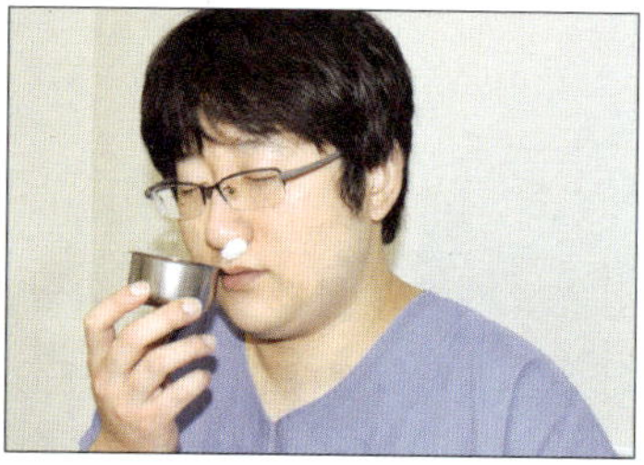

7. 시각신경 검사

| 시력 검사 |

❶ 휴대용시력표를 사용할 경우 학생의사는 환자와 약 35cm 거리를 두고 마주 본다.

> **Tips!** 시력표를 사용할 경우 시력표에 제시된 미터만큼 거리를 두고 환자가 마주보게 함

❷ 환자의 반대쪽 눈을 가리고, 한쪽 눈으로 학생의사가 가리키는 기호(글자/숫자/그림)를 읽도록 지시한다.

> **Tips!** 눈가리개가 없을 때는 손, 카드 등 사용 (가린 눈으로 시력표의 일부가 보이지 않게).

❸ 학생의사는 시력표에서 가장 작은 기호 중 몇 개를 임의로 선택하여 환자가 정확하게 읽는지 확인한다.

❹ 환자가 정확하게 읽지 못하면(기호 중 50% 미만을 맞힘) 점점 큰 기호를 선택하면서 환자가 읽게 한다.

❺ 평가는 환자가 맞힌 가장 작은 기호(1/2 이상 정답)의 시력으로 평가한다.

❻ 반대쪽 눈에 대해서도 같은 방법으로 시행하여 좌우 눈의 시력을 비교한다.

Tips!
- 환자가 시력표의 가장 큰 기호도 읽지 못할 경우 환자와의 거리를 좁혀 다시 검사 후 거리를 기록
- 환자가 안경을 쓴 경우, 맨눈과 안경을 쓴 경우의 시력을 모두 검사 후 기록
- 환자가 암기하여 응답하는 경우를 막기 위해 각각의 눈에 대해 다른 종류의 기호 선택

시야 검사 : 대위시야검사(confrontation method)

❼ 학생의사는 환자와 50~60cm 거리를 두고(눈높이 맞춤) 자신의 시야만큼 팔을 벌리고 마주 본다.

❽ 환자의 시선을 학생의사의 코에 고정하도록 지시한 후, 학생의사는 좌우(0°)로 벌린 양 팔의 손가락을 각각 움직이면서 좌우 어느 손의 손가락을 움직였는지 환자가 말하게 한다.

❾ 같은 방법으로 양 손을 상하(90°), 사선(45° 및 135°)으로 두어서 각각에 대한 시야를 검사한다.

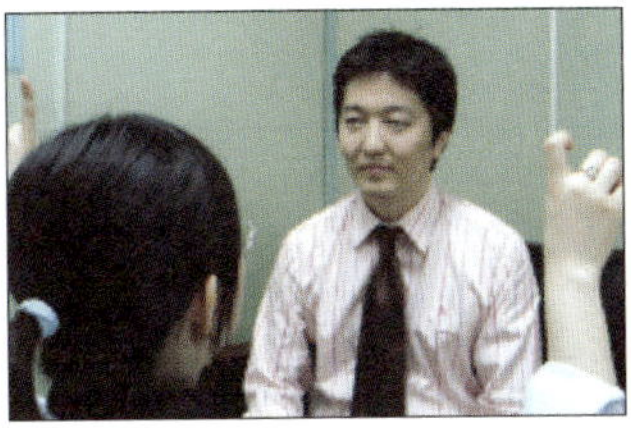

8. 시각신경과 안구운동신경 검사

| 동공 검사 |

❶ 동공의 크기, 모양, 위치를 관찰하면서 양 눈의 동공을 비교한다.

| 빛반사 검사 |

❷ 전등의 일부를 조절하여 검사실을 약간 어둡게 한다.

❸ 환자는 양쪽 눈을 뜬 상태에서 펜라이트의 불빛을 보지 말고 먼 곳을 응시하도록 요청한다.

❹ 펜라이트로 한쪽 눈을 비출 때 다른 쪽 눈에 빛이 들어가지 않도록 학생의사는 손으로 환자의 코 부분에 손날을 세운다.

❺ 펜라이트를 켠 상태로 검사할 눈의 귀쪽 바깥에서 안으로 접근하면서 동공에 빛을 비스듬히 비췄을 때 같은 쪽 동공이 축소하는지 확인한다(직접반사).

❻ 동시에 반대쪽 눈도 관찰하여 반대쪽 동공이 축소하는지 확인한다(교감성 반사).

❼ 같은 방법으로 반대 쪽 눈의 동공반응(직접반사 및 교감성 반사)을 검사한다.

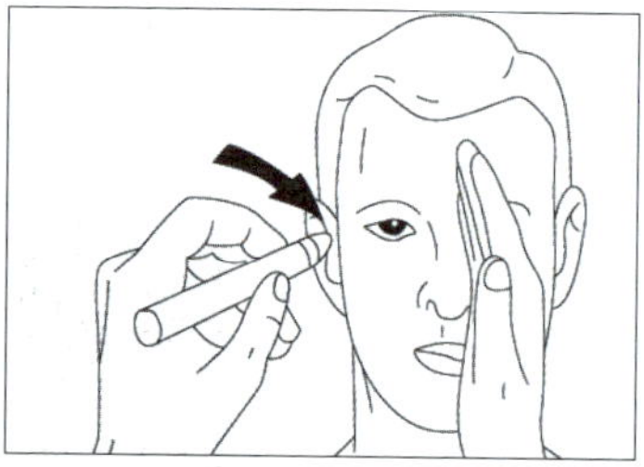

9. 안구운동신경, 도르래신경, 외선신경 검사 - 안구운동 검사

❶ 환자와 마주보면서 환자에게 머리를 움직이지 않도록 요청하거나 환자의 턱을 잡고 고정한다.

❷ 지시물이 없이 9개 방향(중앙과 상하좌우 및 대각선 방향)을 보게끔 지시하면서 안구운동을 관찰한다.

❸ 학생의사는 2번 손가락(혹은 펜라이트)을 지시물로 삼아 9개 방향으로 움직이면서 환자가 지시물을 따라 보도록 지시하여 안구운동을 관찰하고, 손가락이 두 개로 보이는지 확인한다.

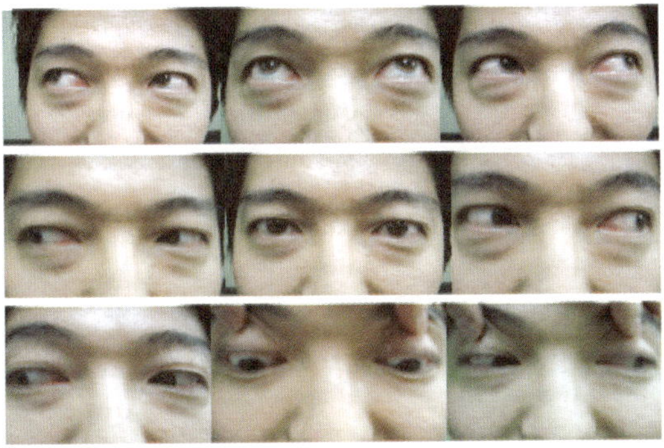

Tips! 안구운동 검사 중 안진이나 눈꺼풀 처짐이 있는지 관찰

10. 삼차신경 검사

| 저작 검사 |

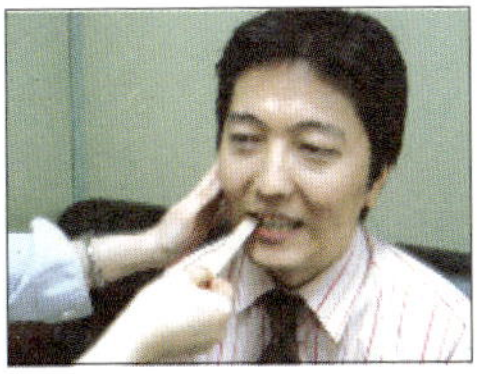

❶ 환자에게 한쪽 어금니로 설압자를 세게 물도록 지시하고 같은 쪽 뺨을 만져 저작근의 수축을 확인한 다음 이어서 환자가가 물고 있는

설압자를 당기면서 깨물근의 근력을 측정한다.

❷ 반대쪽 뺨에서도 동일한 검사를 시행한다.

❸ 관자근육 부위를 양손의 2, 3, 4번 손가락끝으로 촉진하면서 환자에게 이를 꽉 깨물도록 하고 근육수축의 강도를 확인하고, 깨물근 부위를 양손의 2, 3, 4번 손가락끝으로 촉진하면서 환자에게 이를 꽉 깨물도록 하고 근육수축의 강도를 확인한다.

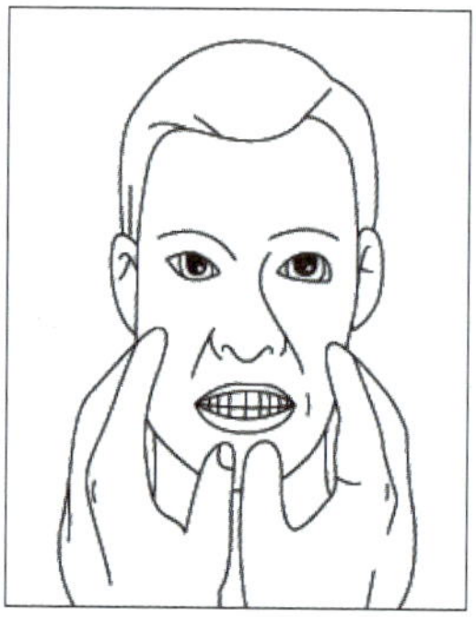

| 아래턱반사 검사 |

❹ 환자에게 턱의 힘을 빼고 입을 약간 벌리도록 지시한다.

❺ 검사자의 왼쪽 2번 손가락을 환자의 턱에 가볍게 댄 후 해머로 2번 손가락을 두드리면서 입이 닫히는지 관찰한다.

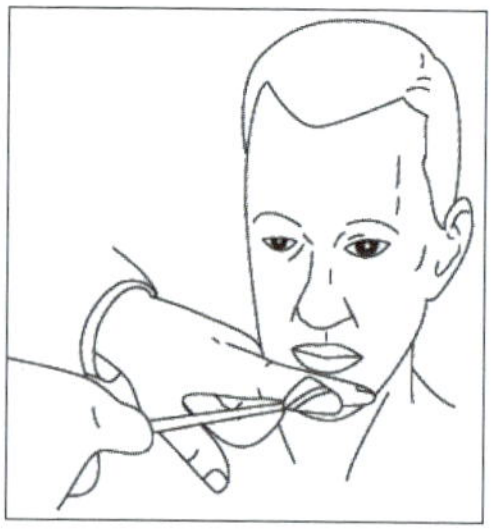

| 얼굴감각 검사 |

❻ 회전침을 보이면서 환자에게 아플 수도 있음을 말한 다음 회전침의 손잡이를 너무 세게 누르지 않으면서 일정한 압력으로 회전침을 돌려 얼굴 양쪽의 이마, 뺨, 턱을 자극하고 통각을 비교한다.

❼ 환자에게 소리굽쇠를 보여주며 차가울 수도 있다고 말한 다음 소리굽쇠의 진동판을 얼굴 양쪽의 이마, 뺨, 턱에 대고 냉각을 비교한다.

❽ 화장지(솜, 손)로 얼굴 양쪽의 이마, 뺨, 턱에 대고 촉각을 느끼는지 비교한다.

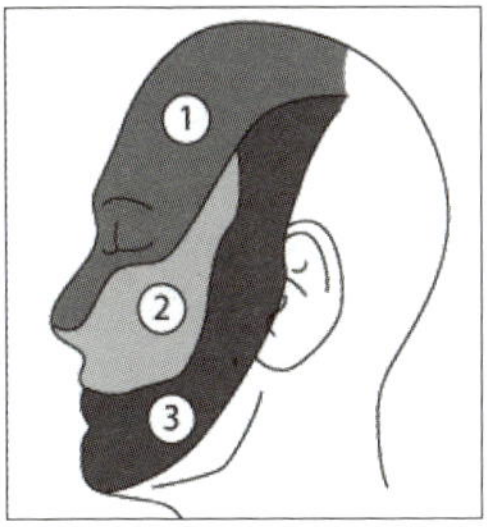

Tips! 환자가 한 쪽 얼굴의 감각이상을 호소하는 경우에는 건강한 쪽 얼굴을 먼저 검사

| 각막반사 검사 |

❾ 학생의사는 오른손에 끝이 가늘게 말은 화장지(솜)을 준비하고, 왼손은 환자의 오른쪽 위에 둔다.

❿ 환자에게 학생의사의 왼손의 손가락을 주시하도록 요구하면서 오른손의 화장지(솜) 끝부분을 환자의 왼쪽 눈의 바깥쪽 각막에 살짝 갖다 댄 다음 양쪽 눈의 깜박임을 관찰한다.

⓫ 학생의사의 오른손을 환자의 왼쪽 위에 두고 주시하게 하면

서 오른쪽 눈의 각막에도 동일한 방법으로 시행하여 비교한다.

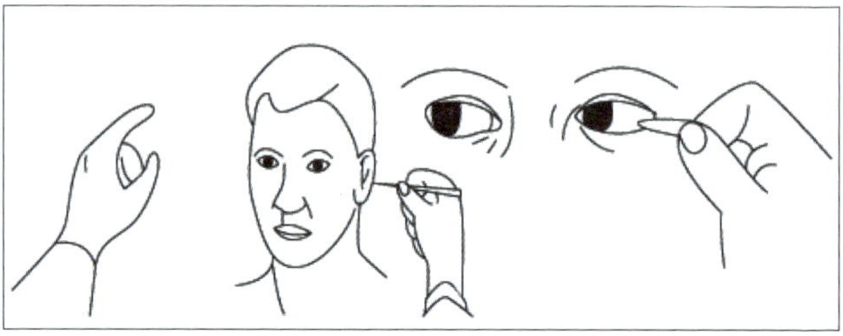

Tips! 환자가 화장지(솜)을 볼 수 없도록 왼쪽 눈의 바깥쪽 옆에서 서서히 접근한 후 각막에 가볍게 접촉하며, 이 때 화장지가 결막이나 눈썹에 닿지 않도록 주의!

11. 얼굴신경 검사

운동기능 검사

❶ 편안한 상태에서 환자의 얼굴을 관찰하여 비대칭이나 근육이상의 유무를 관찰한다.

❷ 환자에게 눈썹(이마)를 힘껏 치켜 올리도록 지시하고 이마주름의 비대칭이 있는지 관찰한다.

❸ 환자에게 얼굴을 찡그리게 지시하고 좌우의 차이를 관찰한다.

❹ 환자에게 눈을 힘껏 감도록 지시하고 학생의사가 좌우 각각의 눈을 벌릴 수 있는지 관찰한다.

❺ 환자에게 위와 아래 이가 보이도록 지시하고 좌우의 차이를 관찰한다.

❻ 환자에게 입을 옆으로 힘껏 벌리도록 지시하고 입술코주름의 비대칭이 있는지 관찰한다.

❼ 환자에게 볼을 부풀리게 지시하고 좌우의 차이를 관찰한다.

감각기능 검사 – 미각평가

❽ 4가지 기본미각 시료를 각각 앞쪽 혀에 찍어 미각을 관찰한다.

❾ 다른 종류의 미각을 검사하기 전에 입안을 씻어내도록 한다.

12. 속귀신경 검사 – 청력 검사

청력 평가

❶ 환자의 반대쪽 귀를 막고 검사자의 입을 볼 수 없도록 고개를 돌리거나 눈을 감게 한다.

❷ 학생의사는 환자의 귀에서 15~30cm 떨어져서 같은 톤의 짧은 단어(숫자)를 말한 후 반대 쪽 귀를 같은 방법으로 검사하여 환자로 하여금 양쪽 귀에서의 소리가 같은지 물어본다.

❸ 학생의사는 환자와 마주앉아 환자의 귓가에서 엄지와 검지를 비비면서 잘 들을 수 없을 정도의 거리에서부터 점점 가까이 접근하면서 환자가 들을 수 있는지 평가한 다음 같은 방법으로 반대쪽 귀를 검사한다.

Tips! 소리는 항상 일정한 강도를 유지

웨버 검사(Weber test)

❹ 학생의사는 소리굽쇠를 2번 손가락으로 가볍게 튕기거나 팔꿈치에 쳐서 진동시킨다.

❺ 소리굽쇠의 손잡이 끝을 환자의 이마 한가운데(혹은 두정)에 댄 후 골전도를 통한 소리가 양쪽 귀에서 같은 정도로 들리는지 아니면

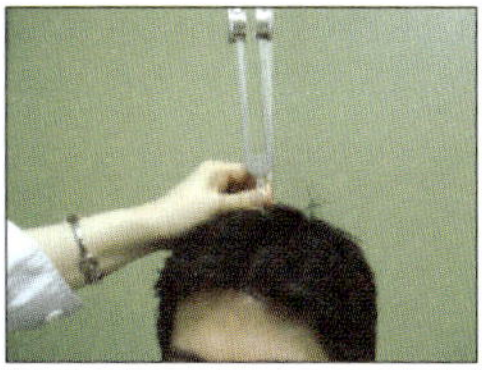

어느 한쪽 귀에서 더 잘 들리는지(편위) 확인한다.

| 린네 검사(Rinne test) |

❻ 학생의사는 소리굽쇠를 진동시켜 환자의 한쪽 꼭지돌기(mastoid process)에 소리굽쇠의 손잡이 끝을 대고 환자에게 진동(골전도)이 더 이상 들리지 않을 때 바로 손으로 신호하도록 지시한다.

❼ 환자의 신호가 있을 때 검사자는 즉시 소리굽쇠의 진동부를 같은 쪽 귓가로 이동하여 소리(공기전도)가 들리는지를 확인한다.

❽ 반대쪽 귀에 대해서도 같은 방법으로 시행한다.

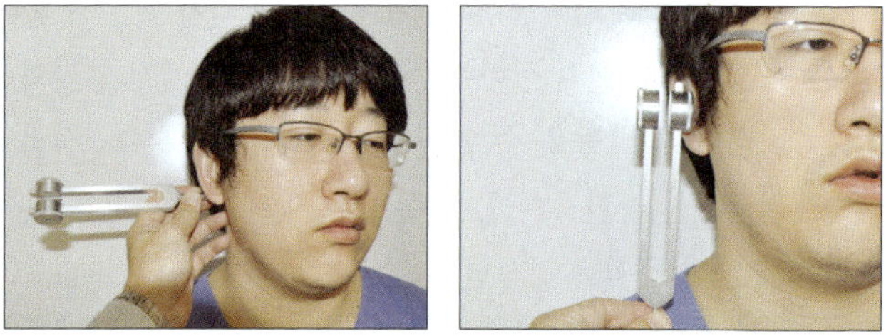

Tips! 소리굽쇠를 귓가에 두었을 때 소리가 들리면 공기전도가 골전도보다 오래 지속되는 것으로 평가하고, 이를 양성반응으로 해석

13. 혀인두신경과 미주신경 검사

| 연구개운동 검사 |

❶ 환자에게 입을 벌리게 하고, 가만히 있을 때 연구개와 목젖이

한쪽으로 치우치는지 관찰한다.

❷ 환자에게 '아~' 소리를 내게 하고 목젖이 위로 올라가는지, 연구개의 대칭적 상승이 있는지 관찰한다.

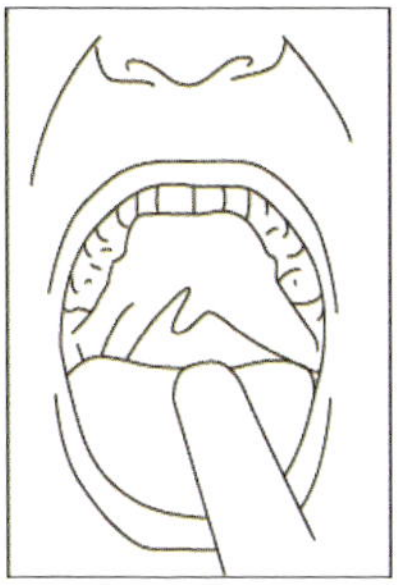

Tips! 왼쪽에 병변이 있는 경우 마비된 쪽의 연구개가 아래로 처지며 목젖이 병변의 반대쪽으로 치우침

구역반사 검사

❸ 환자에게 입을 벌리게 하고, 검사시 구역이 있을 수 있음을 말한다.

❹ 학생의사는 설압자로 환자의 한쪽 혀 뒤를 자극하여 인두근육이 수축하고 혀가 당겨 들어가면서 구역질을 하는지 관찰한다.

❺ 동일한 방법으로 반대쪽 혀 뒤를 자극하여 구역반사를 관찰한다.

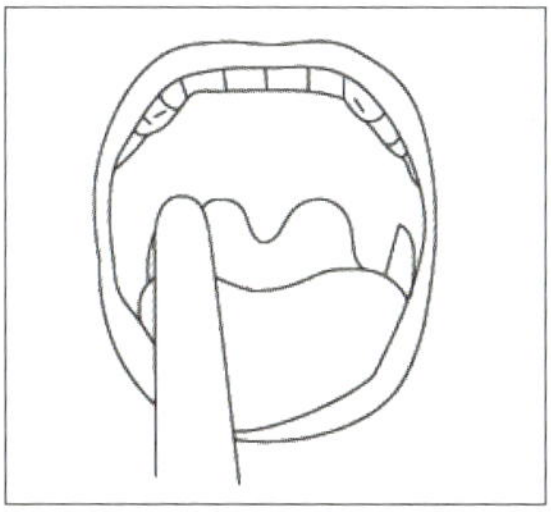

14. 더부신경 검사

| 목빗근 기능 검사 |

❶ 학생의사는 오른손을 환자의 왼쪽 턱에 대고 환자에게 손쪽으로 고개를 돌리게 지시하고, 이에 반하는 힘을 주어 저항감을 평가함과 동시에 학생의사의 왼손은 환자의 오른쪽 목빗근에 대어 근육수축을 관찰한다.

❷ 같은 방법으로 반대쪽 목빗근의 기능을 검사하여 비교한다.

| 등세모근 기능 검사 |

❸ 학생의사는 환자의 뒤에 서서 편안한 상태에서 양쪽 어깨가 대칭적인지 관찰한다.

❹ 환자의 한쪽 어깨에 손을 얹고 환자에게 어깨를 위로 들어 올리도록 지시하고, 학생의사는 이에 반하는 힘을 주었을 때 등세모근의 근력을 평가한다.

❺ 같은 방법으로 반대쪽 어깨에서 등세모근의 기능을 검사하여 비교한다.

15. 혀밑신경 검사

❶ 환자에게 입을 벌리도록 지시하고 안정 상태에서 혀의 위치를 확인한다.

❷ 환자가 혀를 앞으로 내밀도록 지시하고, 혀가 한쪽으로 치우치지 않은지 관찰한다.

❸ 혀를 뺨 안쪽에 대고 힘주어 밀게 하면서 학생의사는 뺨의 바깥에 손을 대어 근력을 관찰한다.

검사 후 마무리

16. 환자에게 검사가 끝났음을 알린다.
17. 검사의 결과를 설명한다.

Check Point

▶ 체크 포인트를 확인하면서 학습한 내용을 실습하여 보세요.
▶ 기본적 술기를 익히기 위해서는 최소 3회 이상의 실습이 필요합니다.

번호	Check Point	스스로 평가하기		
		1회	2회	3회
1	자신을 소개하고 환자 이름을 확인하였는가?			
2	시행할 검사에 필요한 도구를 확인하였는가?			
3	손을 깨끗이 씻거나 손소독을 시행하였는가?			
4	후각신경 기능을 검사하고, 양쪽을 비교하였는가?			
5	시력(시각신경)을 검사하고, 양쪽을 비교하였는가?			
6	시야(시각신경)를 검사하고, 사분면을 비교하였는가?			
7	빛반사(시각신경, 안구운동신경)를 검사하고, 양쪽을 비교하였는가?			
8	안구운동(안구운동신경, 도르래신경, 외선신경)을 검사하였는가?			
9	삼차신경의 운동기능을 검사하고, 양쪽을 비교하였는가?			
10	얼굴감각(삼차신경)을 검사하고, 양쪽을 비교하였는가?			
11	각막반사(삼차신경)을 검사하고, 양쪽을 비교하였는가?			
12	얼굴신경의 운동기능을 검사하였는가?			
13	청력(속귀신경)을 검사하고, 양쪽을 비교하였는가?			
14	혀인두신경과 미주신경 기능을 검사하고, 양쪽을 비교하였는가?			
15	더부신경 기능을 검사하고, 양쪽을 비교하였는가?			
16	혀밑신경 기능을 검사하였는가?			
17	사전에 시행할 각 검사에 대하여 설명하였는가?			
18	검사의 결과를 설명하였는가?			

자세히 알아보기

*빛반사 검사의 임상적용

1. 동공반응은 정상, 미약, 무반응으로 평가한다.
2. 한쪽 시각신경의 장애가 있는 경우 병변쪽 눈의 빛반사 검사에서 직접반사와 교감성 반사가 모두 없는 반면, 정상쪽 눈의 빛반사 검사에서는 직접반사와 교감성 반사가 모두 정상.

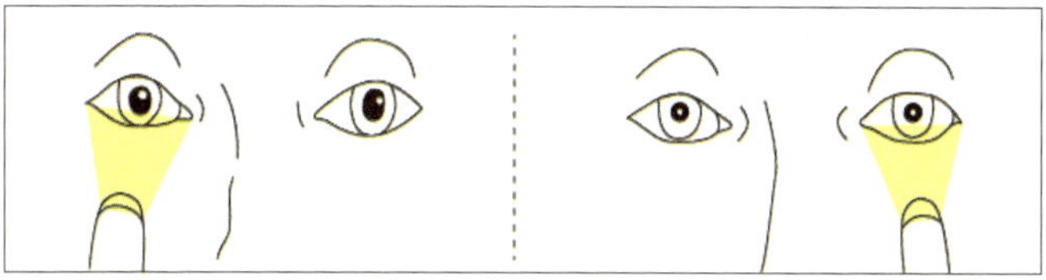

병변쪽 눈의 빛반사 정상쪽 눈의 빛반사

3. 한쪽 안구운동신경의 장애가 있는 경우 병변쪽 눈의 빛반사 검사에서 직접반사가 없는 반면, 정상쪽 눈의 빛반사 검사에서는 교감성 반사가 소실.

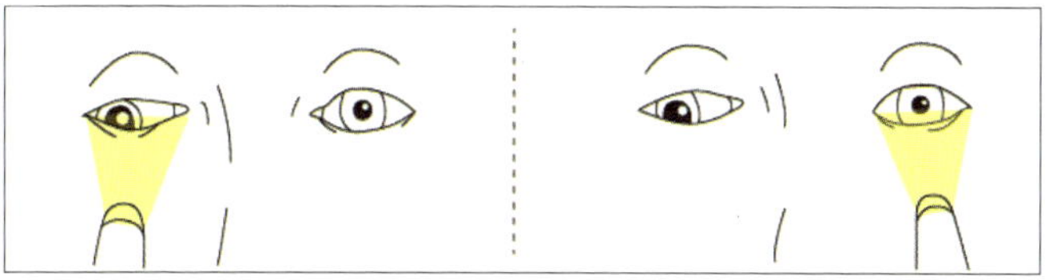

병변쪽 눈의 빛반사 정상쪽 눈의 빛반사

*안구운동 검사의 임상적용

1. **안구운동신경 장애** : 병변쪽 눈꺼풀이 처지고, 눈꺼풀을 들어 올리면 동공확대와 눈동자의 바깥쪽 편위가 있다.

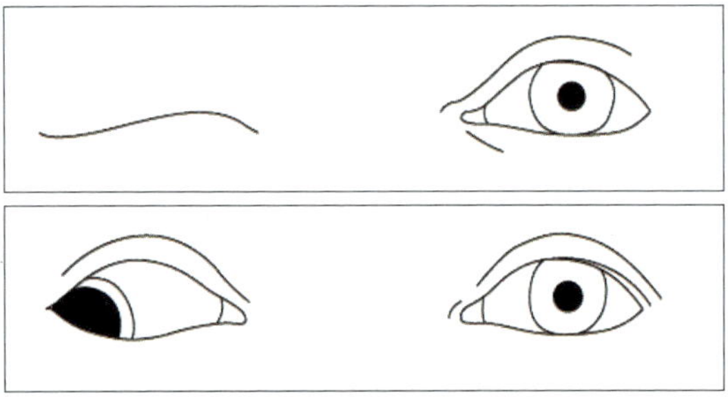

2. **도르래신경 장애** : 앞을 볼 때 병변쪽(그림에서 오른쪽) 눈동자가 올라가 있다. 눈을 내전하면 오른쪽 눈동자가 더 올라가고, 외전하면 올라가지 않는다. 병변 쪽으로 고개를 기울이면 병변쪽 눈동자가 더 올라가고, 병변의 반대쪽으로 고개를 기울이면 눈동자가 올라가지 않는다.

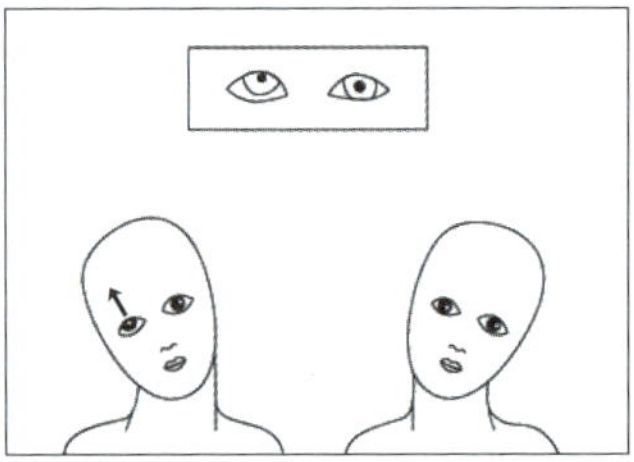

3. **외선신경 장애** : 앞을 볼 때 병변쪽(그림에서 오른쪽) 눈이 내전되어 있고, 오른쪽을 볼 때 오른쪽 눈이 외전되지 않는다.

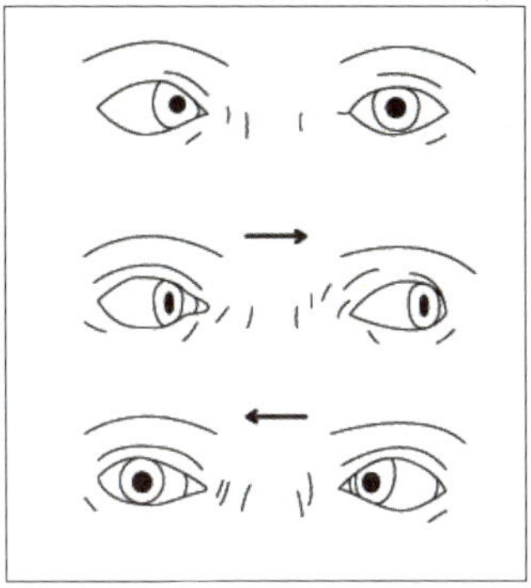

4. Internuclear ophthalmoplegia(MLF **증후군**) : 왼쪽의 병변 시 앞을 볼 때나 왼쪽을 볼 때 안구운동은 정상. 반면에 오른쪽을 볼 때는 병변 쪽(왼쪽) 눈의 내전이 되지 않고, 오른쪽 눈의 외전은 되지만 안진이 관찰된다.

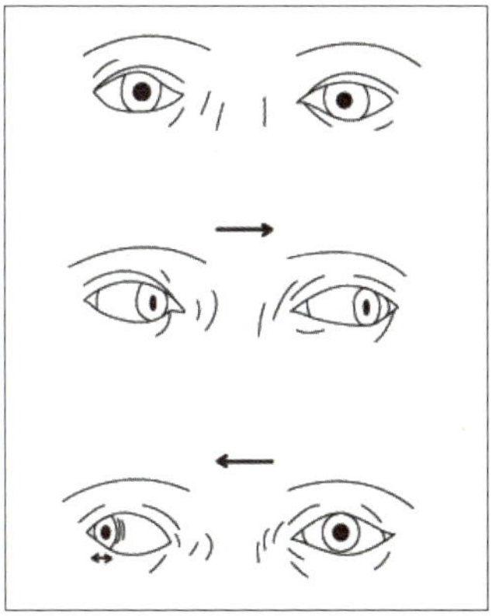

운동 검사

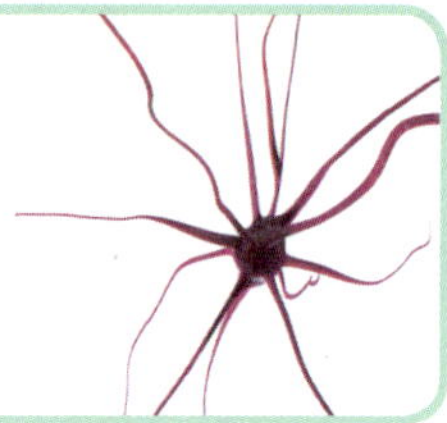

이현아 · 계명의대 신경과학교실

학습목표

1. 운동 검사를 시행할 수 있다.
2. 각 근육의 근력과 근육긴장도를 평가할 수 있다.

적 용

1. 근력의 감소가 있는 경우
2. 감각의 저하나 이상이 있는 경우
3. 의식장애가 있는 경우
4. 급성 손상 이후 운동 및 감각에 장애가 있는 경우

기본원칙

1. 모든 검사는 팔, 다리, 몸통에서 좌우가 대칭되도록 양쪽을 검사하여 비교한다.
2. 운동기능 검사는 팔, 다리, 몸통의 순으로 시행한다.

학습하기

검사 전 환자돌보기

1. 환자에게 자신을 소개하고 환자 이름을 확인한다.
2. 운동기능 검사를 시행하겠다고 환자에게 설명한다.

검사 전 준비

3. 손을 깨끗이 씻거나 손소독을 한다.

검사과정

4. 자세와 불수의운동, 근육위축 검사
   ❶ 환자에게 편하게 서도록 요청한다.
   ❷ 자세를 관찰한다.
   ❸ 근육의 떨림, 틱, 잔떨림 등 불수의운동이 있는지 관찰한다.
   ❹ 근육의 크기와 윤곽을 관찰한다.

   Tips! 근육비대, 근육위축, 좌우 대칭 등

5. 근육의 긴장도 검사
   ❶ 환자에게 의자(혹은 침대)에 편하게 앉도록 요청한다.
   ❷ 긴장을 풀라고 말한 후 손을 잡고 팔꿈치를 접었다 폈다 하면서 저항감이 있는지 확인한다.
   ❸ 긴장을 풀라고 말한 후 한 손은 넓적다리를 받치고 다른 손은

발을 잡은 상태에서 무릎 및 발목을 접었다 폈다 하면서 저항감이 있는지 확인한다.

Tips! 저항감이 감소되었다고 의심되면 팔다리의 관절부위를 각각 빠르게 몇 번 흔든 후, 다시 근육 긴장도를 검사하여 경축(rigidity)이나 경직(spasticity)이 있는지 확인

6. 팔의 근력 검사

❶ 환자에게 팔의 근력을 검사하겠다고 말한 후 주로 사용하는 팔이 어느 쪽인지 묻는다.

❷ 자신이 지시할 때마다 최대한의 힘으로 움직일 것을 환자에게 요청한다.

어깨 외전 및 내전 검사

❸ 환자에게 양팔을 펴서 위로 올리도록 한 후 학생의사는 양손을 각각 환자의 양쪽 위팔 위에 두고, 환자에게 최대 힘으로 두 팔을 모으라고 지시하고, 이에 반하여 학생의사는 두 팔을 벌리려고 노력한다.

❹ 환자에게 양팔을 펴서 옆으로 벌리도록 요청한 후 학생의사는 양손을 환자의 양쪽 위팔 위에 두고, 환자에게 최대 힘으로 두 팔을 올리라고 지시하고, 이에 반하여 학생의사는 두 팔을 내리려고 노력한다.

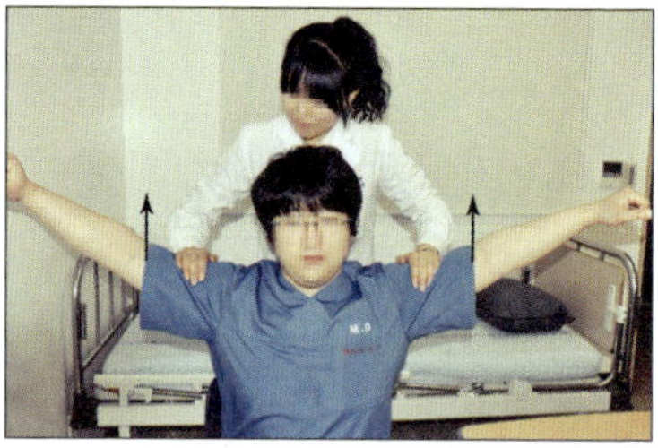

팔꿈치 굽히기(위팔두갈래근) 검사

❺ 학생의사는 한 손은 환자의 어깨를 잡고 다른 손은 같은 쪽 손목을 잡고 팔꿈치를 90° 굽힌 상태에서 환자에게 최대 힘으로 팔꿈치를 굽히라고 지시하고, 이에 반하여 학생의사는 팔꿈치를 펴려고 노력한다.

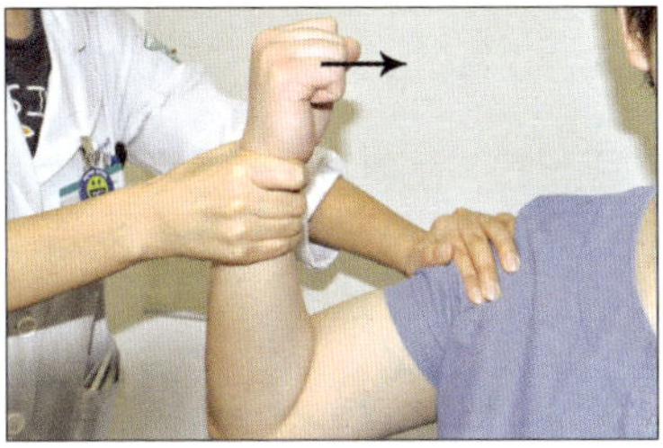

❻ 반대쪽 팔에서도 동일한 방법으로 팔꿈치 굽히기 검사를 시행한다.

팔꿈치 펴기(위팔세갈래근) 검사

❼ 학생의사는 한 손은 환자의 어깨를 잡고 다른 손으로 같은 쪽 손목을 잡고 팔꿈치를 90° 굽힌 상태에서 환자에게 최대 힘으로 팔꿈치를 펴라고 지시하고, 이에 반하여 학생의사는 팔꿈치를 굽히려고 노력한다.

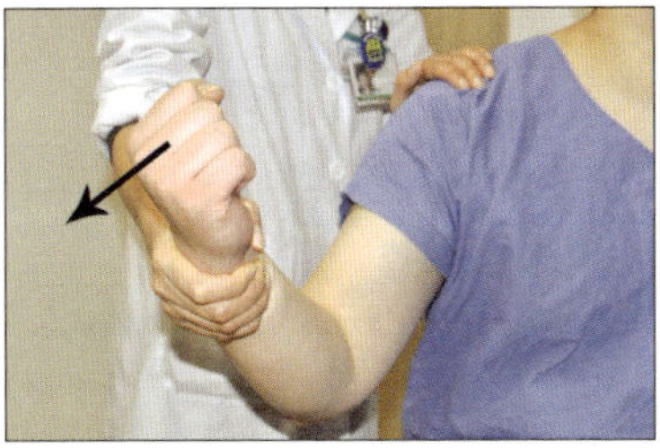

❽ 반대쪽 팔에서도 동일한 방법으로 팔꿈치 펴기 검사를 시행한다.

손목 펴기 검사

❾ 환자에게 양손은 주먹을 쥐게 하고 학생의사는 양손바닥을 각각 환자의 주먹위에 놓은 다음, 환자에게 두 주먹을 힘껏 위로 젖히도록 지시하고, 이에 반하여 학생의사는 양손으로 주먹을 내려누른다.

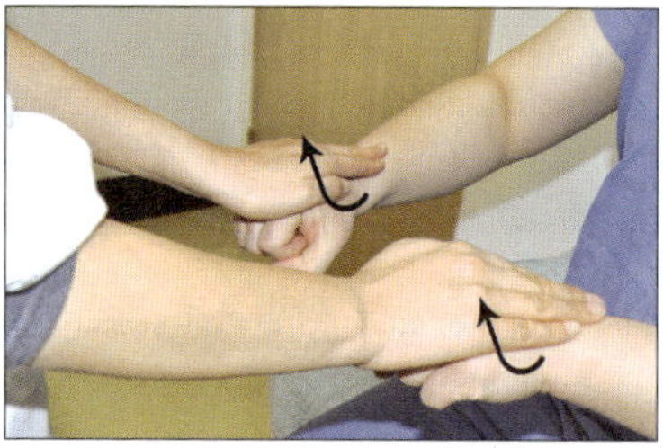

손 쥐기 검사

❿ 환자에게 양손으로 각각 학생의사의 2번과 3번 손가락을 세게 쥐도록 지시하고, 학생의사는 두 손을 빼려고 한다.

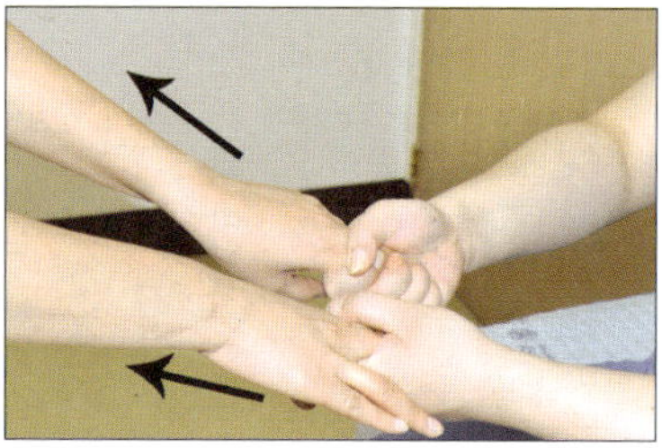

손가락 펴기 검사

⓫ 환자에게 한 손의 손가락을 모두 힘껏 벌리도록 지시하고, 학생의사는 양손의 2번 손가락으로 환자의 2번과 5번 손가락에 옆에 대고 벌린 손가락을 모으려고 노력한다.

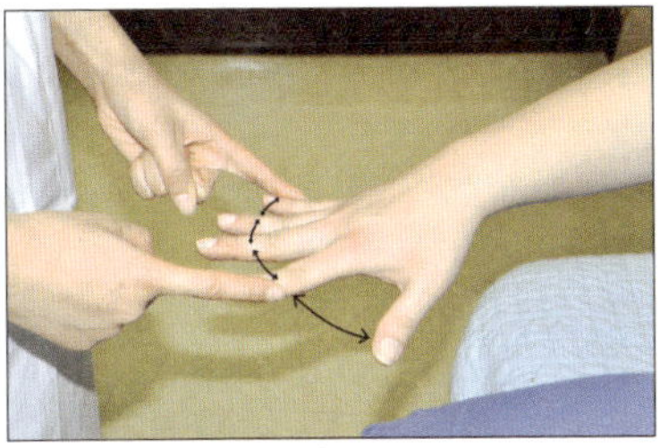

⓬ 반대쪽 손에서도 동일한 방법으로 손가락 펴기 검사를 시행한다.

손가락 모으기 검사

⓭ 학생의사는 한 손은 환자의 손목을 잡고 다른 손의 2번 손가락은 환자의 엄지에 댄 후 환자에게 엄지와 5번 손가락을 서로 붙이도록 지시하고, 이에 반하여 학생의사는 환자의 엄지를 펴려고 노력한다.

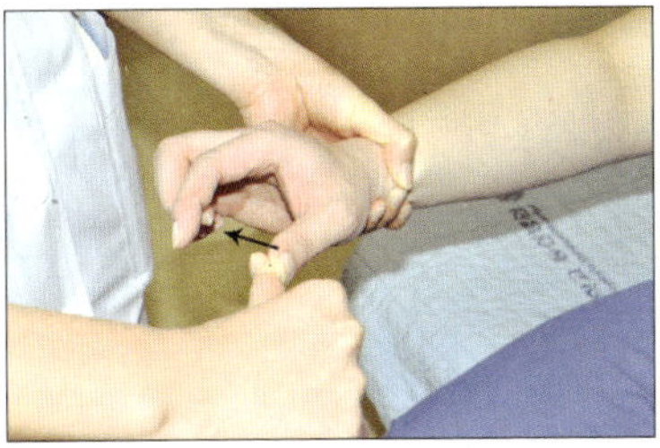

⑭ 반대쪽 손에서도 동일한 방법으로 손가락 모으기 검사를 시행한다.

7. 다리의 근력 검사

❶ 환자에게 다리의 근력을 검사하겠다고 말한 후 지시가 있을 때 최대한의 힘으로 움직이라고 요청한다.

고관절 굽히기(엉덩허리근) 검사

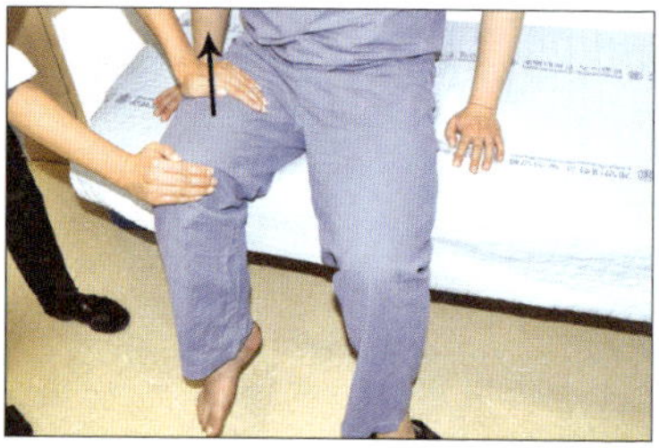

❷ 학생의사는 한 손을 환자의 한쪽 넓적다리 위에, 다른 손은 무릎 위에 둔 상태에서 환자에게 넓적다리를 힘껏 앞으로 들어 올리도록 지시하고, 이에 반하여 학생의사는 양손으로 넓적다리를 누르려고 노력한다.

❸ 다른 쪽 다리에서도 동일한 방법으로 고관절 굽히기 검사를 시행한다.

무릎 모으기(모음근) 검사

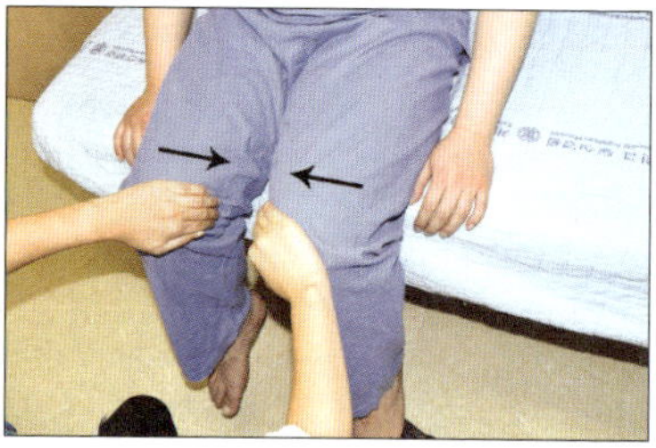

❹ 학생의사는 양손을 각각 환자의 무릎 안쪽에 둔 상태에서 환자에게 두 무릎을 힘껏 모으도록 지시하고,

이에 반하여 학생의사는 양손으로 무릎을 벌리려고 노력한다.

무릎 벌리기(볼기근) 검사

❺ 학생의사는 양손을 각각 환자의 무릎 바깥쪽에 둔 상태에서 환자에게 두 무릎을 힘껏 벌리도록 지시하고, 이에 반하여 학생의사는 양손으로 무릎을 모으려고 노력한다.

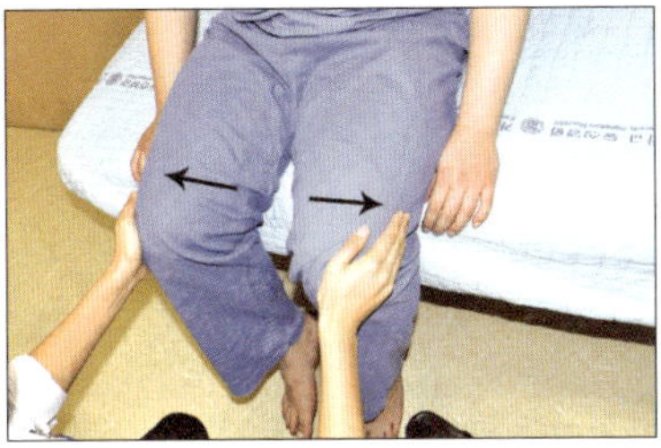

무릎 펴기(넙다리네갈래근) 검사

❻ 학생의사는 한 손을 환자의 발목을 잡고 다른 손은 무릎 위에 둔 상태에서 환자에게 무릎을 힘껏 펴라고 지시하고, 이에 반하여 학생의사는 양손으로 무릎을 굽히려고 노력한다.

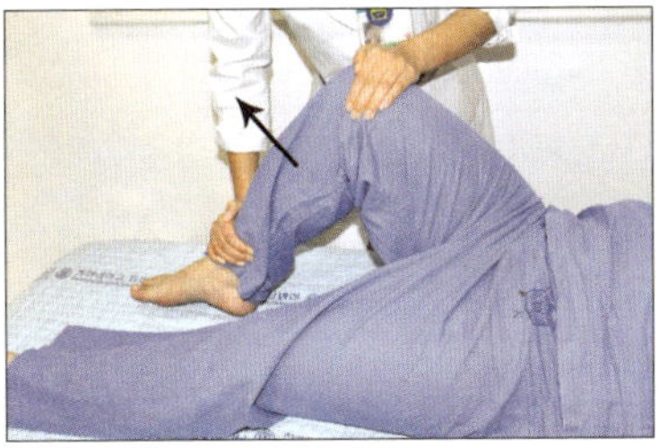

❼ 반대쪽 다리에서도 동일한 방법으로 무릎 펴기 검사를 시행한다.

발목 굽히기 검사

❽ 환자에게 눕도록 요청한다.

❾ 학생의사는 한 손을 환자의 한쪽 발등에 댄 상태에서 환자에게 발목을 힘껏 위로 굽히도록 지시하고, 이에 반하여 학생의사는 발목을 펴려고 노력한다.

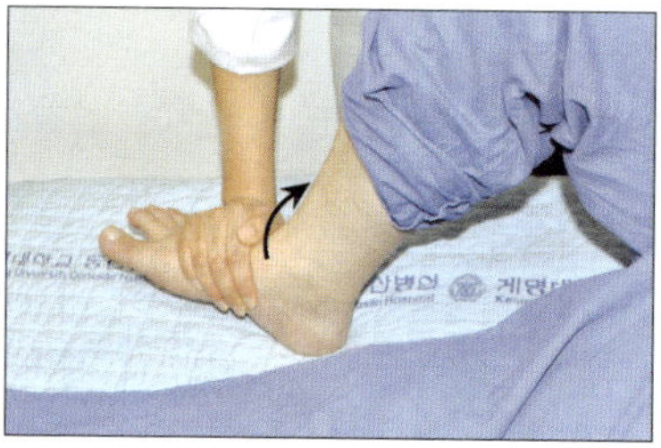

❿ 반대쪽 다리에서도 동일한 방법으로 발목 굽히기 검사를 시행한다.

발목 펴기 검사

⓫ 학생의사는 한 손을 환자의 한쪽 발바닥에 댄 상태에서 환자에게 발목을 힘껏 아래로 펴도록 지시하고, 이에 반하여 학생의사는 발목을 굽히려고 노력한다.

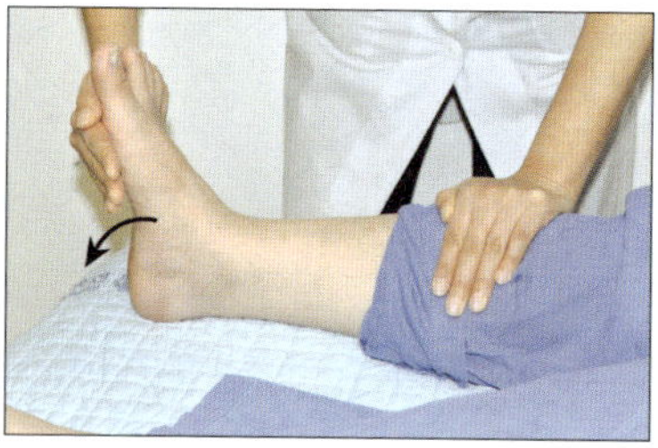

⓬ 반대쪽 다리에서도 동일한 방법으로 발목 펴기 검사를 시행한다.

고관절 펴기(볼기근) 검사

⓭ 환자에게 엎드리도록 요청한다.

⓮ 학생의사는 한 손을 환자의 한쪽 넓적다리에 놓고 다른 손은 오금 위에 둔 상태에서 환자에게 넓적다리를 힘껏 뒤로 들어 올리도록 지시하고, 이에 반하여 학생의사는 두 손으로 넓적다리를 누르려고 노력한다.

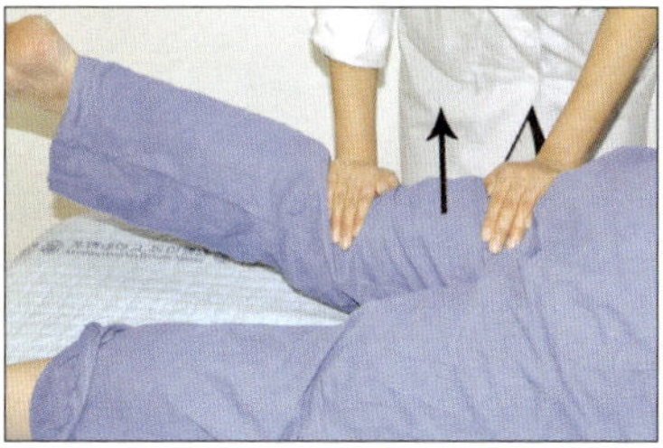

⓯ 반대쪽 다리에서도 동일한 방법으로 고관절 펴기 검사를 시행한다.

무릎 굽히기(뒤넙다리근) 검사

⓰ 학생의사는 한 손을 환자의 한쪽 발목을 잡고 다른 손은 오금 위에 둔 상태에서 환자에게 무릎을 힘껏 굽히도록 지시하고,

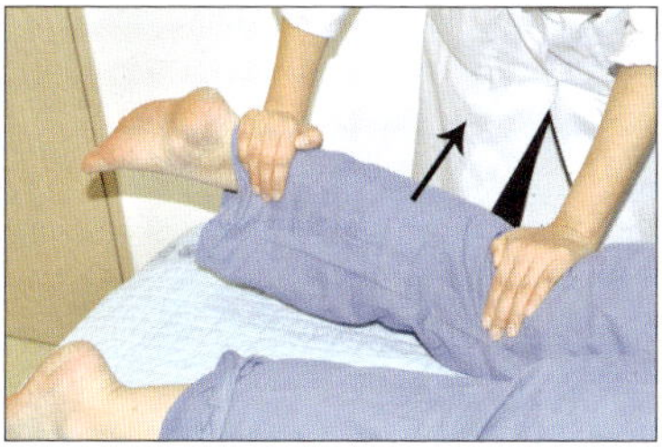

이에 반하여 학생의사는 무릎을 펴려고 노력한다.

⑰ 반대쪽 다리에서도 동일한 방법으로 무릎 굽히기 검사를 시행한다.

검사 후 마무리

8. 환자에게 검사가 끝났음을 알린다.
9. 운동기능 검사의 결과를 설명한다.

Check Point

▶ 체크 포인트를 확인하면서 학습한 내용을 실습하여 보세요.

▶ 기본적 술기를 익히기 위해서는 최소 3회 이상의 실습이 필요합니다.

번호	Check Point	스스로 평가하기		
		1회	2회	3회
1	자신을 소개하고 환자 이름을 확인하였는가?			
2	시행할 검사에 대해 설명하였는가?			
3	손을 깨끗이 씻거나 손 소독을 하였는가?			
4	자세, 불수의운동, 근육위축을 검사하고, 양쪽을 비교하였는가?			
5	팔의 근긴장도를 검사하고, 양쪽을 비교하였는가?			
6	다리의 근긴장도를 검사하고, 양쪽을 비교하였는가?			
7	어깨 외전의 기능을 검사하고, 양쪽을 비교하였는가?			
8	어깨 내전의 기능을 검사하고, 양쪽을 비교하였는가?.			
9	팔꿈치 굽히기를 검사하고, 양쪽을 비교하였는가?			
10	팔꿈치 펴기를 검사하고, 양쪽을 비교하였는가?			
11	손목 펴기를 검사하고, 양쪽을 비교하였는가?			
12	손 쥐기를 검사하고, 양쪽을 비교하였는가?			
13	손가락 벌리기를 검사하고, 양쪽을 비교하였는가?			
14	손가락 모으기를 검사하고, 양쪽을 비교하였는가?			
15	고관절 굽히기를 검사하고, 양쪽을 비교하였는가?			
16	무릎 모으기를 검사하고, 양쪽을 비교하였는가?			
17	무릎 벌리기를 검사하고, 양쪽을 비교하였는가?			
18	무릎 펴기를 검사하고, 양쪽을 비교하였는가?			
19	발목 굽히기를 검사하고, 양쪽을 비교하였는가?			
20	발목 펴기를 검사하고, 양쪽을 비교하였는가?			
21	고관절 펴기를 검사하고, 양쪽을 비교하였는가?			
22	무릎 굽히기를 검사하고, 양쪽을 비교하였는가?			
23	검사의 결과를 설명하였는가?			

자세히 알아보기

*근력 평가 (6단계 ; 0~5)

– Medical Research Council Scale

Grade 0 : 전혀 움직이지 못함

Grade 1 : 근육 수축만 보임

Grade 2 : 중력의 영향이 없는 상태에서만 움직임 가능

Grade 3 : 중력을 이기고 움직일 수 있으나 저항에는 견디지 못함

Grade 4 : 저항에도 어느 정도 움직일 수 있음

Grade 5 : 정상 근력

– 근력이 각 점수 사이에 있을 경우, + 를 붙일 수 있다.

감각 검사

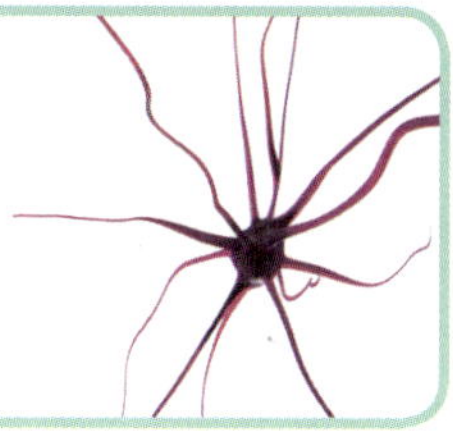

이현아 · 계명의대 신경과학교실

학습목표

1. 감각 검사를 시행할 수 있다.
2. 정상 감각과 병적 감각을 평가할 수 있다.

적 용

1. 근력의 감소가 있는 경우
2. 감각의 저하나 이상이 있는 경우
3. 의식장애가 있는 경우
4. 급성 손상 이후 운동 및 감각에 장애가 있는 경우

기본원칙

1. 팔, 다리에서 시행하는 검사는 좌우 양쪽을 대칭적으로 검사하여 비교한다.
2. 각각의 감각기능을 검사하는 동안에는 환자에게 눈을 감도록 요청한다.

준 비 물

회전침(또는 끝이 뾰족한 물건), 면봉(솜), 캘리퍼(종이클립), 소리굽쇠(128Hz), 동전(펜)

*냉수(5~10℃), 온수(40~45℃)

검사 전 환자돌보기

1. 환자에게 자신을 소개하고 환자 이름을 확인한다.
2. 감각기능 검사를 시행하겠다고 환자에게 설명한다.
3. 환자에게 앉은 자세(혹은 누운 자세)에서 편안하게 있도록 요청한다.

검사 전 준비

4. 검사에 사용할 기구를 확인한다.
5. 손을 깨끗이 씻거나 손소독을 한다.

검사과정

6. 통각 검사

❶ 환자에게 눈을 감게 하고, 압력을 가할 때 아프면 말하도록 요청한다.

❷ 학생의사는 엄지와 2번 손가락으로 회전침 손잡이를 잡고 피부 위에서 가볍게 밀면서 통각을 확인한다.

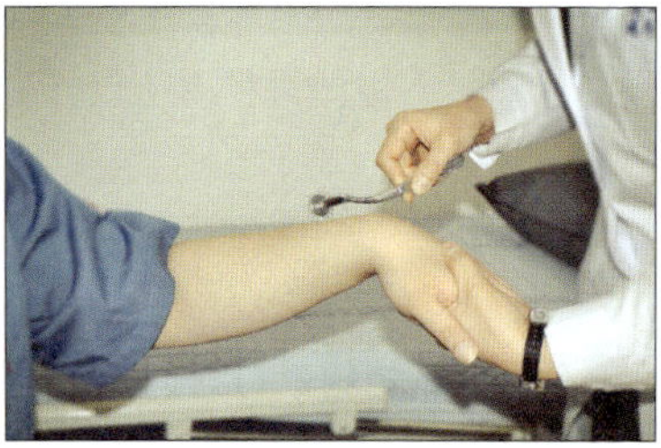

❸ 검사는 발쪽에서 머리쪽 방향으로 팔다리에서 진행하며, 양쪽 팔다리의 통각을 비교한다.

> **Tips!** 종아리, 허벅지, 아래팔, 위팔 순으로 통각 검사

7. 온도감각 검사

❶ 환자에게 눈을 감게 하고, 자극을 가할 때 시원한지 따뜻한지를 말하도록 요청한다.

❷ 냉수(5~10℃)와 온수(40~45℃)를 담은 시험관을 임의로 피부에 접촉시켜 온도감각이 있는지 확인한다.

❸ 각 팔다리에서 위쪽과 아래쪽을 모두 검사하고, 반대쪽 팔다리를 검사하여 비교한다.

> **Tips!** 물의 온도가 너무 높거나 낮지 않도록 주의; 통각이 정상이면 온도감각 검사는 생략 가능

8. 촉각 검사

❶ 환자에게 눈을 감게 하고, 검사를 할 때 접촉의 느낌이 있으면 말하도록 요청한다.

❷ 면봉(또는 솜)을 이용하여 한쪽 팔다리에서 촉각을 확인한다.

❸ 반대쪽 팔다리에서도 동일하게 검사하여 비교한다.

9. 진동감각 검사

❶ 환자에게 눈을 감게 하고, 자극을 가할 때 진동을 느끼면 말하도록 요청한다.

❷ 소리굽쇠를 진동시켜 손잡이 끝을 엄지 혹은 각각의 손가락 마디에 접촉하고 진동감각을 확인한다.

❸ 소리굽쇠를 진동시켜 손잡이 끝을 엄지 혹은 각각의 발가락 마디에 접촉하고 진동감각을 확인한다.

❹ 반대쪽 팔다리에서도 동일하게 검사한다.

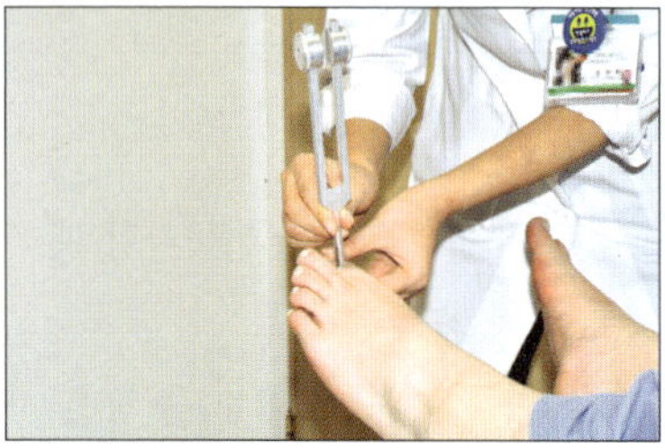

> **Tips!** 손(발)가락의 진동감각이 비정상인 경우 뼈 돌출부(손목, 팔꿈치, 발목, 무릎, 장골)에서 추가 검사

10. 고유감각 검사

❶ 환자에게 엄지발가락을 잡고 아래위로 움직임을 보여준 다음 눈을 감으라고 요청한다.

❷ 환자의 엄지발가락을 아래위로 움직이면서 위치감각이 있는지 확인한다.

❸ 반대쪽 엄지발가락에서도 동일하게 검사하여 비교한다.

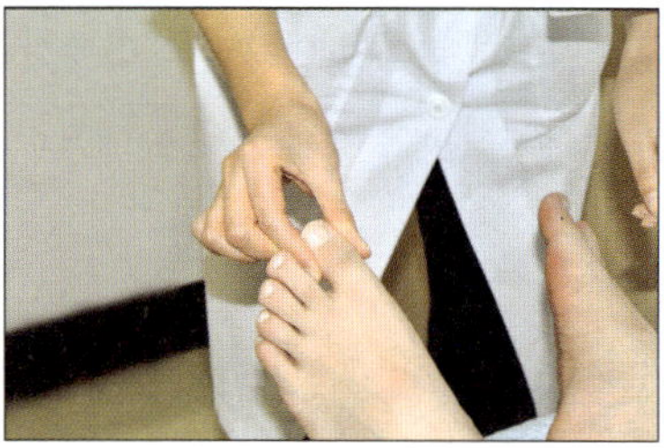

❹ 환자의 엄지손가락을 아래위로 움직이면서 위치감각이 있는지 확인한다.

❺ 반대쪽 엄지손가락에서도 동일하게 검사하여 비교한다.

11. 감각식별검사

❶ 환자에게 눈을 감도록 요청한다.

❷ 손에 열쇠, 펜, 동전 등을 쥐어준 후 무엇인지 물어서 입체감각이 있는지 확인한다.

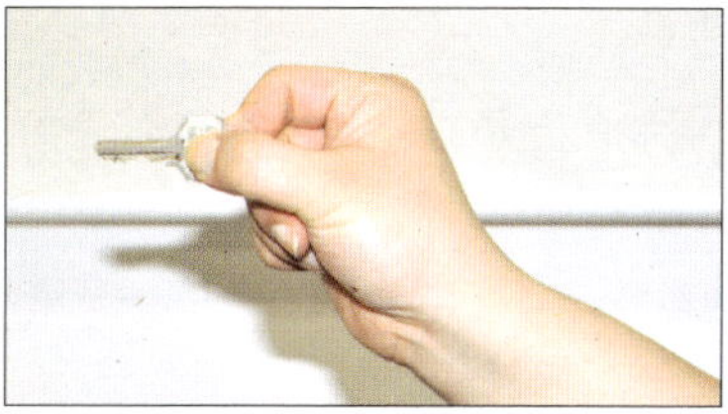

❸ 손바닥에 숫자를 크게 쓰고 무슨 숫자인지 물어서 피부그림감각이 있는지 확인한다.

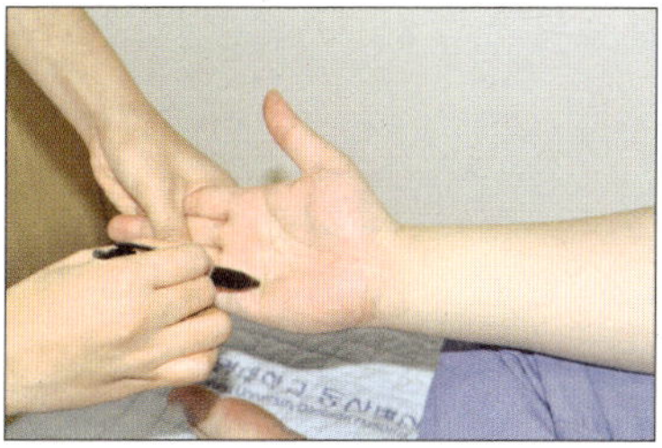

❹ 손가락 끝의 살이 많은 부위에 캘리퍼(혹은 종이클립을 펴서 사용)의 두 끝을 접촉하여 환자가 두 점을 구별할 수 있는 최

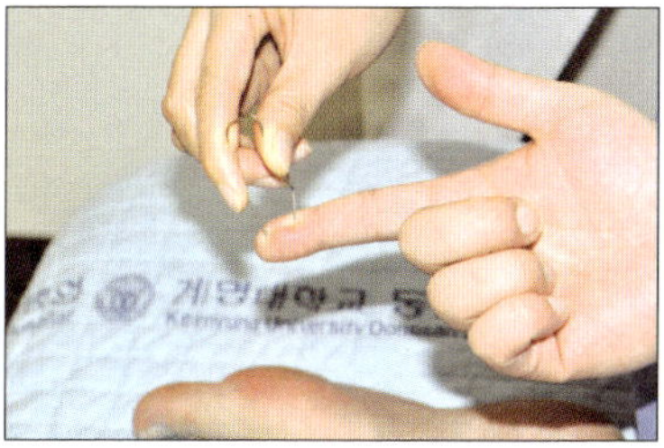

소 거리(mm)를 구한다(5mm 미만이면 정상).

> **Tips!** 캘리퍼 끝은 사선으로 눕혀서 접근(끝을 세워서 누르거나 찌르면 촉각 대신 통각을 느낌); 반드시 캘리퍼의 두 끝이 동시에 피부에 닿게 함

❺ 몸통에서 어느 한 곳의 피부를 가볍게 만진 후 만진 부위를 지적하게 한다.

❻ 몸통 양쪽의 같은 부위를 동시에 만진 후 어느 쪽에서 촉각을 느꼈는지 말하게 한다.

검사 후 마무리

12. 환자에게 검사가 끝났음을 알린다.
13. 감각검사의 결과를 설명한다.

Check Point

▶ 체크 포인트를 확인하면서 학습한 내용을 실습하여 보세요.
▶ 기본적 술기를 익히기 위해서는 최소 3회 이상의 실습이 필요합니다.

번호	Check Point	스스로 평가하기		
		1회	2회	3회
1	자신을 소개하고 환자 이름을 확인하였는가?			
2	시행할 검사에 대해 설명하였는가?			
3	손을 깨끗이 씻거나 손소독을 하였는가?			
4	환자가 편하게 있도록 하면서 각 검사마다 눈을 감게 하였는가?			
5	다리의 통각 검사를 시행하고, 양쪽을 비교하였는가?			
6	팔의 통각 검사를 시행하고, 양쪽을 비교하였는가?			
7	다리의 온도감각 검사를 시행하고, 양쪽을 비교하였는가?			
8	팔의 온도감각 검사를 시행하고, 양쪽을 비교하였는가?			
9	다리의 촉각 검사를 시행하고, 양쪽을 비교하였는가?			
10	팔의 촉각 검사를 시행하고, 양쪽을 비교하였는가?			
11	손가락의 진동감각 검사를 시행하고, 양쪽을 비교하였는가?			
12	발가락의 진동감각 검사를 시행하고, 양쪽을 비교하였는가?			
13	발가락의 고유감각 검사를 시행하고, 양쪽을 비교하였는가?			
14	손가락의 고유감각 검사를 시행하고, 양쪽을 비교하였는가?			
15	손의 입체감각 검사를 시행하고, 양쪽을 비교하였는가?			
16	손의 피부그림감각 검사를 시행하고, 양쪽을 비교하였는가?			
17	손가락의 두점 식별 검사를 시행하고, 양쪽을 비교하였는가?			
18	검사의 결과를 설명하였는가?			

반사 검사

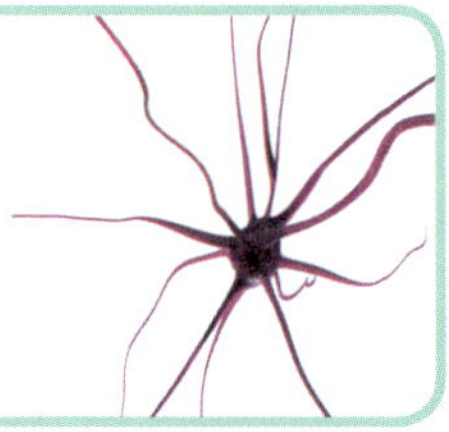

박원균 · 계명의대 의학교육학교실

학습목표

1. 반사 검사를 시행할 수 있다.
2. 정상 반사와 병적 반사를 평가할 수 있다.

적 용

1. 근력의 감소가 있는 경우
2. 감각의 저하나 이상이 있는 경우
3. 의식장애가 있는 경우
4. 급성 손상 이후 운동 및 감각에 장애가 있는 경우

기본원칙

1. 팔, 다리에서 시행하는 검사는 좌우 양쪽을 대칭적으로 검사하여 비교한다.
2. 환자가 힘을 뺀 상태에서 시행하며, 양쪽 팔이나 다리를 동일한 자세로 둔다.
3. 반사해머를 쥐지 않은 쪽 손은 반사반응이 나타나는 근육에 대고 수축을 느낀다.

준 비 물

반사해머, 면봉(혹은 대용물)

학습하기

검사 전 환자돌보기

1. 환자에게 자신을 소개하고 환자 이름을 확인한다.
2. 반사 검사를 시행하겠다고 환자에게 설명한다.

검사 전 준비

3. 손을 깨끗이 씻거나 손소독을 한다.
4. 환자가 앉은 자세에서 긴장을 풀도록 말하고, 팔다리는 서로 대칭적 자세가 되도록 한다.

검사과정

5. 위팔두갈래근반사 검사
   ❶ 환자의 팔꿈치가 적당히 굽혀진 상태에서 손등이 위로 향하게 하여 손은 넓적다리 위에 놓이도록 한다.
   ❷ 학생의사는 엄지(또는 다른 손가락)을 위팔두갈래근의 힘줄 위에 놓고 해머로 엄지(다른 손가락) 위를 가볍게 두드려 위팔의 굽혀짐을 관찰한다(또한 위팔두갈래근의 수축을 느낀다).
   ❸ 다른 쪽 팔에서도 동일하게 검사를 시행한다.

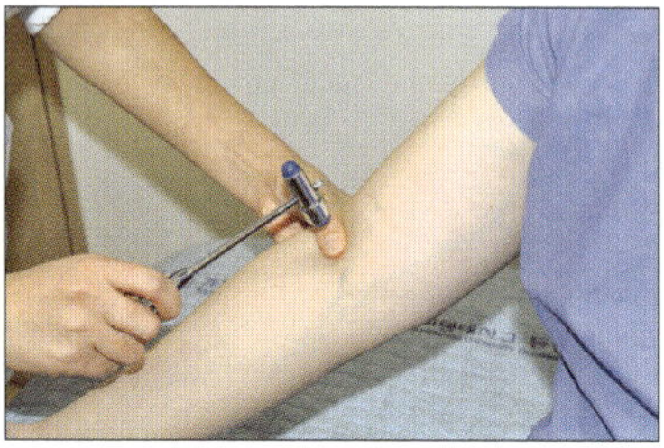

6. 위팔세갈래근반사 검사

❶ 학생의사는 한 손으로 환자의 손목을 잡고 팔꿈치가 적당히 굽혀진 상태에서 의사의 가슴 쪽으로 약간 당겨 위치시킨다.

❷ 반사해머로 팔꿈치돌기(olecranon process)에 위팔세갈래근이 연결되는 직상단(힘줄)을 가볍게 두드려 위팔의 펴짐을 확인한다.

❸ 다른 쪽 팔에서도 동일하게 검사를 시행한다.

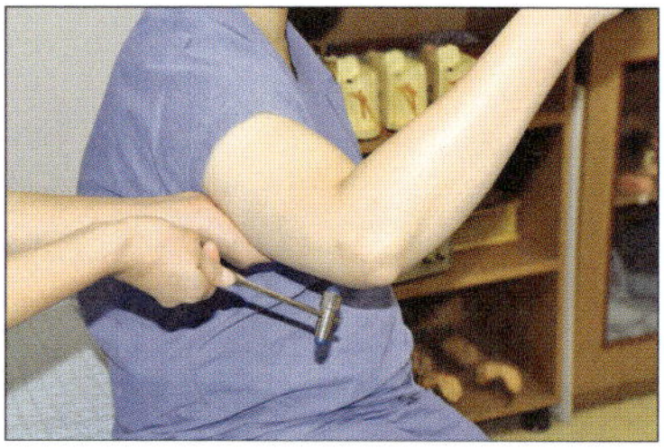

7. 위팔노근반사 검사

❶ 환자의 손을 무릎(또는 배)에 놓고 팔을 약간 안쪽으로 돌리게 한다.

❷ 학생의사는 해머로 환자 손목의 3~5cm 위의 노뼈를 두드려 아래팔이 굽혀지면서 바깥쪽으로 돌아감을 확인한다.

❸ 다른 쪽 팔에서도 동일한 검사를 시행한다.

8. 무릎반사 검사

❶ 환자에게 앉은 자세(혹은 누운 자세)에서 힘을 빼도록 지시한다.

❷ 학생의사는 반사해머로 무릎뼈 바로 아래의 힘줄을 두드려서 무릎이 펴지는지 확인한다.

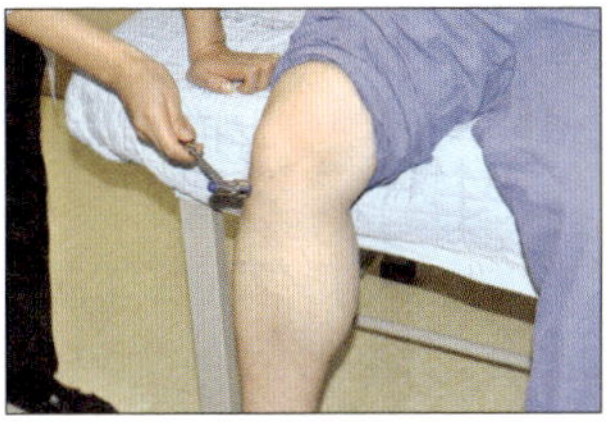

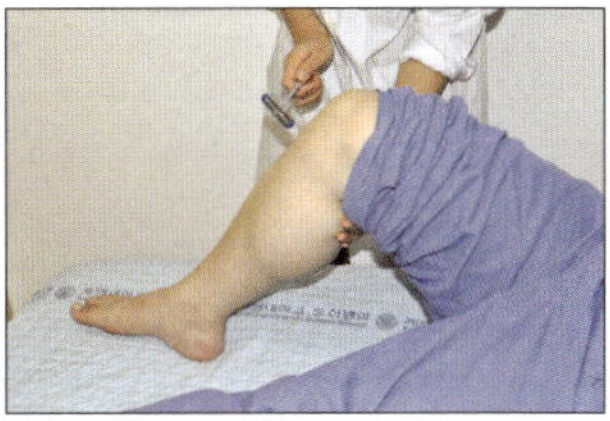

❸ 다른 쪽 무릎에서도 동일하게 검사를 시행한다.

9. 발꿈치힘줄반사 검사

❶ 환자에게 앉은 자세(혹은 엎드린 자세)에서 힘을 빼도록 지시한다.

❷ 학생의사는 왼손으로 발을 잡고 발목을 약간 위로 젖힌 상태에서 해머로 발목 뒤의 발꿈치힘줄을 두드리고 발목이 발바닥 쪽으로 숙여지는지 확인한다.

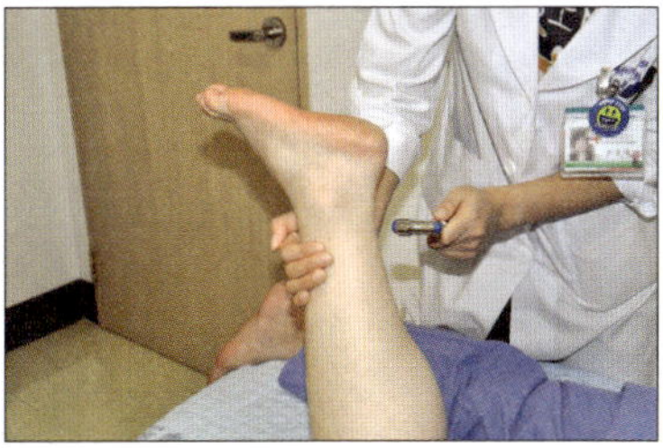

❸ 다른 쪽 발에서도 동일하게 검사를 시행한다.

10. 피부반사 검사

❶ 환자에게 누운 자세에서 힘을 빼도록 지시한다.

❷ 학생의사는 면봉(혹은 대용물)으로 환자 배꼽 위(T8~T10)와 배꼽 아래(T10~12)를 각각 빠르게 긁으면서 배 근육의 수축을 확인한다.

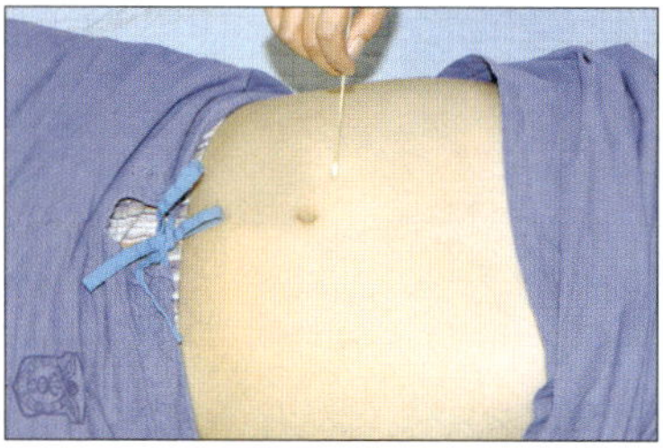

11. 바빈스키반사 검사

❶ 환자에게 누운 자세(혹은 앉은 자세)에서 힘을 빼도록 지시한다.

❷ 학생의사는 왼손으로 환자 발목을 잡고 가늘고 뾰족한 도구로 발바닥의 바깥 면을 따라 발뒤꿈치부터 발바닥 볼록 부위까지 긁으면서 엄지발가락이 펴지는 바빈스키반응이 나타나는지 확인한다.

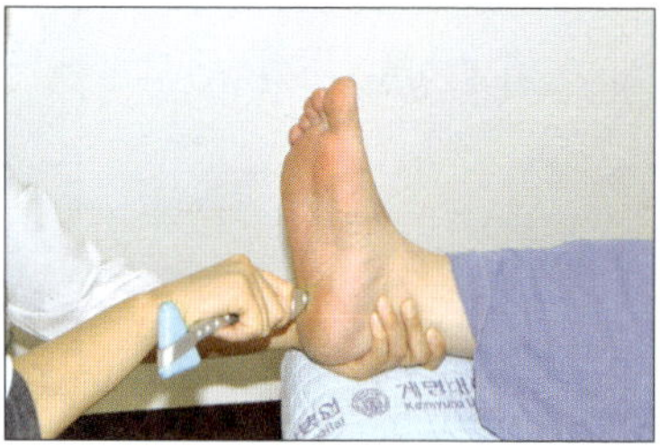

❸ 다른 쪽 발에서도 동일하게 검사를 시행한다.

Tips! 지나치게 강한 자극이나 끝이 날카로운 도구는 피할 것

12. 발목클로누스반사 검사

❶ 환자는 누워서 힘을 빼고 무릎을 약간 굽히도록 지시한다.

❷ 학생의사는 왼손으로 환자 무릎을 받치면서 다른 손으로는 환자의 발을 앞뒤로 10회 흔들다가 갑자기 발을 얼굴방향으로 굽힌 상태를 유지하면서 발목이 아래위로 떨리는 반응이 나타나는지 확인한다.

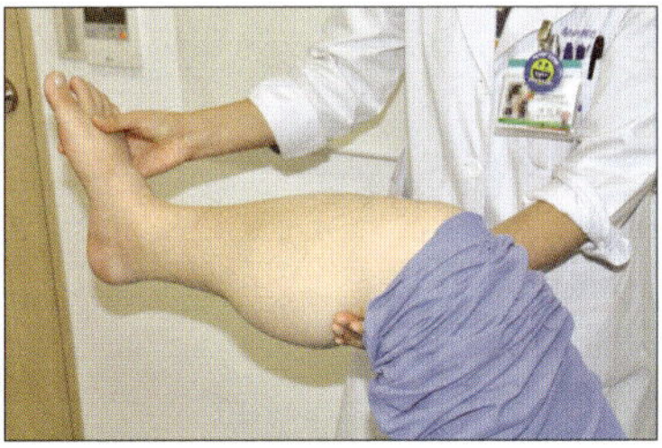

❸ 다른 쪽 발에서도 동일하게 검사를 시행한다.

검사 후 마무리

13. 환자에게 검사가 끝났음을 알린다.

14. 검사의 결과를 설명한다.

Check Point

▶ 체크 포인트를 확인하면서 학습한 내용을 실습하여 보세요.
▶ 기본적 술기를 익히기 위해서는 최소 3회 이상의 실습이 필요합니다.

번호	Check Point	스스로 평가하기		
		1회	2회	3회
1	자신을 소개하고 환자 이름을 확인하였는가?			
2	시행할 검사에 대해 설명하였는가?			
3	손을 깨끗이 씻거나 손소독을 시행하였는가?			
4	환자가 긴장을 풀게 하고, 팔다리가 대칭적 자세가 되도록 하였는가?			
5	반사해머를 손목의 운동만으로 적절한 강도로 사용하였는가?			
6	위팔두갈래근반사를 검사하고, 양쪽을 비교하였는가?			
7	위팔세갈래근반사를 검사하고, 양쪽을 비교하였는가?			
8	위팔노근반사를 검사하고, 양쪽을 비교하였는가?			
9	무릎반사를 검사하고, 양쪽을 비교하였는가?			
10	발꿈치힘줄반사를 검사하고, 양쪽을 비교하였는가?			
11	배꼽 위와 아래에서 피부반사를 검사하였는가?			
12	바빈스키반사를 검사하고, 양쪽을 비교하였는가?			
13	발목 클로누스반사를 검사하고, 양쪽을 비교하였는가?			
14	환자에게 검사의 결과를 설명하였는가?			

자세히 알아보기

*근력 평가 (6단계 ; 0~5)

엄지와 2번 손가락으로 해머를 놓치지 않을 정도로 가볍게 잡고, 손목의 힘을 뺀 상태에서 손목운동만을 이용하여 항상 일정한 정도로 해머를 두드림

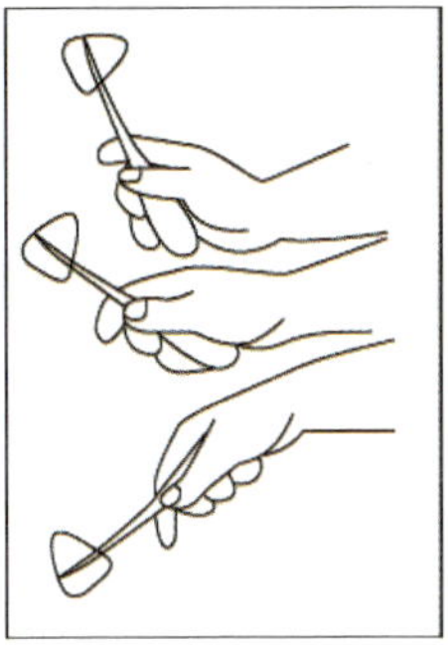

*반사반응의 평가

0 : 반응이 없음

1+ : 반응은 있으나 정상보다 감소

2+ : 정상 반응

3+ : 반응이 정상보다 증가하였지만 병적은 아님

4+ : 반응이 매우 증가하고 클로누스 동반

*기록

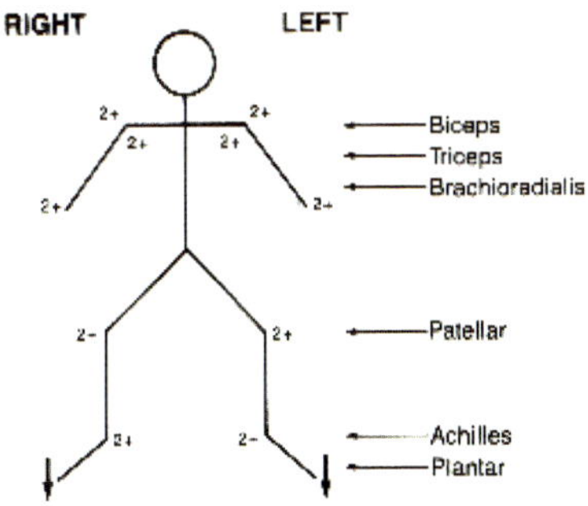

소뇌 검사

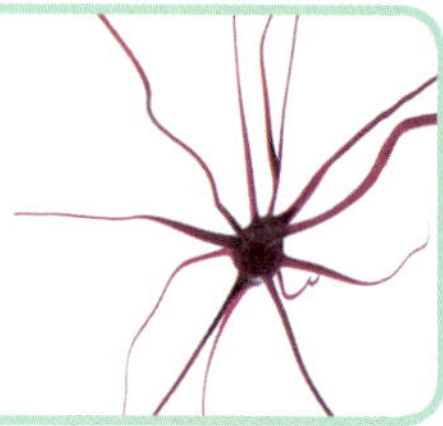

박원균 · 계명의대 의학교육학교실

학습목표

1. 소뇌 검사를 시행할 수 있다.
2. 소뇌기능의 이상 여부를 유추할 수 있다.

적 용

1. 갑작스런 어지럼이 있는 경우
2. 서있거나 걸을 때 균형을 잡기가 어려운 경우
3. 복시가 있는 경우
4. 언어가 어눌해진 경우
5. 근력은 정상이나 팔다리의 실조증이 있는 경우

검사 전 환자돌보기

1. 환자에게 자신을 소개하고 환자 이름을 확인한다.
2. 소뇌기능 검사를 하겠다고 환자에게 설명한다.

검사 전 준비

3. 손을 깨끗이 씻거나 손소독을 한다.

검사과정

4. 롬베르그 검사
   ❶ 환자에게 서도록 요청한다.
   ❷ 환자가 선 자세에서 발은 붙이고 양팔은 모으도록 한 상태에서 떨림이나 흔들림이 있는지를 관찰한다.
   ❸ 환자가 눈을 감게 한 후 넘어짐이나 흔들림이 있는지를 관찰한다.

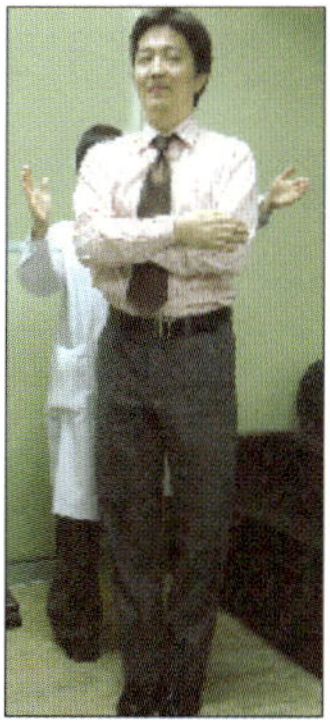

Tips!
검사 중에 환자가 넘어질 경우를 대비하여 학생의사는 항상 옆에서 보호할 준비를 함

5. 걸음걸이 검사

❶ 환자에게 일정 거리를 왕복하도록 지시하고, 자세와 균형을 관찰한다.

6. 일자걸음 검사

❶ 환자에게 딛는 발의 뒤꿈치를 이미 디딘 발의 엄지발가락에 닿도록 하면서 일직선으로 걷게 한다.

> **Tips!** 검사 중에 환자가 넘어질 경우를 대비하여 학생의사는 항상 옆에서 보호할 준비를 함

7. 손가락대 코 검사

❶ 환자에게 침대(의자)에 앉도록 요청한다.

❷ 학생의사는 팔을 뻗으면 닿는 위치에서 환자와 마주 한다.

❸ 환자가 2번 손가락으로 자신의 코를 찍은 다음에 학생의사의 2번 손가락 끝을 찍는 과정을 반복하도록 요청한다.

❹ 학생의사는 손가락 위치를 이동하면서 반복하다가 환자가 제대로 수행하면 빨리 시행하도록 요청한다.

❺ 반대쪽 팔에서도 동일하게 검사한다.

8. 편위겨냥 이상 검사

❶ 학생의사는 환자와 마주앉아(혹은 마주서서) 두 팔을 뻗은 후, 환자에게 팔을 뻗어 서로의 2번 손가락이 아래위로 겹쳐지게 한다. 이때 환자의 손가락이 위쪽에 위치하면서 손등이 위를 향하게 한다.

❷ 환자에게 팔을 위로 올렸다가 다시 내리면서 양쪽 손가락을

검사자의 손가락에 겹치게 한다.

❸ 눈을 뜨고 수차례 반복한 후, 눈을 감고 시행하도록 요청한다.

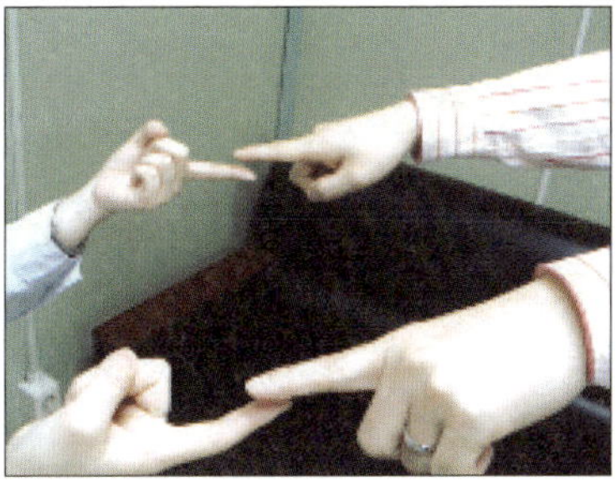

9. 빠른 반복운동 검사

❶ 환자가 한 손을 다른 손 위에 얹은 후 손바닥과 손등이 교대로 보이게 하는 반복 동작을 최대한 빠르게 수행하도록 요청한다.

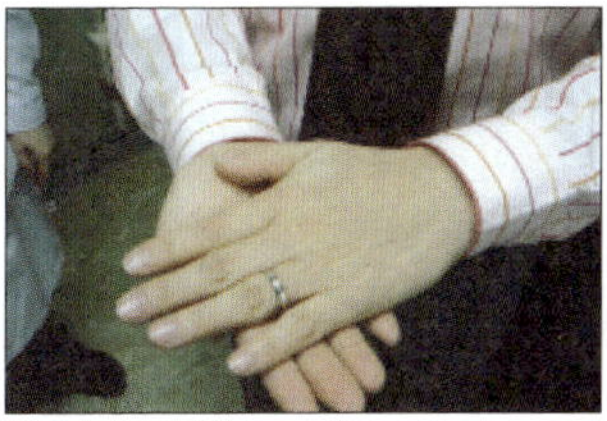

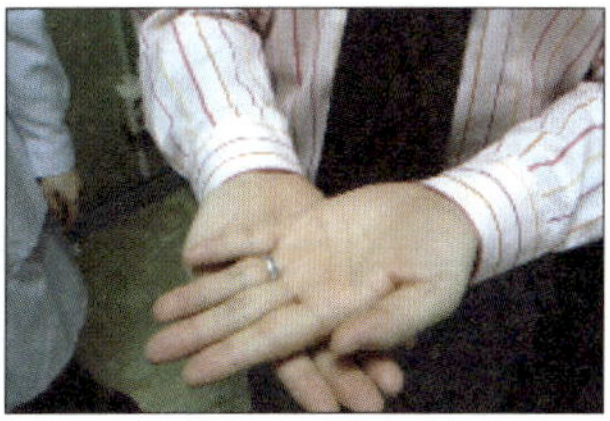

❷ 반대쪽 손에서도 동일하게 검사한다.

10. 반동 검사

❶ 환자에게 한쪽 팔의 팔꿈치를 굽히고 어깨까지 당겨 주먹을 세게 쥐도록 요청한다.

❷ 학생의사는 환자의 손목을 잡고 강하게 반대방향으로 당기다

가 갑자기 힘을 풀고 팔을 놓는다.

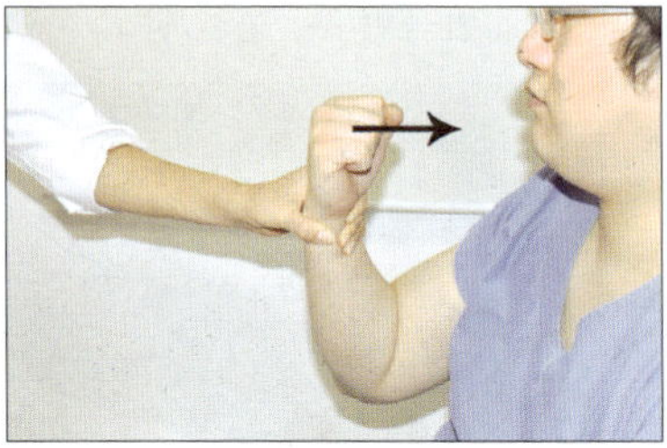

❸ 반대쪽 팔에서도 동일하게 검사한다.

11. 발꿈치대 정강이 검사

❶ 환자를 침대에 눕도록 한 후 한쪽 다리를 높이 들었다가 내리면서 발뒤꿈치로 반대쪽 다리의 무릎을 짚은 다음, 발꿈치를 무릎에서 엄지발가락까지 곧게 정강이를 따라 내려가게 한다.

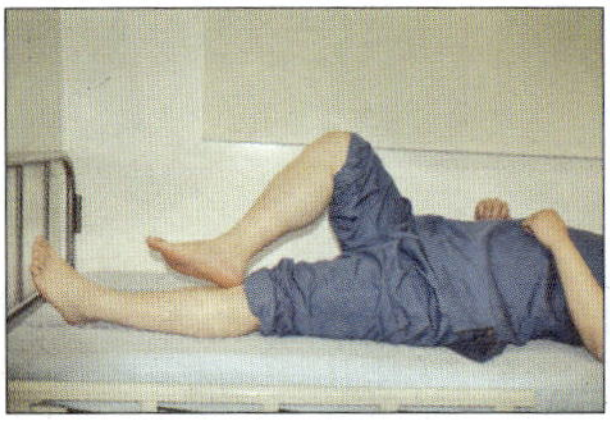

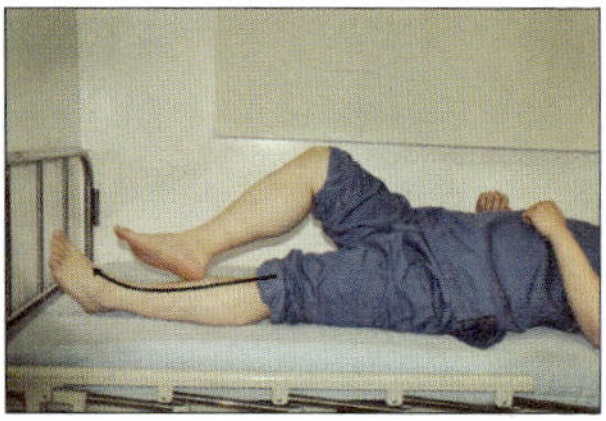

❷ 반대쪽 발에서도 동일하게 검사한다.

검사 후 마무리

12. 환자에게 검사가 끝났음을 알린다.

13. 검사의 결과를 설명한다.

Check Point

▶ 체크 포인트를 확인하면서 학습한 내용을 실습하여 보세요.

▶ 기본적 술기를 익히기 위해서는 최소 3회 이상의 실습이 필요합니다.

번호	Check Point	스스로 평가하기		
		1회	2회	3회
1	자신을 소개하고 환자 이름을 확인하였는가?			
2	시행할 검사에 대해 설명하였는가?			
3	손을 깨끗이 씻거나 손소독을 하였는가?			
4	롬베르그 검사를 시행하였는가?			
5	걸음걸이 검사를 시행하였는가?			
6	일자걸음 검사를 시행하였는가?			
7	롬베르그 검사와 일자걸음 검사 시 환자 안전에 주의하였는가?			
8	손가락대 코 검사를 시행하고, 양쪽을 비교하였는가?			
9	편위겨냥 이상 검사를 시행하고, 양쪽을 비교하였는가?			
10	빠른 반복운동 검사를 시행하고, 양쪽을 비교하였는가?			
11	반동 검사를 시행하고, 양쪽을 비교하였는가?			
12	발꿈치대 정강이 검사를 시행하고, 양쪽을 비교하였는가?			
13	환자에게 검사 결과를 설명하였는가?			

간이 정신상태 검사

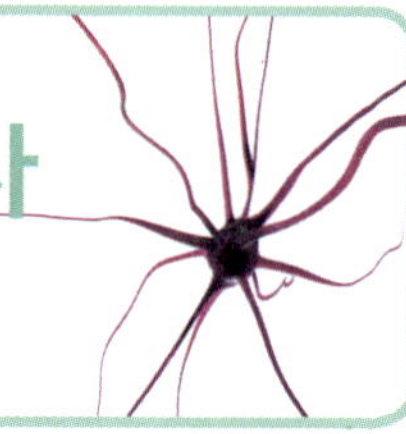

김희철 · 계명의대 정신과학교실

학습목표

1. 간이 정신상태 검사(MMSE-K)와 채점을 할 수 있다.
2. 간이 정신상태 검사의 결과를 올바르게 해석할 수 있다.

적 용

1. 언어, 기분, 집중력 등의 변화가 있는 경우
2. 기억력, 판단, 통찰력, 지남력의 변화가 있는 경우
3. 불안, 공포, 의식적 행동이 있는 경우
4. 섬망, 치매가 있는 경우

주 의 점

1. 간이 정신상태 검사만 시행하고, 기억장애에 대한 원인이나 다른 병력에 대해서는 묻지 않는다.
2. 5분 이내에 검사와 채점을 모두 완수하도록 시간안배를 잘 한다.

준 비 물

연필(지우개 장착), 손목시계, 검정 펜, MMSE-K 평가용지, 오각형 복사물(A4 용지), 지시카드('눈 감으세요.')

학습하기

검사 전 환자돌보기

1. 환자에게 자신을 소개하고 환자 이름을 확인한다.
2. 간이 정신상태 검사를 하겠다고 환자에게 설명한다.
3. 환자에게 통증, 열 등이 있거나 집중에 방해가 될 일(신경 쓰이는 일)이 있는지 확인한다.

검사 전 준비

4. 검사에 사용할 기구를 확인한다.
5. 학생의사는 미리 오늘 날짜, 요일, 장소 등을 확인한다.
6. '7빼기' 계산항목을 편리하게 하도록 평가용지에 미리 '100, 93, 86, 79, 72, 65…'를 적어둔다.
7. 환자의 성별, 나이, 학력을 확인한다(교육 정도에 따라 검사 결과가 달라질 수 있음).
8. 손을 깨끗이 씻거나 손소독을 한다.

검사과정

9. 시간지남력 (5점)

❶ "오늘은 몇 월 며칠입니까?", "올해가 몇 년도입니까?", "지금은 무슨 계절이지요?", "오늘은 무슨 요일입니까?"라고 5가지 항목을 질문한다. 물음의 순서는 바뀌어도 관계없다.

❷ 년, 월, 일, 요일, 계절 중 올바르게 대답한 항목에 대하여 각각 1점씩 평가한다.

> **Tips!**
> - 시골 노인에서는 간혹 음력으로 몇 월 며칠인지 질문하는 것이 적절할 수도
> - 치매가 심한 환자는 요일, 계절 등 단어를 모르기 때문에 "올 해가 2010년인가요? 1990년인가요?", "월, 화, 수, 목, 금, 토, 일요일 중 오늘은 어느 요일인가요?", 또는 "봄, 여름, 가을, 겨울 중 지금은 어느 계절인가요?"와 같이 구체적으로 질문

10. 장소지남력 (5점)

❶ 주소{국가, 시(도), 장소, 층수 등 4가지}를 묻고 올바른 대답에 대해 각 1점씩(총 4점) 평가한다.

❷ "여기는 무엇을 하는 곳입니까?"라고 질문하고 올바른 대답에 1점으로 평가한다.

> **Tips!**
> - 국가를 "우리나라"라고만 대답하면 국가명을 다시 물어서 확인
> - 치매가 심한 환자에게는 "여기가 대구인가요? 서울인가요?", "여기가 병원인가요? 학교인가요?" 등과 같이 구체적으로 질문

11. 기억등록 (3점)

❶ 사전에 "지금부터 낱말을 불러드릴 테니, 제가 다 말한 다음 따라해 주세요."라고 설명한다.

❷ 주의력이 유지되는지 확인한 후 '나무', '모자', '자동차' 등 3개 낱말을 1초에 하나씩 또렷하게 불러준다.

❸ 환자가 첫 번째 시행에서 정확히 따라한 낱말의 개수(각 1점씩 총 3점)를 기억등록의 점수로 평가한다.

❹ 첫 번째 시행에서 3개 낱말을 모두 기억하지 못하면 (11-2) 항목을 6번까지 반복하여 기억을 돕는다.

❺ 피검자가 3개 낱말을 모두 따라하면 "조금 후에 다시 물어볼 테니까 꼭 기억하고 계세요."라고 말한 뒤 곧바로 다음 단계인 〈12. 주의집중력과 계산능력〉 의 질문으로 넘어간다.

12. 주의집중력과 계산능력 (5점)

❶ 피검자에게 처음에는 "100에서 7을 빼면 얼마입니까?"라고 질문한다.

❷ [100-7]에 대해 환자가 대답하면 "거기서 계속해서 7을 빼나가십시오."라고 지시하면서 환자가 다섯 번까지 스스로 뺄셈을 하도록 유도한다.

❸ 다섯 번(총 5점) 중에서 맞게 계산을 한 회수를 점수로 평가한다.

Tips!
- "93에서 7을 빼면 얼마죠?"라고 숫자를 지칭하는 대신 "거기서 7을 빼면 얼마입니까?"라고 질문
- 환자가 스스로 5번까지 뺄셈을 수행하지 못하는 경우 "거기서 다시 7을 빼세요."라고 매번 지시
- 앞에서 계산한 값이 틀리더라도 틀린 숫자에서 7을 뺀 값이 맞으면 그 계산항목은 정답으로 평가
  [예] 100 - 7 = 80 (첫 번째 계산은 틀림: 0점) —〉 80 - 7 = 73 (두 번째 계산은 맞음: 1점)

13. 기억회상 (3점)

❶ 다섯 번의 뺄셈을 마친 후 환자에게 앞에서 기억등록 하였던 3개 낱말을 회상하여 말하도록 질문한다.

❷ 정확하게 회상한 낱말의 개수에 대하여 각 1점씩(총 3점) 평가한다.

14. 언어관련 기능과 시공간 구성능력 (7점)

| 물건 이름 맞히기 (2점) |

❶ 연필과 손목시계를 각각 보여주면서 무엇인지 묻는다.

❷ 물건 이름을 올바르게 대답한 개수에 각 1점씩(총 2점) 평가한다.

| 3단계 명령 (3점) |

❸ 정확한 발음으로 한번만 “오른손으로 종이를 집고”, “(절)반으로 접어서”, “무릎위에 놓으세요.”라고 한 문장씩 천천히 지시한다.

❹ 지시문을 다 들은 환자가 정확하게 수행하는 각 행동(오른손 집기, 반 접기, 무릎 위에 놓기)에 대하여 1점씩(총 3점) 평가한다.

| 따라 말하기 (1점) |

❺ “간장 공장 공장장”을 한번만 말한 후 환자가 따라서 말하도록 한다.

❻ 환자가 정확하게 따라하면 1점으로 평가한다.

| 겹쳐진 오각형 베끼기 (1점) |

❼ 환자에게 오각형 2개가 겹친 인쇄그림(A4용지)을 보여주고, 그림의 아래 여백에 연필로 똑같이 따라 그리도록 지시한다.

❽ 10개 각이 분명하고 겹친 2개의 오각형 모양을 그린 경우 1점으로 평가한다.

> **Tips!** 각이 틀어진 그림은 무관
> 오각형이 아니거나 2개 오각형이 서로 떨어지게 그리면 0점

15. 이해와 판단능력 (2점)

| 이해 (1점) |

❶ 환자에게 "옷은 왜 빨아서 입습니까?"라고 질문한다.

❷ "깨끗이 하기 위해서", "더러워서" 등 위생에 관한 대답인 경우(문장을 이해)는 1점을 평가한다.

| 판단 (1점) |

❸ "길에서 남의 주민등록증을 주웠는데 어떻게 하면 쉽게 주인에게 돌려줄 수 있겠습니까?"라고 묻는다.

❹ 환자가 우체국과 관계되는 대답을 하면 1점으로 평가한다.
[예] 우체국, 우편소, 우체부, 우편함, 배달부 등 (1점)
동사무소, 지서, 면장 등 (0점)

검사 후 마무리

16. 환자에게 검사가 끝났음을 알린다.
17. 간이 정신상태(MMSE-K) 평가용지에서 각 평가항목의 점수를 합하여 총점을 기록한다.
18. 환자에게 결과를 설명한다.
19. 준비물을 정리한다.

MMSE-K 평가지

이름 :		성별 (남 / 여)	교육 (유학 / 무학)	나이 : 세		
생년월일(음력)	년 월 일		생년월일(양력)	년 월 일		
검 사 일 :	년 월 일		검 사 자 :			

※ 검사를 모두 시행한 후에는 반드시 아래의 점수 기입란에 총점을 기입해주십시오.

문항	점수
1. 오늘은 년 월 일 요일 계절	0 1 2 3 4 5
2. 주소는 국가 시(도) 구(군) 동(면) 번지(아파트) 층	0 1 2 3 4
3. 여기는 무엇을 하는 곳입니까?(예: 마당, 안방, 화장실, 진찰실 등)	0 1
4. 낱말 세 개(나무, 모자, 자동차)	0 1 2 3
5. 3-5분 후 낱말을 회상(나무, 모자, 자동차)	0 1 2 3
6. 100-7= ?(1) ?-7= ?(2) ?-7= ?(3) ?-7= ?(4) ?-7= ?(5)	0 1 2 3 4 5
7. 물건이름 맞히기(연필, 시계)	0 1 2
8. 오른손으로 종이를 집어서 / (절)반으로 접어서 / 무릎 위에 놓기	0 1 2 3
9. 오각형 2개를 겹쳐서 그리기	0 1
10. "간장 공장 공장장" 따라 말하기	0 1
11. 옷을 왜 빨아서(세탁) 입습니까?	0 1
12. 길에서 남의 주민등록증을 주웠을 때 어떻게 하면 쉽게 주인에게 되돌려 줄 수 있겠습니까?	0 1

점수 기입란 : 총점 ( )점 / 30점 만점

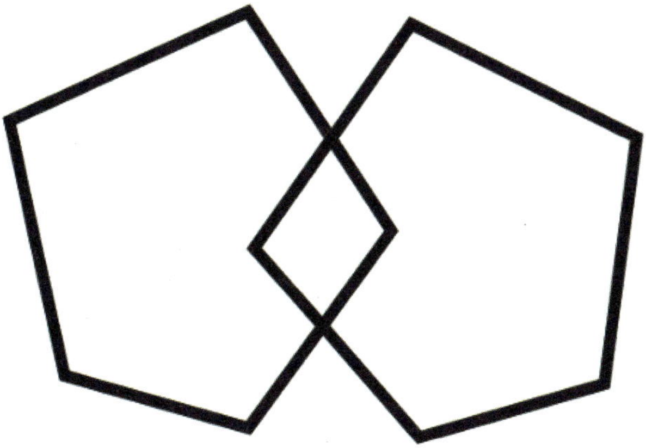

Check Point

▶ 체크 포인트를 확인하면서 학습한 내용을 실습하여 보세요.

▶ 기본적 술기를 익히기 위해서는 최소 3회 이상의 실습이 필요합니다.

번호	Check Point	스스로 평가하기		
		1회	2회	3회
1	자신을 소개하고 환자 이름을 확인하였는가?			
2	시행할 검사에 대해 설명하였는가?			
3	손을 깨끗이 씻거나 손소독을 하였는가?			
4	오늘이 몇 년, 몇 월, 몇일, 무슨 요일, 무슨 계절인지 질문하였는가?			
5	환자의 주소(국가, 시, 구, 동, 번지, 아파트)나 장소(명칭, 층수)에 대하여 4가지를 질문하였는가?			
6	여기가 무엇을 하는 곳인지를 질문하였는가?			
7	3개 단어를 천천히 또렷하게 제시한 후 따라 해보라고 하였는가?			
8	환자에게 3개 단어를 기억해 두라고 지시하였는가?			
9	100에서 7을 뺀 결과가 얼마인지 질문하였는가?			
10	연속해서 5회까지 뺄셈을 하도록 유도하였는가?			
11	앞서 기억한 3개 단어를 다시 말하도록 지시하였는가?			
12	2개의 사물을 제시하고 그 이름을 말하도록 지시하였는가?			
13	3단계로 구성된 명령어를 천천히 명확하게 지시한 후 따르도록 하였는가?			
14	2개 오각형 그림을 보여준 후 연필을 주고 아래의 빈 공간에 따라 그리도록 지시하였는가?			
15	'간장공장 공장장'을 명확하게 말한 후 따라하도록 하였는가?			
16	'옷을 왜 빨아서 입습니까?' 등 이해력을 요구하는 질문하였는가?			
17	'주민등록증을 주었을 때 대처' 등 판단력을 요구하는 질문하였는가?			
18	모든 항목에서 평가용지에 점수를 올바르게 기록하였는가?			
19	평가용지에서 기록된 모든 점수를 합산하여 총점을 산출하였는가?			
20	검사의 결과를 설명하였는가?			

손씻기 및 장갑 착용 hand washing and gloving

국소마취 local anesthesia

상처 드레싱 wound dressing

화상 드레싱 burn dressing

봉합 suturing

농양절개 배농 incision and drainage of pus

PART 03

외과적 시술

surgical procedures

손씻기 및 장갑 착용

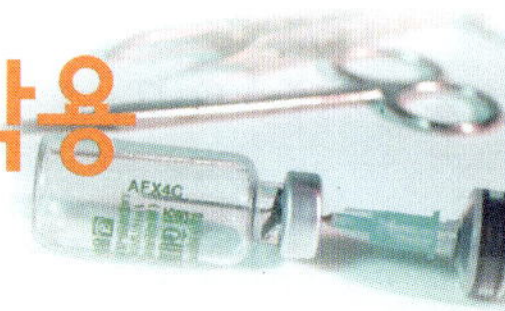

류성열 · 계명의대 내과학교실

학습목표

1. 손씻기의 적응에 대해 알고 있다.
2. 손씻기를 정확히 시행할 수 있다.

적　용

1. 오염원(혈액, 체액, 점막, 손상된 피부, 오염된 기구)과 접촉 후
2. 환자와 접촉 전
3. 침습적 시술 전(수술, 혈관내 도관 삽입, 도뇨관 삽입 등)
4. 장갑을 벗은 후

기본원칙

1. 손씻기 전 시계, 반지 등 부착물을 제거한다.
2. 수도꼭지를 잠궈야 할 경우 타월(혹은 종이수건)을 이용하여 잠근다.
3. 외과적 손씻기의 경우 손이 팔꿈치보다 높게 유지되어야 한다.

주 의 점

1. 수도꼭지를 잠궈야 할 경우 오염에 주의한다.
2. 외과적 손씻기 전 수술모자와 마스크 착용이 완료되어 있어야 한다.
3. 장갑을 착용하기 전 본인의 손 사이즈에 적합한 장갑인지 확인하여야 한다.
4. 장갑을 착용하기 위한 손씻기 후 손이 완전히 건조되어 있어야 한다.

준 비 물

손씻기용 솔, 종이수건, 장갑

학습하기

손씻기

1. 부착물(반지, 시계 등)을 제거하고 손에 물과 비누를 충분히 묻힌다.
2. 손바닥을 서로 잘 비빈다.
3. 왼손으로 오른손 등을 비비며 오른손 바닥도 동일하게 비빈다. 손을 바꿔 반복한다.
4. 손바닥을 서로 비비며 손가락을 깍지를 껴 비빈다.
5. 오른손 손가락 끝을 왼손 바닥에 비빈다. 손을 바꿔 반복한다.
6. 오른손을 악수하듯 잡고 돌려준다. 손을 바꿔 반복한다.
7. 오른쪽 손목을 왼손으로 비빈다. 손을 바꿔 반복한다.
8. 손을 흐르는 물에 헹군다.
9. 손을 종이 수건으로 말린다.
10. 수도꼭지를 잠그면서 씻은 손이 오염되지 않아야 하므로, 발이나 팔로 작동되거나 자동감지 되지 않는 경우라면 종이수건을 이용하여 잠근다.

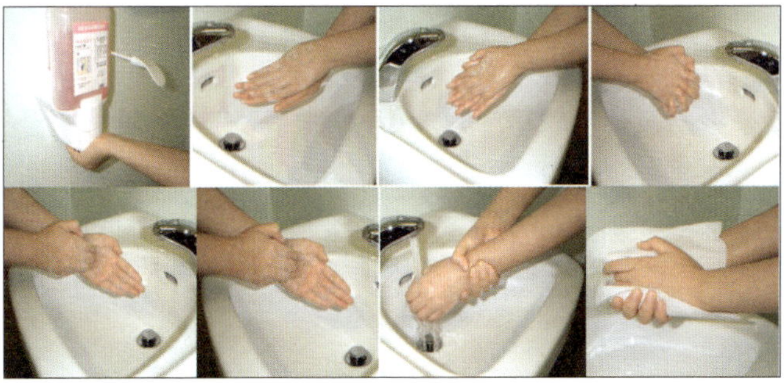

외과적 손씻기

1. 손과 팔에서 모든 장신구(특히 반지)를 제거하고 마스크와 수술 모자를 착용한다.
2. 흐르는 물에 양손과 팔을 적신다: 손은 항상 팔꿈치보다 위쪽에 위치하게 하여 손끝에서 팔꿈치 쪽으로 물이 흐르게 한다.
3. 소독액으로 거품을 내어 위팔의 팔꿈치 위 5cm까지 문지른 후 흐르는 물에 손끝에서 팔꿈치 쪽으로 헹구어 낸다.
4. 솔을 꺼내어 소독액을 묻힌다.
5. 양손의 손톱 끝을 15회 세게 문지른다(1회는 한번 왔다 갔다 하는 것을 의미).
6. 한 손에서 손바닥, 엄지부터 시작하여 각 손가락의 모든 면, 손등을 15회씩 문지른다.
7. 다른 손을 같은 요령으로 문지른다.
8. 손목부터 팔꿈치까지 3등분하여 손목부터 10회씩 문지른다: 팔꿈치 위 5cm까지 문지르되 팔꿈치는 더욱 세게 문지른다.
9. 반대쪽 팔도 같은 요령으로 문지른다.
10. 솔을 버린 후 흐르는 물에 손끝을 위로 하여 손끝에서 팔꿈치 쪽으로 헹군다(물이 항상 손끝에서 팔꿈치 쪽으로 흐르게 함).
11. 허리를 약간 앞으로 굽힌 채로 소독된 수건을 집는다.
12. 손을 닦은 후 한쪽 면을 이용하여 수건을 돌려가며 팔꿈치 쪽으로 팔을 닦고, 반대쪽 면으로 마찬가지로 다른 팔을 닦는다.

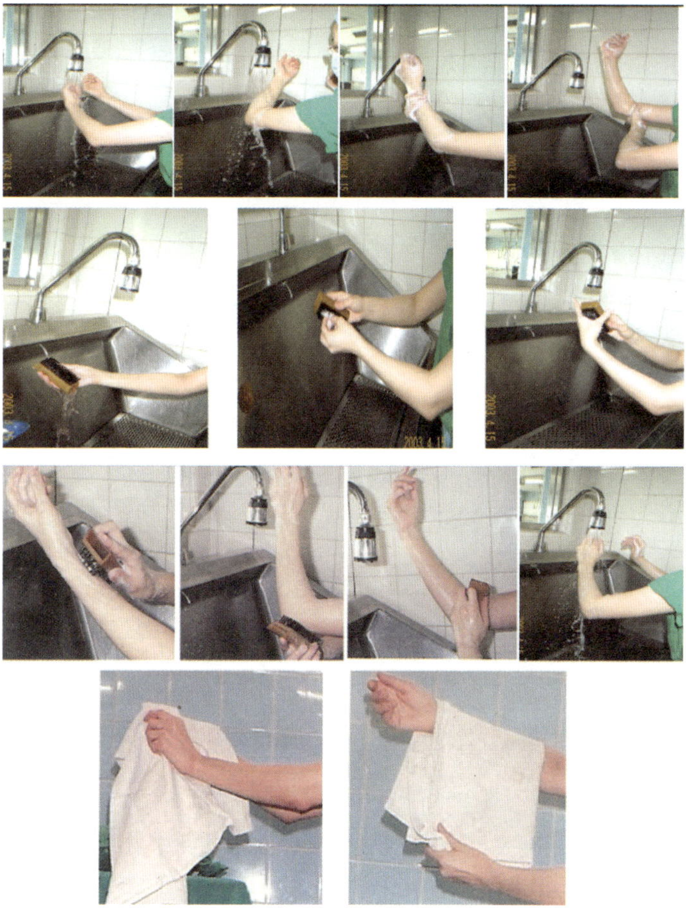

장갑착용하기

1. 소독장갑의 겉포장을 제거한 후 소독된 속포장을 노출시킨다.

> **Tips!** 수술실 혹은 오염방지가 필요한 시술의 경우 속포장을 무균적으로 둘 것

2. 장갑의 접혀진 부분이 보이게 속포장을 펼친다.

> **Tips!** 장갑의 방향(아래위, 좌우 방향)이 장갑을 착용할 학생의사의 손과 같은 방향에 둔다.

3. 학생의사는 한 손의 엄지와 2, 3번 손가락을 이용하여 반대편 손을 위한 장갑의 접힌 끝부분을 잡고 들어올린다.
4. 장갑을 잡은 손가락을 이용하여 장갑을 착용할 손과 장갑을 일직선상으로 두면서 장갑을 착용한다.

> **Tips!** 손씻기(손소독) 후 손이 완전히 건조되지 않았을 경우 장갑과 손이 엉길 수 있음

5. 장갑의 손가락부분과 학생의사의 손가락이 완전히 일치하도록 장갑을 끝까지 밀어준다.
6. 장갑 착용한 손의 2, 3, 4번 손가락을 이용하여 나머지 장갑의 접혀진 부분을 들어올린다.

> **Tips!** 이 때 오염에 주의

7. 장갑을 착용하고자 하는 손과 장갑을 일직선상에 위치시킨다.

8. 장갑의 손가락부분과 학생의사의 손가락이 완전히 일치하도록 장갑을 끝까지 밀어준다.
9. 손가락과 장갑이 완전히 일치하는지 확인하고 장갑의 목부분이 접히거나 내려오지 않았는지 확인한다.

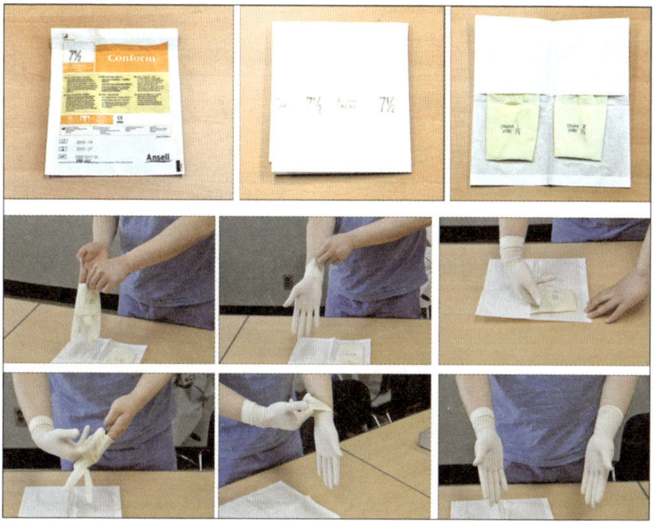

Tips! 수술복(가운)을 입은 상태에서 장갑착용 시 옷의 손목부분이 장갑에 완전히 덮혀야 함

Check Point

▶ 체크 포인트를 확인하면서 학습한 내용을 실습하여 보세요.
▶ 기본적 술기를 익히기 위해서는 최소 3회 이상의 실습이 필요합니다.

번호	Check Point	스스로 평가하기		
		1회	2회	3회
1	(손씻기) 손에 충분히 비누나 손소독제를 묻혔는가?			
2	손바닥을 서로 잘 비볐는가?			
3	서로의 손을 이용하여 손바닥과 손등을 비볐는가?			
4	손가락을 깍지끼고 비볐는가?			
5	한쪽 손가락 끝을 다른 손바닥을 이용하여 비볐는가?			
6	한손으로 다른 손을 악수하듯이 잡고 돌려 씻었는가?			
7	양쪽 손목을 비벼 씻었는가?			
8	손을 깨끗이 헹궜는가?			
9	종이수건으로 손을 말렸는가?			
10	수도꼭지를 잠글 때 타월 등을 이용하였는가?			
11	(수술실 손씻기) 흐르는 물에 양 손과 팔을 적셨는가?			
12	소독액을 사용하여 팔꿈치 위까지 문질렀는가?			
13	흐르는 물에 소독액을 씻고 소독솔에 소독액을 묻혔는가?			
14	소독솔을 이용하여 손톱 밑과 손가락 네 면을 소독하였는가?			
15	소독솔로 손바닥, 손가락, 손등 순으로 15회 이상 문질렀는가?			
16	손목을 10번이상 문지르고 팔꿈치의 앞뒤면도 문질렀는가?			
17	팔꿈치 5cm 상방까지 문질렀는가?			

번호	Check Point	스스로 평가하기		
		1회	2회	3회
18	한 팔씩 손끝에서 팔꿈치 쪽으로 헹구었는가?			
19	전 과정에서 손이 팔꿈치보다 높게 위치하였는가?			
20	멸균 수건으로 손을 닦은 후 한쪽 면을 이용하여 팔꿈치까지 닦았는가?			
21	(장갑착용) 소독장갑의 겉포장을 제거한 후 속포장이 손상되지 않게 잘 거치하였는가?			
22	장갑의 방향(아래위, 좌우 방향)이 장갑을 착용할 학생의사의 손과 같은 방향으로 위치하였는가?			
23	한 손의 엄지와 2, 3번 손가락을 이용하여 반대편 손을 위한 장갑의 접힌 끝부분을 잡고 들어올렸는가?			
24	장갑을 잡은 손가락을 이용하여 장갑을 착용할 손과 장갑을 일직선상으로 두면서 장갑을 착용하였는가?			
25	장갑의 손가락부분과 학생의사의 손가락이 완전히 일치하도록 장갑을 끝까지 밀어주었는가?			
26	장갑 착용한 손의 2, 3, 4번 손가락을 이용하여 나머지 장갑의 접혀진 부분을 들어올렸는가?			
27	장갑을 잡은 손가락을 이용하여 장갑을 착용할 손과 장갑을 일직선상으로 두면서 장갑을 착용하였는가?			
28	장갑의 손가락부분과 학생의사의 손가락이 완전히 일치하도록 장갑을 끝까지 밀어주었는가?			
29	손가락과 장갑이 완전히 일치하는지 확인하고 장갑의 목 부분이 접히거나 내려오지 않았는지 확인하였는가?			
30	옷의 손목 부위까지 장갑에 완전히 덮히도록 하였는가?			

국소마취

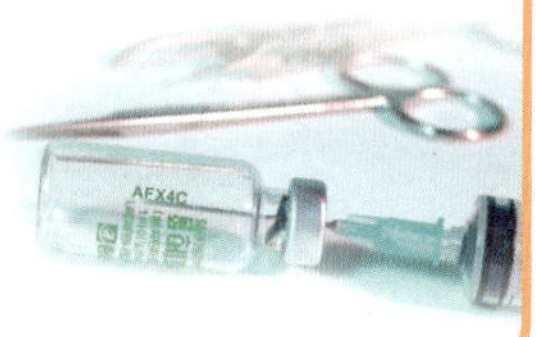

홍지희 · 계명의대 마취통증의학교실

학습목표

1. 적절한 국소마취제와 그 용량을 선택할 수 있다.
2. 국소마취를 조직 내에 골고루 시행할 수 있다.

적 용

1. 깊지 않은 창상 봉합
2. 피부 종양, 농양, 괴사조직 등 제거
3. 화상 및 창상 드레싱
4. 기타 국소마취 하에서 시술이 필요한 경우

기본원칙

1. 마취제를 혈관 내에 주입하지 않는다.
2. 손가락, 발가락, 코, 귀, 음경 등 말초부위에서는 혈관수축제와 함께 사용하지 않는다.
3. 과도한 사용을 금한다(5mg/kg 이하, 총 300mg 이하).

금 기

1. 리도케인 알레르기

주 의 점

1. 국소마취 전에 소독이 먼저 되어야 한다.
2. 주사침에 찔리지 않도록 한다.

3. 말초부위 마취 시 혈관수축제(epinephrine 등) 사용을 금한다.

준 비 물

국소마취용 모형, 소독장갑, 소독쟁반(종지, 소독집게, 소독포), 소독솜 통, 긴집게와 집게통, 10mL 주사기, 26G 주사바늘, 1-2% 리도케인, 의료용 폐기통, 주사바늘 전용 폐기통

학습하기

시술 전 환자돌보기

1. 환자에게 자신을 소개하고 환자 이름을 확인한다.
2. 지금부터 국소마취를 한다고 설명한다.
3. 리도케인, 반창고, 소독약 등에 알레르기가 있는지 물어본다.
4. 환자가 편안한 자세를 취하게 한 후 국소마취를 시행할 부위를 충분히 노출시킨다.

시술 전 준비

5. 손을 깨끗이 씻거나 손소독을 한다.
6. 무균적으로 소독쟁반을 펼친다.
   소독쟁반 내에 소독포, 집게, 종지가 있는지 확인한다.
7. 긴집게를 이용하여 필요한 만큼 소독솜을 종지에 담는다.
8. 10mL 주사기와 26G 주사바늘을 무균적으로 준비한다.

시술과정

9. 오염에 주의하면서 소독장갑을 착용한다.
10. 도우미에게 리도케인 입구를 소독솜(베타딘)으로 소독하고 거꾸로 들어줄 것을 요청한다.

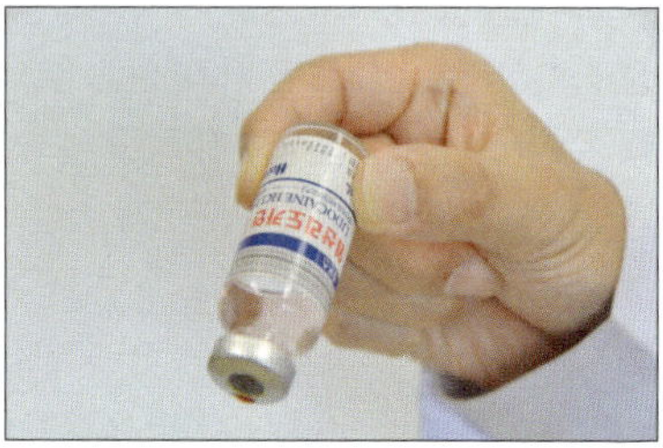

11. 주사기에 채취할 리도케인의 양만큼 공기를 채운다.
12. 주사바늘을 리도케인의 병 입구에 찌른다.

> **Tips!**
> 도우미가 찔리지 않도록 주의

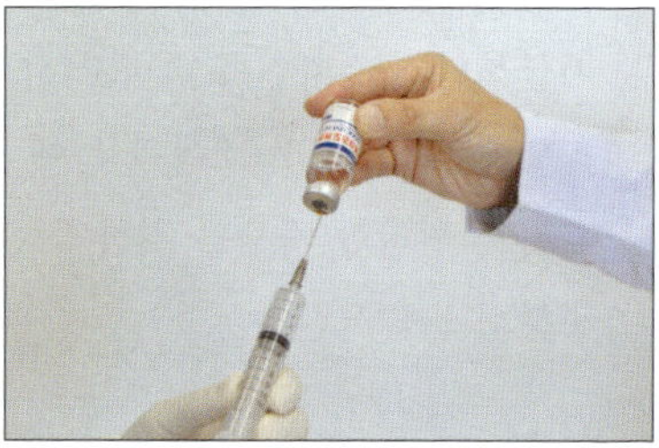

13. 주사기의 공기를 리도케인 병 안으로 밀어 넣은 후 원하는 양만큼 리도케인을 채취한다.
14. 주사바늘이 위로 향한 상태에서 손가락으로 주사기를 털고 내관을 밀어올려서 주사기 내의 공기를 완전히 제거한다.

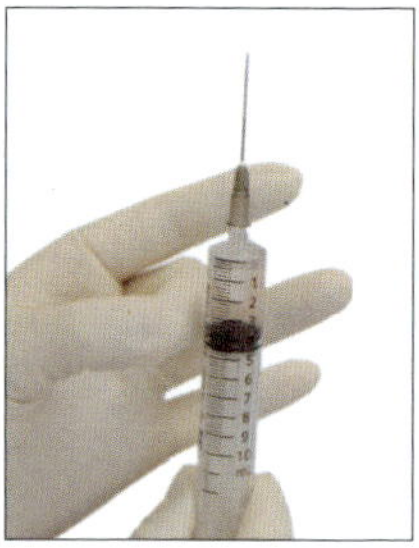

15. 주사바늘의 마개를 덮어씌운 후 주사바늘을 제거하고 26G 주사바늘로 교체한다.

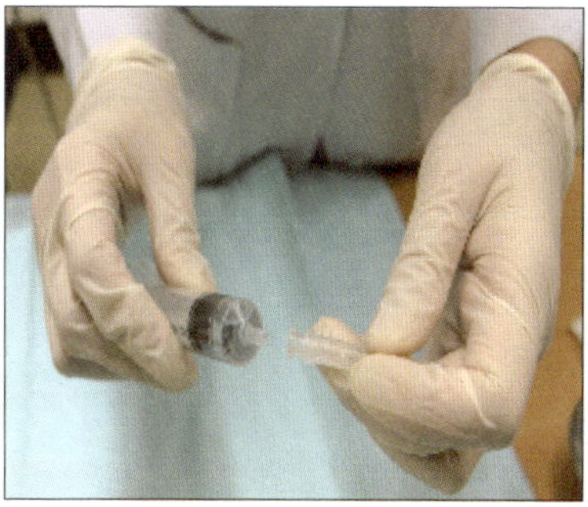

Tips! 혈관수축제 혼합 시 1:100,000 ~ 1:200,000의 농도로 혼합
[국소마취제 20mL와 epinephrine(1mg/1mL) 0.2mL를 혼합]

16. 국소마취 할 부위를 중심부에서 변연부로 원형을 그리면서 소독한다(소독집게 사용).

Tips! 소독포 구멍보다 넓은 부위를 소독

17. 소독포를 덮는다.
18. 환자에게 지금부터 국소마취를 하겠다고 설명하고 선택부위를 주사바늘로 찌른다.

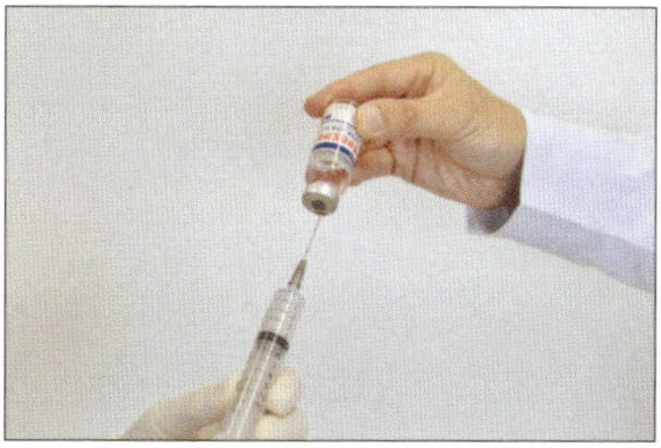

Tips!
주사바늘을 찌른 후 흡인하여 혈액의 유입 여부 확인

19. 적절한 양의 리도케인을 천천히 주입한다.
20. 주사바늘을 옮겨서 선택한 다른 위치에 리도케인을 동일한 방법으로 주입한다.
21. 마취제 효과가 나타날 때까지 5~7분 기다린 후, 마취가 잘 되었는지 집게나 바늘로 눌러 확인한다.

시술 후 마무리

22. 국소마취가 다 되었음을 알린다.
23. 국소마취의 부작용 혹은 합병증이 있는지 확인한다.

> **Tips!** 입 주위 혹은 혀 감각 둔해짐, 금속성 맛, 이명, 나른하고 졸림, 말이 어눌해짐, 혼수, 실신, 부정맥, 구토, 호흡정지 등

Check Point

▶ 체크 포인트를 확인하면서 학습한 내용을 실습하여 보세요.
▶ 기본적 술기를 익히기 위해서는 최소 3회 이상의 실습이 필요합니다.

번호	Check Point	스스로 평가하기		
		1회	2회	3회
1	자신을 소개하고 환자 이름을 확인하였는가?			
2	국소마취의 이유와 과정에 대해 설명하였는가?			
3	과거 국소마취 경험이 있다면 부작용, 이상 반응 유무를 물었는가?			
4	손을 깨끗이 씻거나 손소독을 하였는가?			
5	주사기와 26G 주사바늘을 무균적으로 준비하였는가?			
6	장갑을 착용하였는가?			
7	도우미에게 리도케인 입구를 소독하고 거꾸로 들어줄 것을 요청하였는가?			
8	공기를 리도케인 병 안으로 주입한 후 원하는 양의 리도케인을 채취하였는가?			
9	주사바늘을 위로 향한 상태에서 주사기의 공기를 털어 제거하였는가?			
10	주사바늘을 26G(작은 바늘)로 교체하였는가?			
11	소독방법은 적절하였는가?			
12	소독포는 적절히 덮었는가?			
13	조직에 주사바늘을 찌른 후 혈액이 유입되는지를 확인하였는가?			
14	국소마취 시 주사액은 천천히, 간헐적으로 주입하였는가?			
15	5~7분 후에 국소마취가 잘 이루어졌는지 확인하였는가?			
16	국소마취의 부작용이나 합병증이 있는지 확인하였는가?			

자세히 알아보기

*국소마취제의 종류

Generic (Proprietary)	Potency and Lipid Solubility	pKa	Duration and Protein Binding	Uses	Maximum Dose (mg/kg)
Amides Bupivacaine (Marcaine)	++++	8.1	++++	Epidural, caudal, Spinal; infiltration; peripheral nerve block	3
Lidocaine (Xylocaine)	++	7.8	++	Epidural, caudal, spinal; infiltration; peripheral nerve block; topical	4.5 72
Mepivacaine (Carbocaine)	++	7.6	++	Epidural, caudal; infiltration; peripheral nerva block	4.5 7
Ropivacaine	++++	8.1	++++	Epidural, caudal, spinal; infiltration; peripheral nerve block	3
Esters Cocaine	++	8.7	++	Topical	3
Procaine	+	8.9	+	Spinal; infiltration; peripheral nerve block	12

*국소마취제의 주의사항

1. **문진** : 과거 전신, 국소, 혹은 침윤 마취를 받고 수술을 한 적이 있는지, 있다면 그 당시 특별한 부작용이나 이상 작용은 없었는가에 대해 알아본다.

2. 국소마취제 독성(과용량 혹은 혈관 내 주사)

국소마취제의 전신 독성은 중추신경계와 심혈관계에 나타난다. 특히 중추신경계가 국소마취제의 전신적 작용에 큰 영향을 받으며, 심혈관계에 대한 독성은 드물지만 더욱 심각하여 치료가 어렵다.

- 중추신경계 증상 :

(초기) 이명, 어지러움, 혼돈, 안면근 경련

(흥분기) tonic-clonic 경련

(억제기) 무의식, 중추신경계의 전반적 억제, 호흡정지

- 심혈관계 증상 :

(초기) 고혈압, 빈맥

(중기) 심근억제, 심박출량 감소, 저혈압, 말초혈관 이완

(말기) 말초혈관 이완, 심한 저혈압, 서맥, 심근전도 장애, 심실 부정맥, 순환계 붕괴

3. 국소마취제 독성의 예방법

계속 혈액의 역류 여부를 확인하면서 천천히 간헐적으로 국소마취제를 주사한다. Epinephrine을 포함한 국소마취제를 정맥 내로 주사하면 혈압과 맥박의 상승을 가져온다. 환자에게 이명이나 입주위의 감각둔화, 어지러움 같은 국소마취제의 중추신경계 독성과 관계있는 증상을 질문하면서 약물을 천천히, 간헐적으로 주입하면 정맥 내로 많은 양의 마취제가 들어가기 전에 혈관 내 주사의 최초 징후를 포착하여 주사를 멈출 수 있다.

4. 국소마취제 독성에 대한 치료법

총량을 모두 투여한 후 중추신경계의 흥분이 서서히 나타나면 얼마간 국소마취제의 혈중 농도가 계속 더 올라갈 위험이 있다. 늦게 경미한 증상을 보인 환자는 산소와 소량의 thiopental이나 benzodiazepine같은 항 경련제로 치료할 수 있다. 국소마취제의 전신 독작용에 의한 발작이나 호흡정지가 발생하면 기도를 유지하고 충분한 환기를 해야 한다. 환기가 불충분한 경우 20~40mg의 succinylcholine을 투여한 후 oral airway 또는 기관내 삽관으로 보조환기를 시작한다. 중추신경계의 흥분은 소량의 barbiturate나 benzodiazepine으로 치료하며 저혈압은 α- 또는 β-agonist로 치료한다. 치명적인 심부정맥이 발생하면 전기적 심율동전환이나 bretylium이 필요하다.

5. 부위에 따른 주의 사항

Epinephrine을 사용할 경우 국소마취제의 전신부작용을 줄일 수 있고 수술부위의 출혈을 줄일 수 있으나 조직의 허혈 때문에 괴사 및 괴저가 올 수 있는 손가락, 발가락 등 말초 부위에서는 사용을 금해야 한다.

상처 드레싱

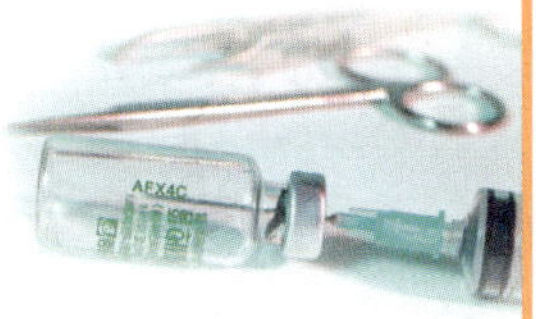

김준형 · 계명의대 성형외과학교실

학습목표

1. 상처의 유형에 알맞은 처치를 할 수 있다.
2. 오염 없이 상처 부위를 소독할 수 있다.

적 용

1. 찢긴 상처, 까진 상처, 욕창 등
2. 수술 봉합부
3. 감염된 상처

기본원칙

1. 상처표면의 습도 유지
2. 삼출물 및 독소 제거
3. 가스교환 허용
4. 단열재 역할
5. 2차 감염 방지
6. 독성 오염물로부터 격리
7. 드레싱교환 시 창상에 손상 주지 않기

주 의 점

1. 오염 방지 및 멸균
2. 상처부위에 대한 적절한 세척
3. 혈종이나 이물질이 있을 경우 제거

준 비 물

창상처치모형, 소독쟁반(종지 2개, 이가 있는 집게, 소독포), 긴 집게와 집게통, 소독솜통, 소독거즈, 소독장갑, 주사바늘 전용 폐기통, 의료용 폐기통, 20mL 주사기와 18G 주사바늘(angiocatheter), 생리식염수, 가위, 반창고, 압박붕대, 피부테이프, 면도기(제모기)

Tips! 소독액의 종류 : 포비돈(povidone), 클로르헥시딘(chlorhexidine), 과산화수소, 알코올

학습하기

시술 전 환자돌보기

1. 환자에게 자신을 소개하고 환자의 이름을 확인한다.
2. 환자에게 상처소독을 하겠다고 설명하고, 통증을 수반하므로 환자를 안정시킨다.
3. 환자에게 소독액, 반창고 등에 대한 알레르기가 있는지 확인한다.
4. 환자가 앉거나 누운 자세에서 편안하게 있도록 한다.

시술 전 준비

5. 손을 깨끗이 씻거나 손소독을 한다.
6. 소독쟁반을 무균적으로 펼친다.

Tips! 소독쟁반 안의 물품들은 시술 중 오염에 주의

7. 적정량의 생리식염수를 소독쟁반 안의 종지에 무균적으로 붓는다.

8. 긴 집게로 소독솜을 적정량 집어 소독쟁반 안의 다른 종지에 담는다.
9. 긴 집게로 적정량의 소독거즈를 집어 소독쟁반 안에 담는다.
10. 20mL 주사기와 18G 주사바늘(angiocatheter)을 무균적으로 소독쟁반에 올려놓는다.

시술 과정

11. 오염에 주의하면서 소독장갑을 착용한다['손씻기 및 장갑 착용하기' 참조].
12. 소독쟁반 안의 집게를 이용하여 상처부위를 중앙에서 바깥쪽으로 원을 그리면서 소독한다.

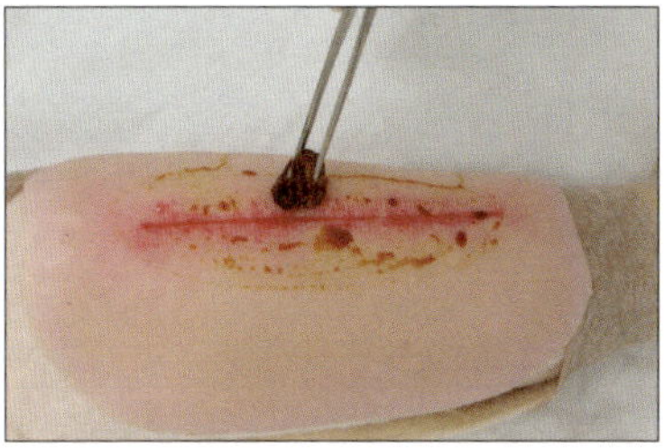

Tips! 엄지로 집게의 한 면에 대고 2, 3번 손가락으로 집게의 다른 면을 대어 잡음
바깥쪽을 닦은 솜으로 다시 안쪽을 닦지 않도록 주의

13. 소독포를 덮는다. 이 때 소독포 안쪽의 개방된 부위가 모두 소독되어 있어야 한다.
14. 이물질, 혈종, 출혈 등이 있는지 확인하고, 있으면 제거 및 지혈한다.

15. 20mL 주사기에 생리식염수를 흡인하여 18G 주사바늘을 꽂아 상처부위를 충분히 세척한다.

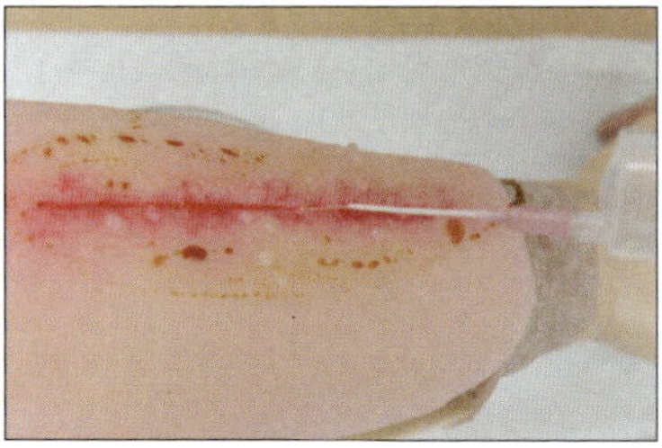

Tips! 봉합부 드레싱의 경우 이 과정은 생략

16. 세척 후 거즈로 물기로 닦아 내고 넉넉한 크기의 소독거즈로 상처부위를 덮는다.

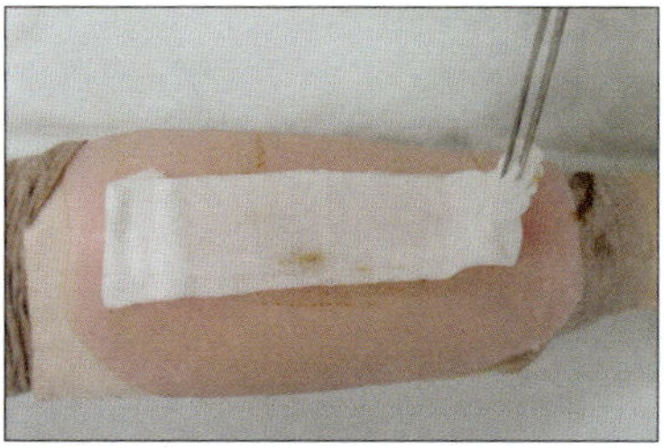

17. 충분한 양의 거즈를 덮은 후 반창고로 고정한다.

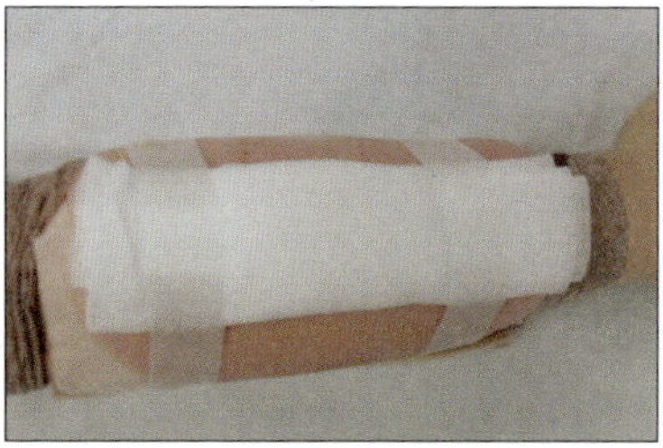

18. 팔, 다리의 상처일 경우 압박붕대를 감아주고 흘러내리지 않게 고정시킨다.

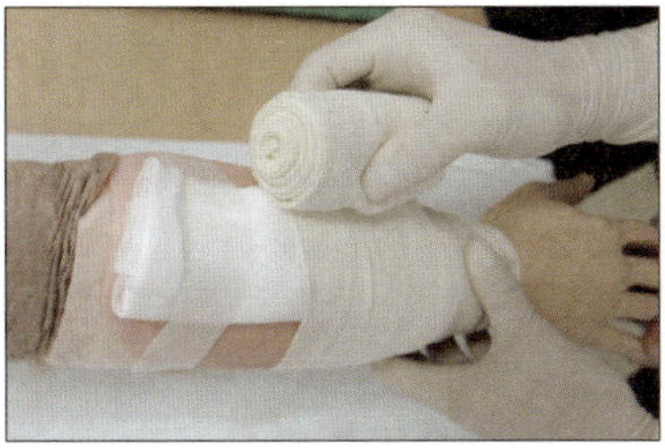

시술 후 마무리

19. 드레싱이 끝났음을 알린다.
20. 앞으로의 치료 계획에 대해 설명한다.

Tips! 파상풍 예방, 상처부위 거상, 운동제한, 치료기간, 드레싱 교환 시기 등

21. 기구정리 및 폐기물(주사바늘 및 일반 폐기물 분리)을 처리한다.

Check Point

▶ 체크 포인트를 확인하면서 학습한 내용을 실습하여 보세요.
▶ 기본적 술기를 익히기 위해서는 최소 3회 이상의 실습이 필요합니다.

번호	Check Point	스스로 평가하기		
		1회	2회	3회
1	자신을 소개하고 환자 이름을 확인하였는가?			
2	소독액, 반창고 등에 알레르기가 있는지 확인하였는가?			
3	시행할 시술에 대하여 설명하였는가?			
4	손을 깨끗이 씻거나 손소독을 하였는가?			
5	시술 기구를 무균적으로 적절히 준비하였는가?			
6	소독장갑을 무균적인 방법으로 착용하였는가?			
7	상처부위를 적절한 방법으로 소독하였는가?			
8	소독포를 사용하여 상처부위를 덮었는가?			
9	소독포로 덮었을 때 노출된 부위는 모두 소독된 상태인가?			
10	이물질, 혈종, 출혈이 있는지 확인하고 처치하였는가?			
11	생리식염수를 이용하여 상처부위를 적절히 세척하였는가?			
12	적절한 크기의 소독거즈로 상처를 덮었는가?			
13	충분한 양의 거즈로 덮고 반창고로 횡으로 고정하였는가?			
14	팔과 다리에는 압박붕대를 감고 고정하였는가?			
15	치료계획과 예방적 항생제 사용에 대하여 설명하였는가?			
16	기구정리 및 폐기물을 올바르게 처리하였는가?			

화상 드레싱

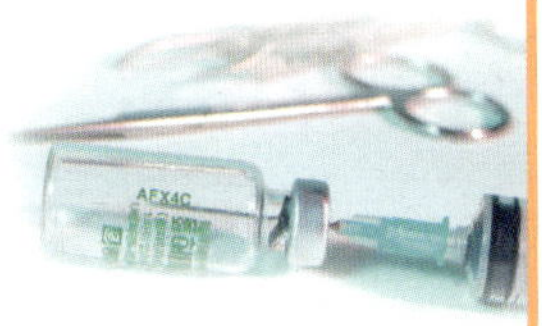

김준형 · 계명의대 성형외과학교실

학습목표

1. 화상의 깊이와 감염 여부를 평가할 수 있다.
2. 오염 없이 화상 부위를 처치할 수 있다.

적 용

1. 화염, 열탕, 전기, 화학, 접촉 화상

기본원칙

1. 오염을 방지하고 멸균하여야 한다.
2. 화상부위를 세척하면서 이물질, 괴사조직, 가피 등을 제거한다.
3. 화상의 정도를 파악한다.
4. 소독 후 실바딘을 적절히 도포한다.
5. 상처를 충분히 가릴 수 있을 정도의 거즈로 덮고 고정한다.

금 기

활력징후가 불안정한 환자

주 의 점

1. 오염방지 및 멸균
2. 화상부위의 적절한 세척
3. 출혈이 있는 경우 적절한 지혈
4. 괴사조직, 가피(escar), 이물질 제거

준 비 물

화상처치모형, 소독쟁반(종지 2개, 이가 있는 집게), 긴 집게와 집게통, 실바딘연고, 소독솜통, 거즈, 소독포, 소독장갑, 주사바늘 전용폐기통, 의료용 폐기통, 20mL 주사기와 18G 주사바늘(angiocatheter), 생리식염수, 가위, 반창고, 압박붕대, 설압자

Tips! 실바딘(silver surfadiazine): 외래 화상환자에서 주로 사용되는 화상처치약

학습하기

시술 전 환자돌보기

1. 환자에게 자신을 소개하고 환자의 이름을 확인한다.
2. 환자에게 화상소독을 하겠다고 설명하고, 통증이 수반되므로 환자를 안정시킨다.
3. 환자에게 소독액, 반창고 등에 대한 알레르기가 있는지 확인한다.
4. 환자가 앉거나 누운 자세에서 편안하게 있도록 한다.

시술 전 준비

5. 손을 깨끗이 씻거나 손소독을 한다.
6. 소독쟁반을 무균적으로 펼친다.

Tips! 소독쟁반 안의 물품은 시술 중 오염이 되지 않도록 계속 주의

7. 적정량의 생리식염수를 소독쟁반 안의 한 종지에 무균적으로 붓는다.
8. 긴 집게로 소독 솜을 적정량 집어 소독쟁반 안의 다른 종지에 담는다.
9. 긴 집게로 적정량의 소독 거즈를 집어 소독쟁반 안에 담는다.
10. 20mL 주사기와 18G 주사바늘(angiocatheter)을 무균적으로 소독쟁반에 올려놓는다.
11. 실바딘연고가 담긴 통의 뚜껑을 열어둔다.

시술 과정

12. 오염에 주의하면서 소독장갑을 착용한다.
13. 소독쟁반 안의 집게를 이용하여 거즈를 생리식염수에 적셔 화상부위를 닦는다.

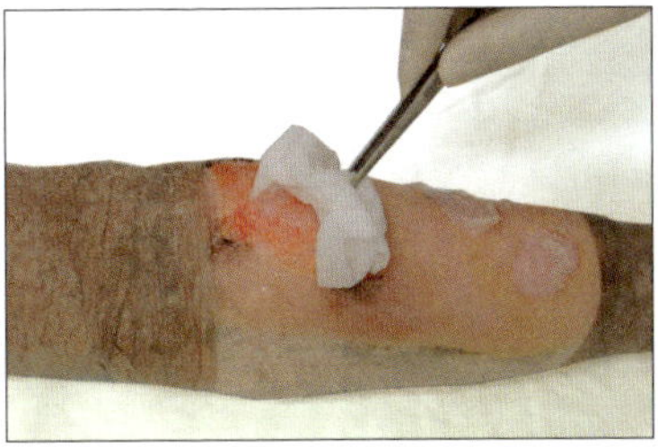

Tips!
한번 사용한 거즈는 재사용 금지

14. 화상 부위의 위치와 넓이를 가늠하고, 집게로 화상부위의 통각과 촉각이 있는지 확인한다.
15. 괴사조직이나 이물질, 가피 등이 있는지 확인하고, 있으면 집게나 가위를 사용하여 제거한다.

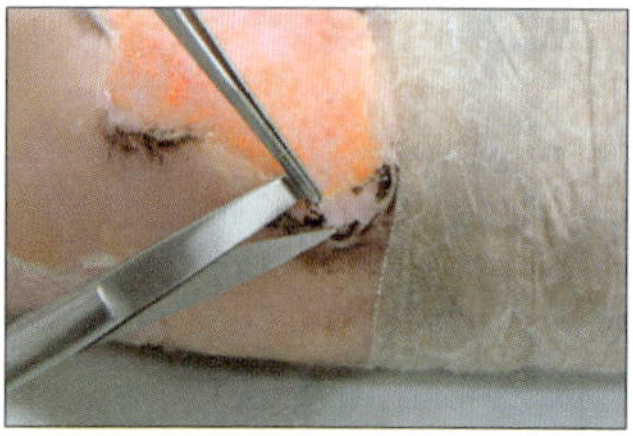

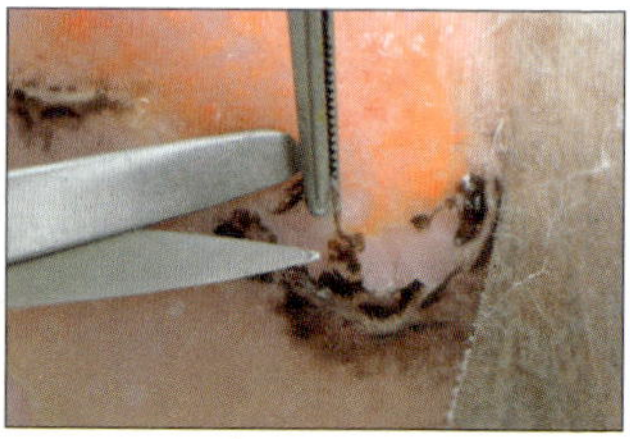

Tips! 화상 부위의 물집의 손상이 없는 경우 그냥 둠;
물집이 손상되거나 감염이 된 경우 물집 제거

16. 환자에게 약간 아프다고 말하고, 집게를 이용하여 소독솜을 집어 화상 부위에 바른다.

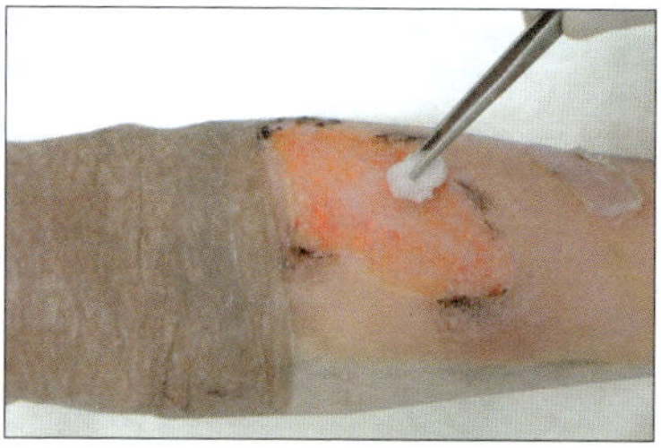

17. 설압자로 충분한 양의 실바딘 연고를 덜어내고 화상 부위를 완전히 덮을 정도로 도포한다.

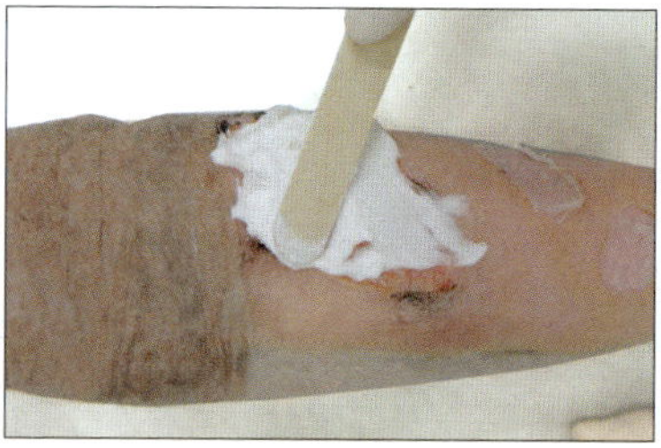

Tips! 한번 사용한 설압자는 다시 사용하지 않음

18. 화상부위를 완전히 덮을 정도로 거즈를 덮고 반창고로 고정한다.

19. 압박붕대로 감아주고 흘러내리지 않도록 고정한다.

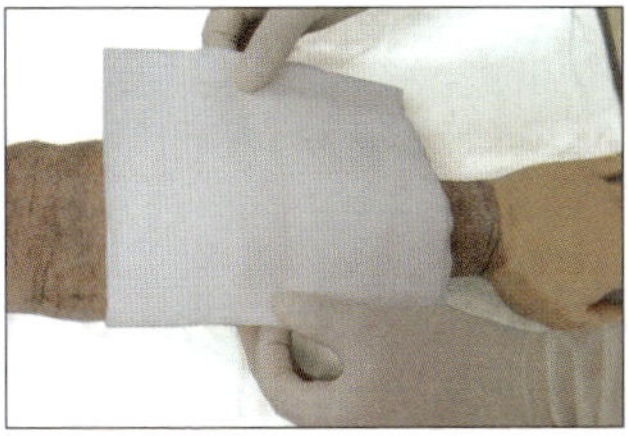

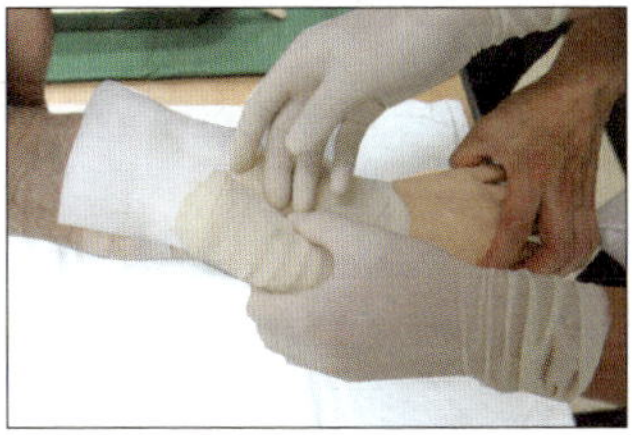

Tips! 얼굴, 목, 그리고 화상 부위가 작은 경우에는 연고만 바름

시술 후 마무리

20. 환자에게 화상드레싱이 끝났음을 알리고, 협조에 감사한다.

21. 환자에게 앞으로 치료 계획에 대해 설명한다.

Tips! 파상풍 예방, 화상부위 거상, 운동제한, 치료기간, 드레싱 교환 시기 등

22. 기구정리 및 폐기물(바늘 및 일반 폐기물 분리)을 처리한다.

Check Point

▶ 체크 포인트를 확인하면서 학습한 내용을 실습하여 보세요.
▶ 기본적 술기를 익히기 위해서는 최소 3회 이상의 실습이 필요합니다.

번호	Check Point	스스로 평가하기		
		1회	2회	3회
1	자신을 소개하고 환자 이름을 확인하였는가?			
2	소독액, 반창고 등에 알레르기가 있는지 확인하였는가?			
3	시행할 시술에 대하여 설명하였는가?			
4	손을 깨끗이 씻거나 손소독을 하였는가?			
5	시술기구를 무균적으로 적절히 준비하였는가?			
6	소독장갑을 무균적인 방법으로 착용하였는가?			
7	화상 부위를 적절한 방법으로 세척하였는가?			
8	화상 부위의 넓이, 통각 및 다른 감각을 확인하였는가?			
9	괴사조직, 이물질, 가피 등이 있는지 확인하고 제거하였는가?			
10	화상 부위를 소독하였는가?			
11	화상 부위에 실바딘 연고를 충분히 도포하였는가?			
12	화상 부위를 충분한 크기의 거즈로 덮고 반창고로 고정하였는가?			
13	압박붕대를 적절히 감고 고정하였는가?			
14	환자에게 화상 부위 처치가 끝났음을 알렸는가?			
15	치료계획에 대하여 설명하였는가?			
16	기구정리 및 폐기물을 올바르게 처리하였는가?			

봉합

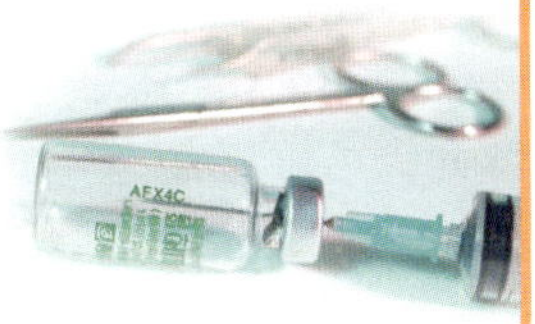

금동윤 · 계명의대 흉부외과학교실

학습목표

1. 봉합에 적절한 기구를 선택할 수 있다.
2. 정확한 방법으로 조직 봉합을 할 수 있다.

적 용

1. 열상 및 각종 손상에 의한 상처부위
2. 수술부위

기본원칙

1. 상처 소독 및 적절한 마취
2. 봉합부위 지혈
3. 조직 손상의 최소화
4. 죽은 조직(사강)의 제거
5. 적절한 긴장 유지

금 기

1. 오염된 상처
2. 감염된 상처

주 의 점

1. 봉합 과정 중의 오염 방지와 멸균
2. 봉합에 적절한 기구를 선택

준 비 물

인공피부(모형), 소독쟁반, 니들홀더, 봉합사, 집게, 장갑, 가위, 소독솜통, 긴 집게

학습하기

시술 전 환자돌보기

1. 환자에게 자신을 소개하고 환자의 이름을 확인한다.
2. 환자에게 시행할 봉합술에 대해 설명하고, 불안해하는 환자는 안정시킨다.
3. 환자에게 국소마취제, 소독액, 반창고 등에 알레르기가 있는지 확인한다.

시술 전 준비

4. 손을 깨끗이 씻거나 손소독을 한다.
5. 소독쟁반과 이를 싼 포를 무균적으로 펼친다.
6. 긴 집게를 사용하여 소독(베타딘)솜을 적정량 집어 소독쟁반 안의 종지에 담는다.
7. 포장을 뜯고 봉합실과 바늘을 오염되지 않게 소독쟁반에 담는다.

시술과정

8. 소독장갑을 무균적으로 착용한다.
9. 이가 없는 집게로 소독솜을 집어 봉합할 부위를 중심에서 가장 자리 쪽으로 원을 그리며 소독한다(소독포의 구멍보다 더 넓게 소독).

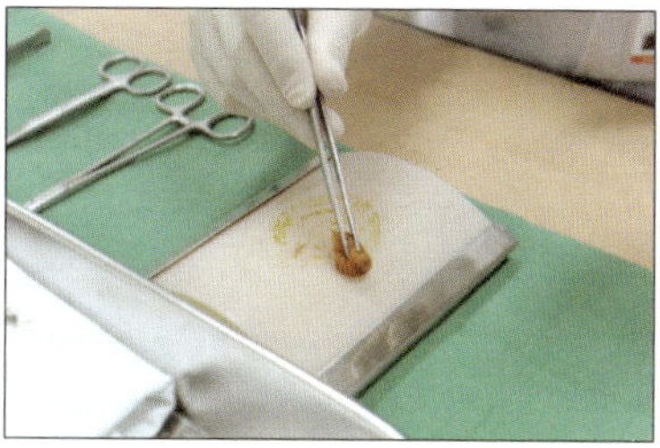

10. 봉합할 부위가 잘 들어나도록 소독포를 덮는다.

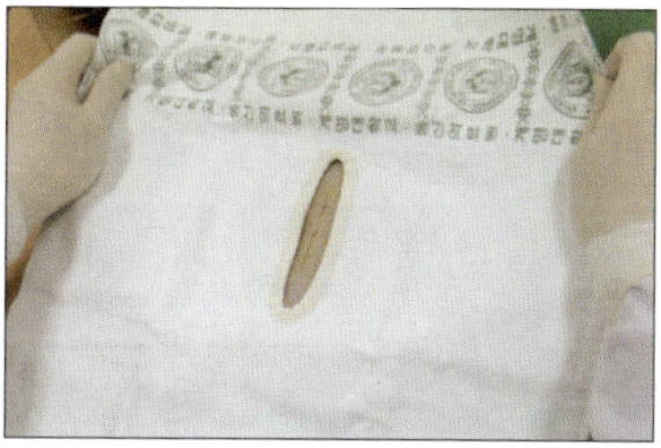

11. 국소마취는 「국소마취」 내용을 참조할 것
12. 니들홀더는 오른손의 엄지와 4번 손가락을 손잡이 고리에 넣고 2번 손가락은 뻗어서 니들홀더

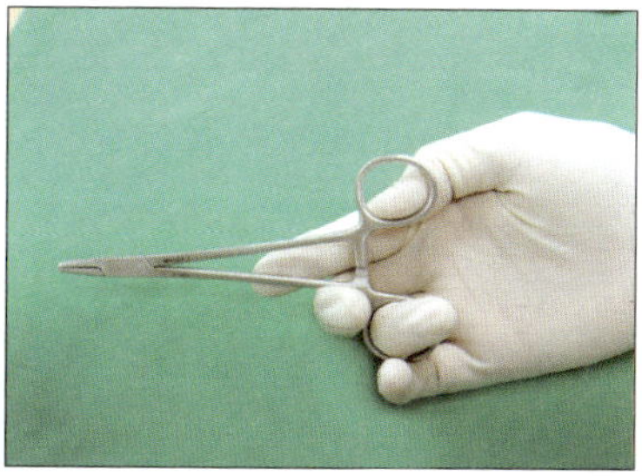

의 끝 방향을 안정시키며, 3번 손가락은 고리를 지지하여 4번 손가락과 함께 니들홀더 잡기를 잡는다.

13. 니들홀더로 봉합실이 매인 바늘의 몸통을 바늘 끝에서 2/3 되는 부위에서 집은 후, 니들홀더의 손잡이에 있는 톱니가 맞물려 고정되게 한다.

14. 왼손은 이가 있는 집게를 연필 쥐듯이 잡고, 상처의 안쪽을 젖혀 바늘이 보이도록 한 후, 바늘 끝이 피부면과 수직이 되게 피부를 찌른다. 이후 창상 가장자리에 맞추어 피부를 외번 시킨다. 이때 바늘이 들어가는 깊이는 각 매듭간의 간격정도가 적당하다.

   ❶ 바늘이 반대쪽 피부에 들어갈 때도 창상면과 직각이 되게 한 후, 다른 손의 집게로는 바늘이 빠져나올 위치의 피부 주변을 누르면서 바늘이 피부를 뚫고 나오도록 한다.

   ❷ 니들홀더를 옮겨서 피부를 빠져나온 바늘을 잡고 당겨서 피부를 찌른 쪽에는 약간의 봉합실만 남도록 한다.

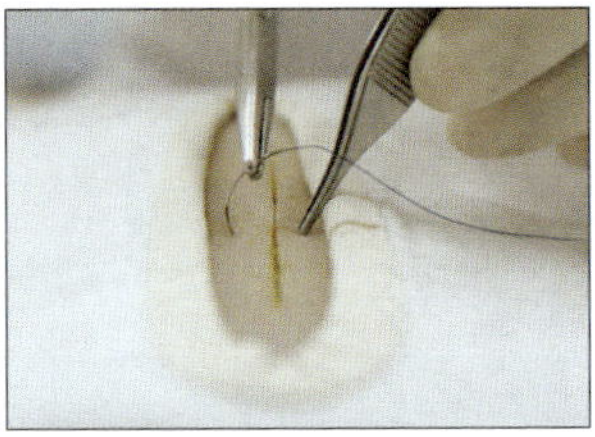

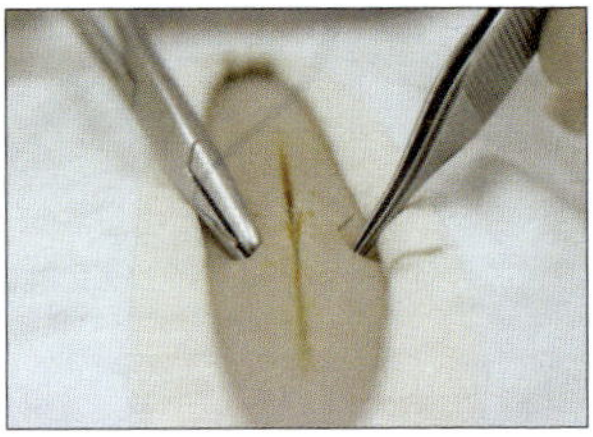

Tips! 봉합 시 사강이 생기지 않도록 주의

15. 왼손으로 바늘과 가까운 부위의 실을 잡고, 니들홀더를 이용하여 실에 1~2번의 고리를 만든 후, 니들홀더로 남긴 실의 자유로운 끝을 잡고 당겨 매듭을 만든다. 동일한 매듭 묶기를 2~3

회 반복한다.

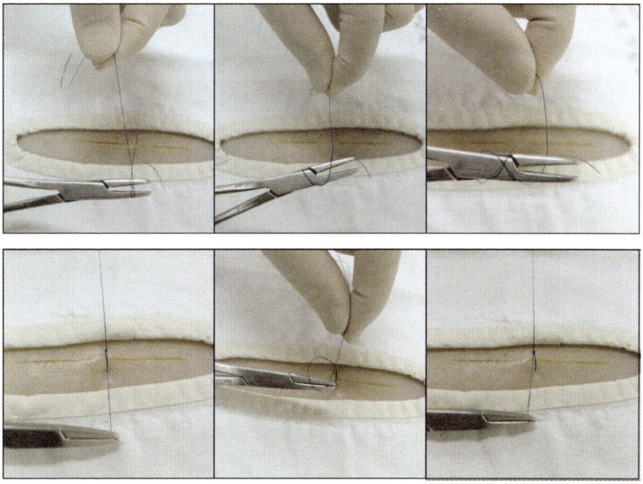

16. 왼손으로 두 가닥을 실을 모두 잡고 당기면서 매듭의 3~4mm 위에서 봉합실을 가위로 절단한다.

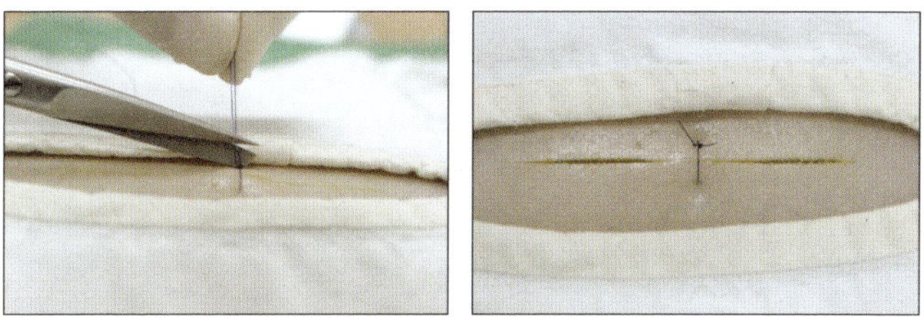

17. 14~16의 봉합 과정을 필요한 만큼 반복한다.

Tips! 봉합된 실의 간격과 매듭간의 간격을 일정하게 할 것

18. 봉합이 완료되면 봉합부위에 거즈를 덮고 반창고로 고정한다.

시술 후 마무리

19. 환자에게 봉합이 끝났음을 알린다.
20. 국소마취에 따른 합병증이 있는지 확인한다.
21. 앞으로의 치료계획에 대해 설명한다.
22. 기구를 정리한 후, 바늘은 바늘전용 폐기통, 다른 것은 의료용 폐기통에 버린다.

Check Point

▶ 체크 포인트를 확인하면서 학습한 내용을 실습하여 보세요.

▶ 기본적 술기를 익히기 위해서는 최소 3회 이상의 실습이 필요합니다.

번호	Check Point	스스로 평가하기		
		1회	2회	3회
1	자신을 소개하고 환자 이름을 확인하였는가?			
2	시행할 시술에 대하여 설명하였는가?			
3	마취제, 소독액, 반창고에 대한 알레르기 여부를 물었는가?			
4	손을 깨끗이 씻거나 손소독을 하였는가?			
5	시술기구를 무균적으로 적절히 준비하였는가?			
6	소독장갑을 무균적인 방법으로 착용하였는가?			
7	상처부위를 적절한 방법으로 소독하였는가?			
8	소독포를 사용하여 적절하게 무균적으로 상처부위를 덮었는가?			
9	손으로 니들홀더를 잡는 방법은 적절하였는가?			
10	니들홀더를 사용하여 적절한 위치에서 바늘의 잡았는가?			
11	집게로 상처부위 피부의 적절한 위치를 잡고 시술하였는가?			
12	단순단속봉합의 의미를 정확히 이해하고 있는가?			
13	바늘이 피부를 침투 시 직각을 유지하였는가?			
14	봉합 시 사강이 생기지 않도록 적절한 깊이를 유지하였는가?			
15	니들홀더로 고리 만들기와 매듭 묶기가 올바르게 이루어졌는가?			
16	절단용 가위로 적절한 위치에서 봉합실을 절단하였는가?			
17	매듭 사이의 간격이 올바르게 형성되었는가?			
18	적절한 태도로 환자에게 봉합이 끝났음을 알렸는가?			
19	치료계획과 예방적 항생제 사용에 대하여 설명하였는가?			
20	기구정리 및 폐기물을 올바르게 처리하였는가?			

자세히 알아보기

*용도에 맞는 바늘 선택하기

바늘은 피부를 봉합하기 위한 절단형 표준바늘과 근육이나 장조직을 봉합하기 위한 둥근 바늘이 있다. 용도에 맞게 선택해야 한다.

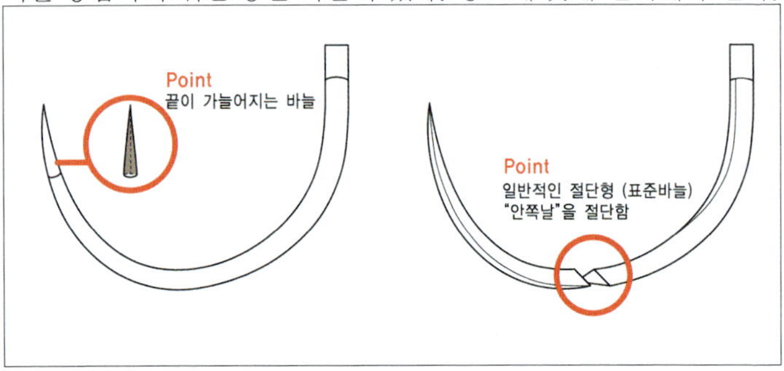

*단순단속봉합술 실시하기

1. 봉합술의 종류

단순단속봉합(simple interrupted suture),
수직석상봉합(vertical mattress suture),
수평석상봉합, 연속봉합(running suture),
연속잠금봉합(running lock),
연속피내봉합(running intracuticular),
쌈지봉합(purse-string suture)

2. 봉합 시의 이등분 원칙

상처(수술) 부위를 봉합할 경우 가운데 지점을 찾아서 첫 번째 봉합(중심 봉합)을 하고, 다음에는 중심봉합 양쪽의 절반 지점 각각에 시술하는 방법으로 진행하면 도움이 된다.

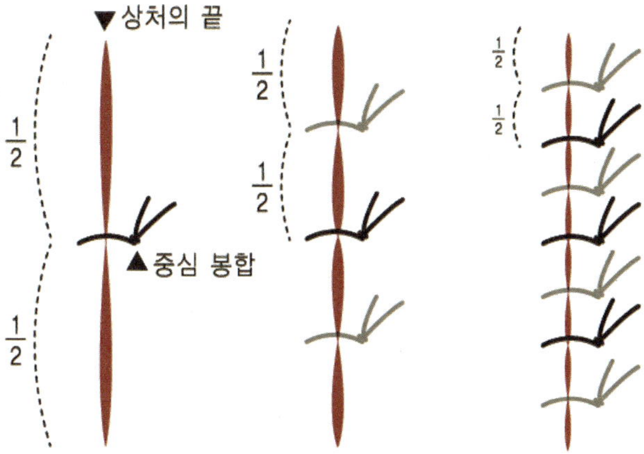

농양절개 배농

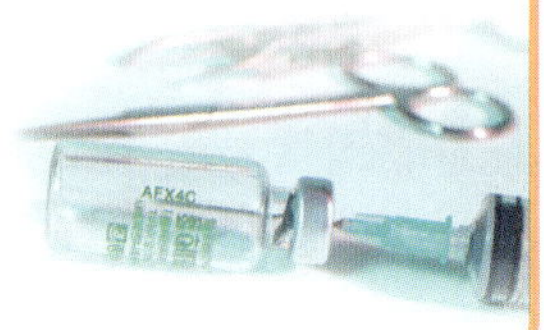

김용훈 · 계명의대 외과학교실

학습목표

1. 적절한 위치를 선택하여 배농할 수 있다.
2. 배농한 곳을 적절히 드레싱 할 수 있다.

적 용

1. 임상적으로 점차 악화되는 농양
2. 충분히 숙성된 농양(국소화, 파동성, 압통, 발적)
3. 부위가 경피적으로 닿은 농양.
4. 보존적 치료(온찜질, 항생제)에 실패한 농양

기본원칙

1. 준비물을 무균적으로 준비한다.
2. 국소마취가 필요하다.
3. 배농 시 11번 칼을 사용한다.
4. 배농부위를 벌려 찌꺼기를 제거한 후 생리식염수로 세척을 한다.
5. 베타딘 거즈로 농양 안을 채운 뒤 심지는 밖에 거치한다.

금 기

1. 접근하기 어려운 위치
2. 환자의 동의가 없을 때
3. 부정확한 진단
4. 아직 숙성되지 않았을 때, 국소화 되지 않을 때

5. 혈액응고장애
6. 면역억제
7. 중증의 의학적 문제 동반

주 의 점

1. 오염에 주의할 것
2. 짜지 말 것(균혈증 가능)
3. 충분한 절개

준 비 물

배농절개모형, 소독장갑, 소독쟁반[소독포, 종지 2개, 지혈집게(hemostat) 이 없는 집게(plain forceps)], 면봉 2개, 수송배지, 수술용 칼(11번)과 손잡이, 3mL 주사기(주사용), 20mL 주사기(세척용), 주사침(18G 흡인용, 26G 국소마취용), 생리식염수, 긴 집게와 집게통, 가위, 반창고, 폐기물 처리통

학습하기

시술 전 환자돌보기

1. 환자에게 자신을 소개하고 환자의 이름을 확인한다.
2. 농양의 양상에 대해 질문한다.
3. 환자에게 오한, 발열, 림프절 종대 등의 징후가 있는지 물어본다.
4. 환자에게 농양 절개 배농하여야 함을 알리고 이의 효과, 합병증, 절차 등에 대해 설명한다.
5. 환자에게 가장 편안한 자세(앉거나 누운)를 취할 것을 요청하고 농양 부위를 충분히 노출한다.

시술 전 준비

6. 손을 깨끗이 씻거나 손소독을 한다.
7. 소독쟁반을 무균적으로 펼친다.
8. 소독쟁반 내에 소독포, 종지 2개(식염수 및 소독액 용), 지혈집게와 이 없는 집게가 있는지 확인한다.
9. 적정량의 생리식염수를 소독쟁반 안의 한 종지에 무균적으로 붓는다.
10. 긴 집게로 적정량의 베타딘솜을 집어 소독쟁반 안의 다른 종지에 무균적으로 담는다.
11. 긴 집게로 적정량의 소독거즈를 집어 소독쟁반 안에 담는다.
12. 균 검사를 위한 면봉 2개와 수송배지를 무균적으로 소독쟁반 안에 담는다.

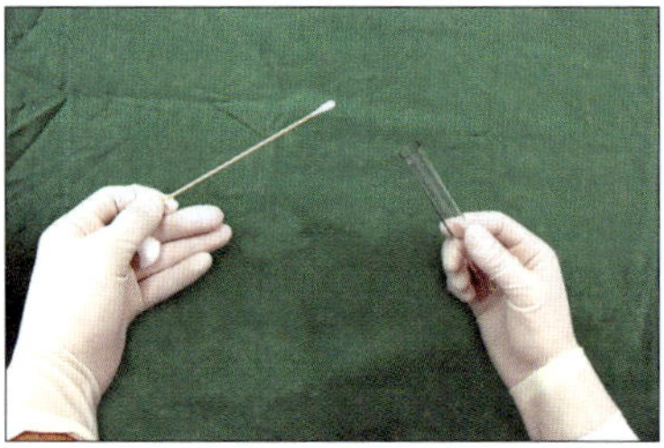

13. 국소마취를 위한 3mL 주사기와 25~27G 주사바늘을 무균적으로 소독쟁반에 담는다.
14. 11번 수술용 칼을 찾아 이를 소독쟁반 안에 무균적으로 담는다.

Tips! 11번 칼: 농양절개 및 봉합실 제거 시 사용

시술과정

15. 오염에 주의하면서 소독장갑을 착용한다.
16. 환자에게 소독약을 도포할 때 약간 차가울 수 있음을 알린다.
17. 이 없는 집게를 사용하여 종지 속의 베타딘솜을 집어 농양부위를 중심부에서 주변부로 원을 그리며 넓은 부위를 소독한다.

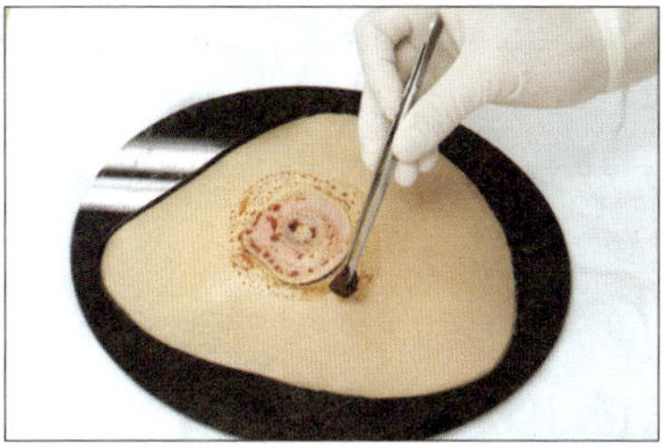

18. 소독포를 오염되지 않게 펼친다.

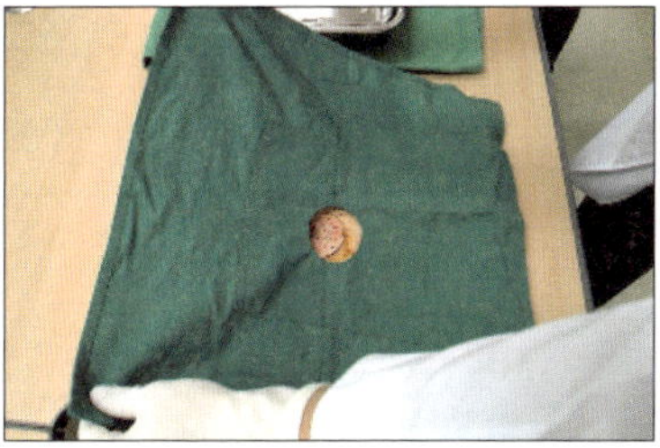

Tips!

소독포 구멍 안의 모든 부위가 베타딘 소독이 되어 있어야 함

19. 주위 사람의 도움을 받아 3mL 주사기에 적정량의 리도케인을 흡인하여 담고 주사바늘을 26(25~27)G로 바꾼 다음 소독쟁반 안에 둔다.
20. 11번 수술용 칼을 손잡이에 정확하게 끼운다.
21. 환자에게 국소마취 때 약간 따끔하다고 말한 후 농양 부위의

1cm 주변을 국소마취한다.

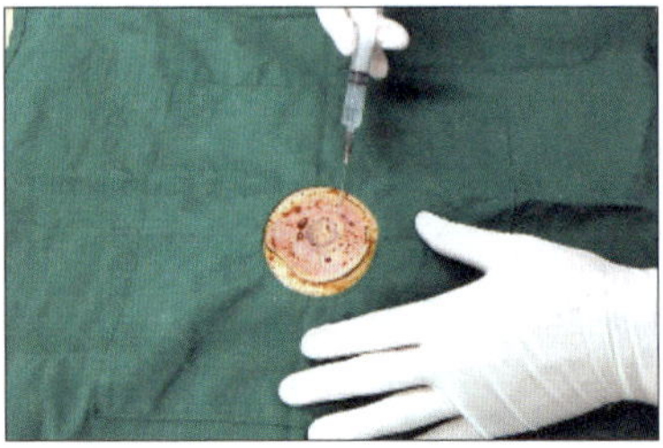

22. 환자에게 통증이 있으면 말하라고 하고, 집게로 국소마취가 잘 되었는지 확인한다.
23. 수술용 칼을 이용하여 농양부위를 피부선(skin tension line)을 따라 절개한다.

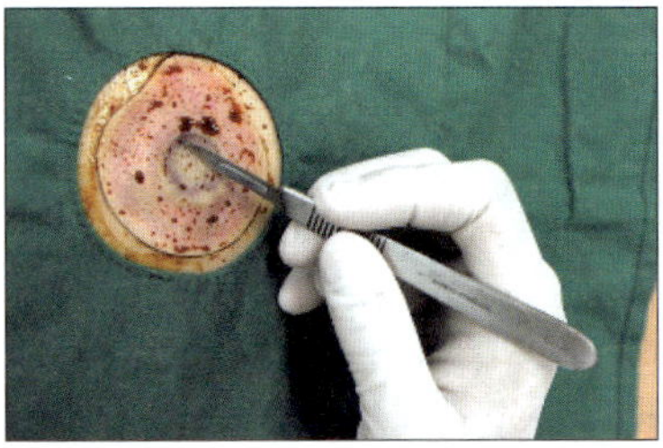

Tips!

너무 작게 절개를 하지 말고, 농양이 있는 전체부위 절개

24. 농양 안으로 면봉을 깊숙이 넣어 균검사를 위해 농양을 채취한 후 수송배지에 넣는다.

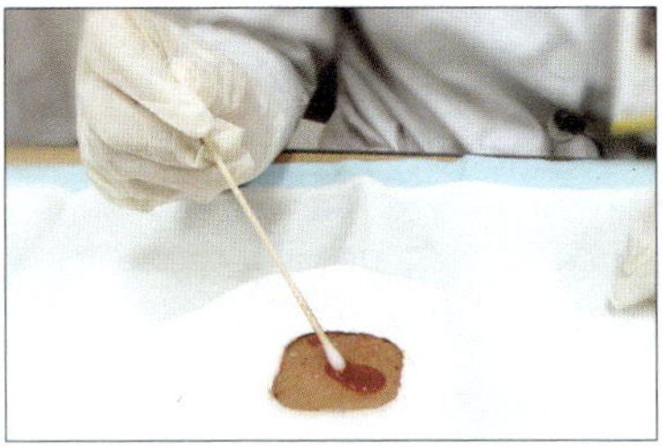

Tips!

피부 밖으로 흘러나온 농양을 채취하지 않도록

25. 농양부위 주변의 피부를 사방에서 눌러 농이 충분히 빠져나오도록 한다.

26. 지혈집게로 절개 부위를 벌린 후 장갑 낀 손가락 또는 끝이 무딘 기구로 농양부위 안의 농, 유착물, 찌꺼기를 완전히 제거한다.

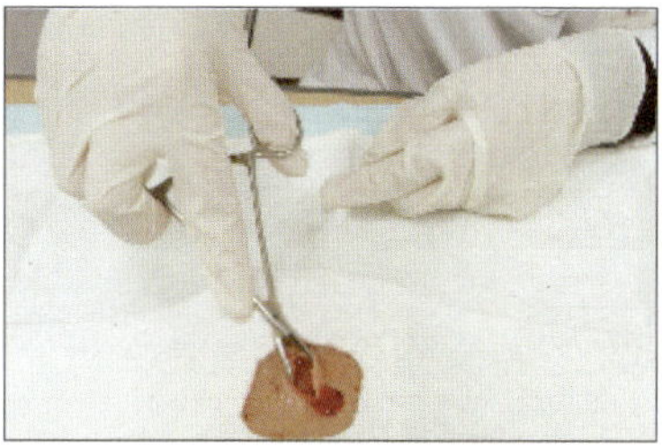

27. 20mL 주사기에 생리식염수를 담아서 농양부위 안을 세척한다.

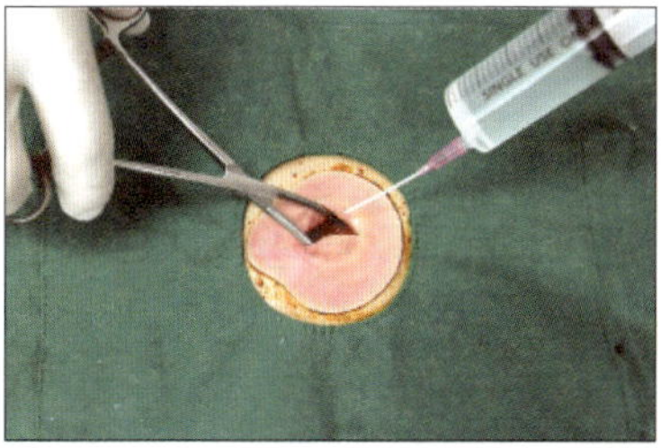

Tips! 출혈이 있는 경우 packing 혹은 압박으로 지혈; 전기소작은 거의 불필요

28. 피부 바깥에 심지로 작용하는 한쪽 끝을 남기고 베타딘을 적신 거즈로 농양 안을 가볍게 채운다.

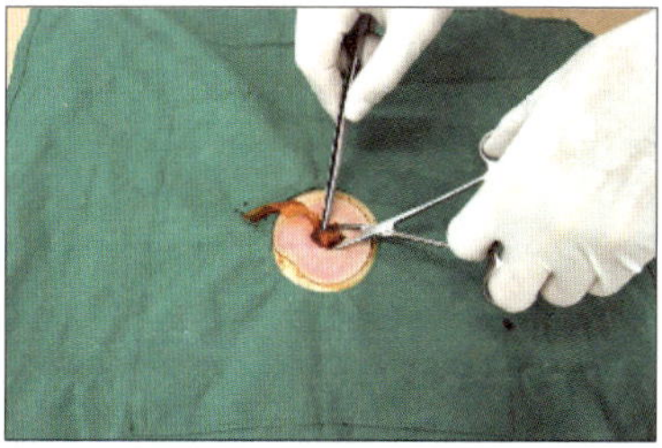

29. 그 위에 충분한 양의 거즈를 올리고 반창고로 폐쇄 드레싱한다.

시술 후 마무리

30. 환자에게 시술이 끝났음을 알린다.
31. 환자에게 앞으로의 치료계획에 대해 설명한다.

Tips! 환부거상, 항생제 사용, 드레싱 교환 등

32. 기구를 정리하고 바늘은 바늘전용 폐기통, 다른 것은 의료용 폐기통에 버린다.

Check Point

▶ 체크 포인트를 확인하면서 학습한 내용을 실습하여 보세요.
▶ 기본적 술기를 익히기 위해서는 최소 3회 이상의 실습이 필요합니다.

번호	Check Point	스스로 평가하기		
		1회	2회	3회
1	자기소개를 한 후 환자의 이름을 확인하였는가?			
2	환자에게 시술에 대하여 설명하였는가?			
3	손을 깨끗이 씻거나 손소독을 하였는가?			
4	시술기구를 확인하고 무균적으로 적절히 준비하였는가?			
5	소독장갑을 무균적으로 착용하였는가?			
6	농양부위를 적절한 방법으로 소독하였는가?			
7	소독포를 사용하여 무균적으로 상처부위를 덮었는가?			
8	국소마취를 올바르게 하였는가?			
9	적절한 칼 선택과 올바른 방법 및 크기로 농양을 절개하였는가?			
10	면봉을 이용하여 균 배양검사를 하였는가?			
11	농이 완전히 빠져나오도록 처치하였는가?			
12	생리식염수를 이용하여 농양부위를 세척하였는가?			
13	베타딘 거즈로 농양부위를 올바르게 packing하였는가?			
14	거즈를 이용하여 폐쇄드레싱을 하였는가?			
15	환자에게 농양절개가 끝났음을 알렸는가?			
16	향후 치료계획에 대해 환자에게 설명하였는가?			
17	기구 정리 및 폐기물은 올바르게 처리하였는가?			

피내, 피하, 근육 주사
intradermal, subcutaneous and intramuscular injection

정맥관 삽관 intravenous cannulation

정맥혈 채혈 intravenous blood sampling

동맥혈 채혈 arterial puncture for blood gas analysis

혈액 배양을 위한 채혈 sampling for blood culture

안전 수혈 blood transfusion

PART
04

주사 및 혈관 시술

injections and vascular procedures

피내주사

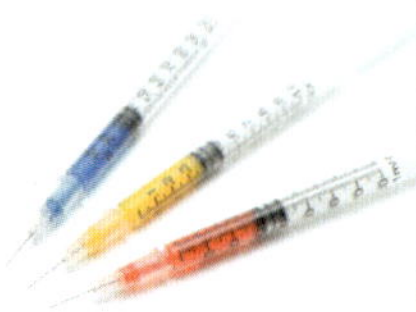

하정숙 · 계명의대 진단검사의학교실

학습목표

1. 지정된 양의 약물을 진피층에 주사할 수 있다.

적 용

1. 피부에 위치한 병소에 약물 주입
2. 약물에 대한 과민반응 검사
3. 투베르쿨린 반응검사

기본원칙

1. 타박상, 부종, 화상, 변색, 국소염증, 털이 많은 부위는 주사를 피한다.
2. 피내주사 부위 : 아래팔의 안쪽옆면, 위팔의 뒤쪽옆면, 가슴 상부, 견갑골 부위

금 기

1. 주사할 약물에 과민반응의 경험이 있는 경우

준 비 물

피내주사 모형, 약물, 주사기(1mL), 25G 주사바늘, 알코올솜, 소독거즈, 소독쟁반, 주사바늘 전용폐기통, 의료용 폐기통

시술 전 환자돌보기

1. 환자에게 자신을 소개하고 환자의 이름을 확인한다.
2. 시행할 피내주사에 대해 환자에게 설명을 한다.
3. 환자가 동일한 목적으로 주사를 맞은 적이 있는지, 약물에 과민 반응이 있는지 확인한다.

Tips! 투베르쿨린 반응 검사 : 암, AIDS, 면역억제제, 전염병 및 예방접종의 최근 경험 여부 확인

4. 환자를 편안하게 앉히거나 눕힌 다음 주사할 부위(예 : 왼쪽 아래팔)를 충분히 노출하도록 요청한다.

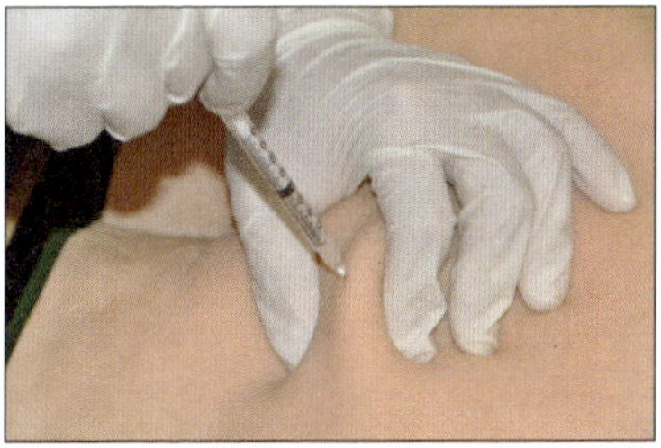

Tips!
오른손잡이면 왼팔, 왼손잡이면 오른팔에 주사할 준비

시술 전 준비

5. 손을 깨끗이 씻거나 손소독을 한다.
6. 핀셋으로 적당량의 알코올솜, 소독거즈를 덜어서 소독쟁반에 담는다.

7. 주사기(1mL)의 겉포장을 뜯은 다음 25G 주사바늘을 주사기에 잘 고정한다.

8. 주사기의 내관을 앞뒤로 밀고 당겨서 부드럽게 움직이는지 확인한다.

9. 약물병의 입구를 알코올솜으로 소독한다.

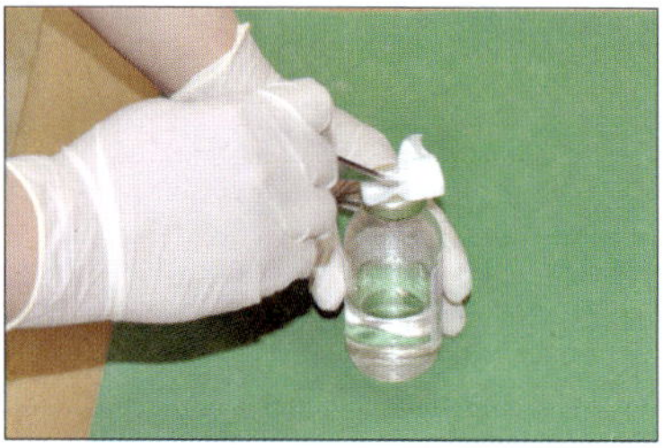

10. 약물병을 거꾸로 세우고 병의 입구로 주사바늘을 찔러 넣는다.

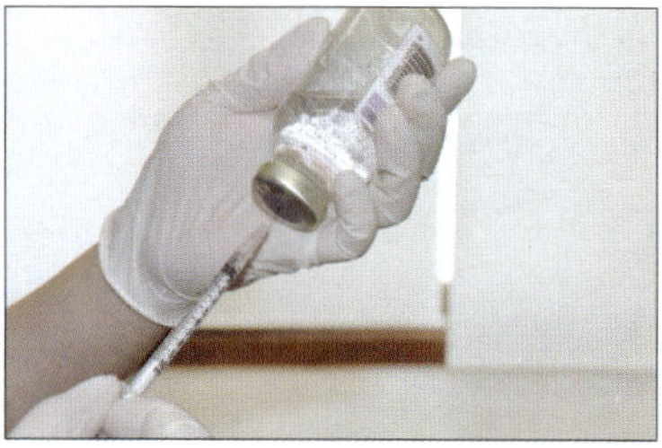

11. 약물을 지정된 양보다 조금 더 많이 뽑아낸 다음 주사기를 뺀다.

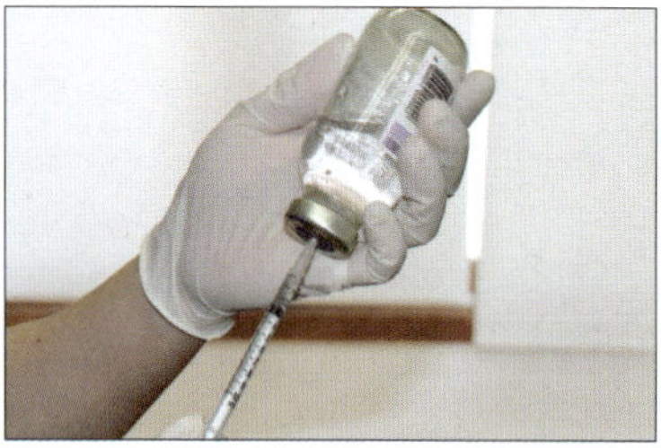

12. 주사바늘이 위로 향하게 주사기를 세워 공기를 제거하고, 지정된 양의 약물만 남기고 나머지를 제거한다.

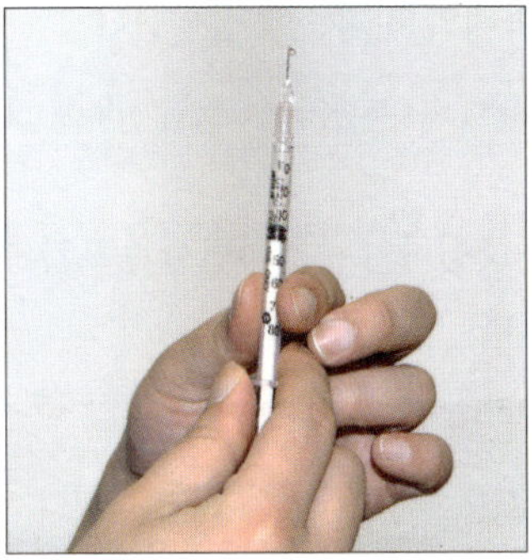

13. 장갑을 착용한다.
14. 주사할 부위를 알코올솜으로 안에서 바깥으로 동심원을 그리며 소독한 후(약 5cm), 알코올이 마를 때까지 기다린다.

시술방법

15. 오른손은 주사기를 잡고, 왼손의 엄지와 2번 손가락으로 피부를 마주 당겨 주사부위를 팽팽하게 한다.

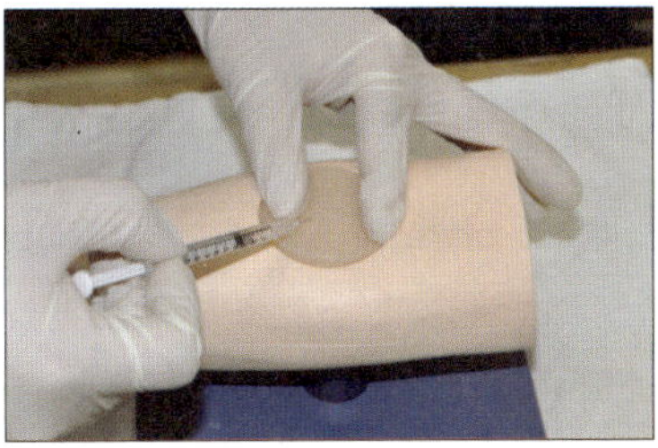

16. 주사 직전에 "약간 따끔할 겁니다." 라고 말하여 환자가 움직이

지 않도록 유도한다.

17. 주사바늘의 경사면을 위로 향하도록 한 상태에서 10~15°로 전진하여 표피 아래의 진피층에 삽입한다.

Tips! 주사바늘의 경사면만 보이지 않을 정도의 깊이

18. 약물을 서서히 조심하여 주입하면서 수포가 형성(지름 약 6mm)되는지 확인한다.

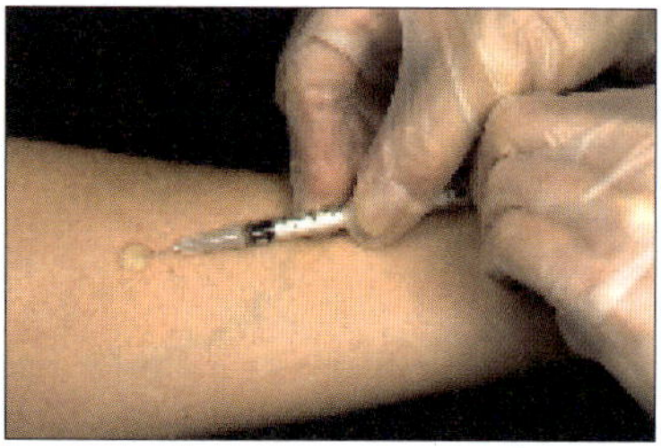

Tips!
- 수포가 형성되지 않으면 주사 부위로부터 4cm 이상 떨어진 곳에서 다시 실시
- 수포의 지름 : 투베르쿨린반응 검사 약 8mm; 과민반응 검사 약 4mm

19. 소독거즈를 주사부위에 가볍게 댄 다음 주사바늘을 삽입한 각도로 신속하게 뽑는다.

20. 주사부위에서 피가 나오는지 살펴본다.

Tips! 피가 나오면 소독거즈나 알콜솜으로 닦아내고, 필요하면 소독거즈로 가볍게 누름

21. 수포의 둘레를 펜으로 동그랗게 표시하고, 약물명과 주사시간을 적는다.

Tips! 수포는 문지르지 않도록 함

시술 후 마무리

22. 피내주사가 끝났음을 알린다.
23. 환자에게 결과에 대하여 설명한다.

Tips! 투베르쿨린 반응 검사 : 긁거나 소독, 연고, 크림을 바르지 않도록 지시

24. 주사바늘은 주사바늘 전용폐기통에, 다른 것은 의료용 폐기통에 선별하여 버린다.

Check Point

▶ 체크 포인트를 확인하면서 학습한 내용을 실습하여 보세요.
▶ 기본적 술기를 익히기 위해서는 최소 3회 이상의 실습이 필요합니다.

번호	Check Point	스스로 평가하기		
		1회	2회	3회
1	자신을 소개하고 환자 이름을 확인하였는가?			
2	환자에게 시행할 피내주사에 대해 설명하였는가?			
3	약물 주입을 피해야할 일반적 상황에 대해 물었는가?			
4	주사할 부위를 충분히 노출하도록 요청하였는가?			
5	손을 깨끗이 씻거나 손소독을 하였는가?			
6	약물병의 입구를 소독하였는가?			
7	주사바늘을 위로 하여 공기와 초과량의 약물을 제거하였는가?			
8	장갑을 착용하였는가?			
9	주사할 부위를 적절히 소독하였는가?			
10	주사하기 전에 환자에게 긴장을 풀도록 말하였는가?			
11	왼손으로 주사할 부위의 피부를 팽팽하게 당겼는가?.			
12	주사바늘을 피부면과 10~15° 각도로 찔렀는가?			
13	약물을 천천히 조심하여 주입하였는가?			
14	주사바늘을 뽑으면서 멸균거즈를 주사부위에 대었는가?			
15	주사부위에 수포가 생겼는가?			
16	수포 둘레에 원을 그리고, 약물명과 주사시간을 적었는가?			
17	결과에 대하여 설명하였는가?			
18	주사 후 폐기물 처리 및 정리를 올바르게 하였는가?			

피하주사

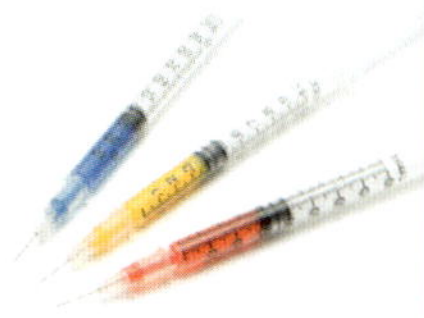

하정숙 · 계명의대 진단검사의학교실

학습목표

1. 지정된 양의 약물을 피하층에 주사할 수 있다.
2. 주사목적에 따라 적절한 주사 부위를 선택할 수 있다.

적 용

1. 약물주입 시 소화효소에 의한 영향 방지 목적
2. 인슐린 주사
3. 헤파린 주사

기본원칙

1. 경화, 흉터, 가려움, 작열감, 압통, 부종, 국소염증 부위는 주사를 피한다.
2. 피하주사 부위 : 위팔 중단옆면, 넙적다리 앞옆면, 복부 앞면, 견갑골 하부, 엉덩이

금 기

1. 주사할 약물에 과민반응 경험이 있는 경우

준 비 물

피하주사 모형, 약물, 주사기, 주사바늘, 알코올솜, 소독거즈, 소독쟁반, 주사바늘전용 폐기통, 의료용 폐기통

학습하기

시술 전 환자돌보기

1. 환자에게 자신을 소개하고 환자 이름을 확인한다.
2. 시행할 피하주사에 대해 환자에게 설명을 한다.
3. 환자가 동일한 목적으로 주사를 맞은 적이 있는지, 약물에 과민 반응이 있는지 확인한다.

Tips! 헤파린 주사 : 출혈 징후(멍이 잘 듦, 잇몸 출혈 등)를 확인

4. 환자를 편안하게 앉히거나 눕힌 다음 주사할 부위를 충분히 노출하도록 요청한다.

Tips!
- 인슐린 주사 : 피하조직 손상과 지방 위축을 방지하기 위해 주사부위를 매일 교체
- 헤파린 주사 : 근육이 적거나 근육활동이 적은 부위 선택; 장골능 상부의 복부 선택

시술 전 준비

5. 손을 깨끗이 씻거나 손소독을 한다.
6. 핀셋으로 적당량의 알코올솜, 소독거즈를 덜어서 소독쟁반에 담는다.
7. 핀셋으로 알코올솜을 집어서 약물병의 입구를 소독한다.

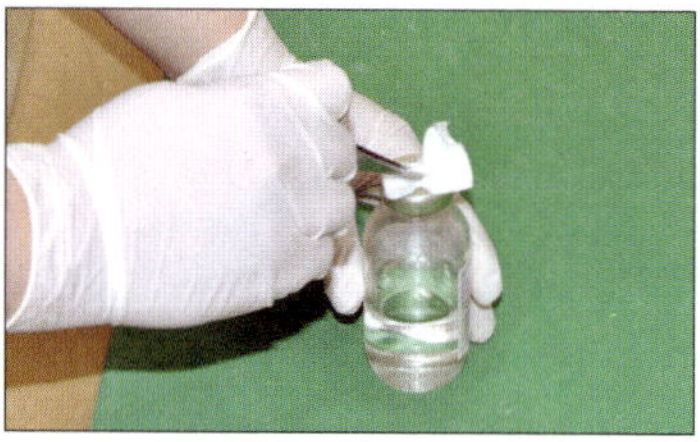

8. 주사기의 겉포장을 뜯은 다음 주사바늘이 잘 고정되었는지 확인한다.
9. 주사기 내관을 밀고 당겨 움직임이 부드러운지 확인한 다음, 주사할 약물량과 같은 양의 공기를 재운다.
10. 약물병을 거꾸로 세우고 병 입구로 주사바늘을 찔러 공기를 넣는다.

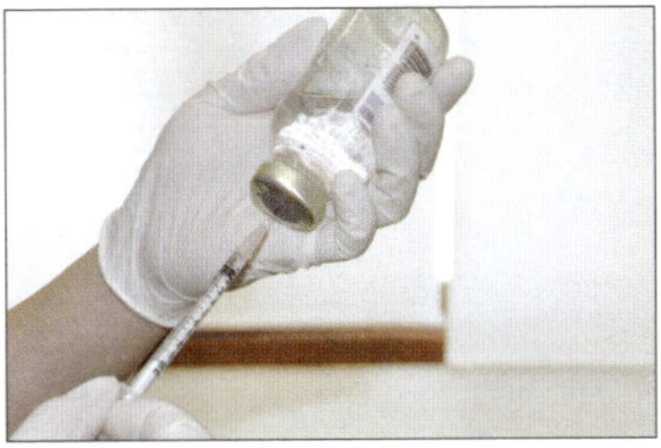

11. 약물을 지정된 양보다 조금 더 많이 뽑아낸 다음 주사기를 빼낸다.

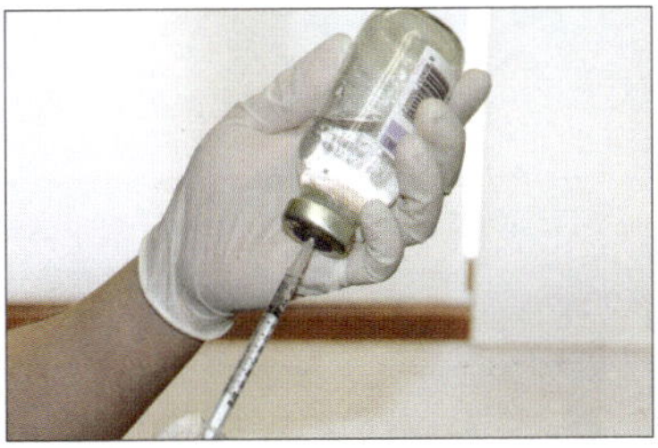

Tips! 인슐린 주사 : 약물병을 손바닥에서 굴려 잘 섞은 후 병을 세운 상태에서 인슐린을 재움

12. 주사바늘이 위로 향하게 주사기를 세워 공기를 제거하고, 지정된 양의 약물만 남기고 나머지를 제거한다.

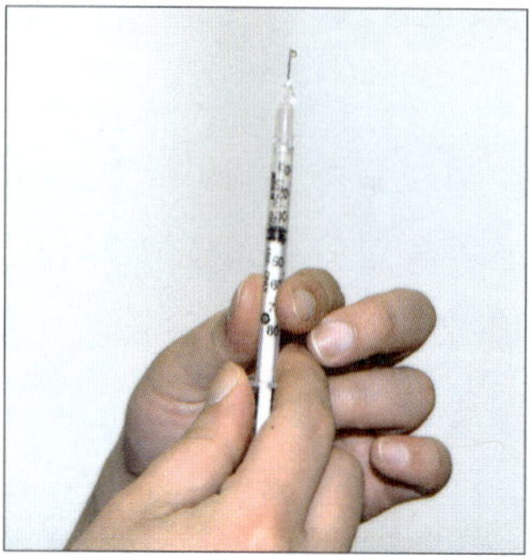

13. 장갑을 착용한다.
14. 주사할 부위를 알코올솜으로 안에서 바깥으로 동심원을 그리며 소독한 후(약 5cm지름), 알코올이 마를 때까지 기다린다.

시술방법

15. 오른손은 주사기를 잡고, 왼손의 엄지와 2번 손가락으로 피부를 집어 올린다.

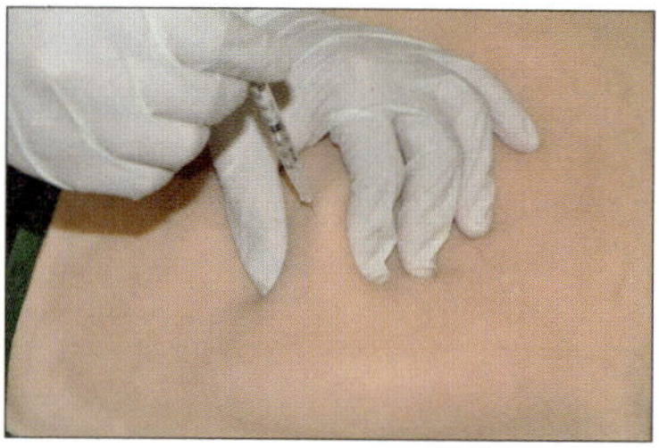

16. 주사 직전에 "약간 따끔할 겁니다."라고 말하여 환자가 움직이지 않도록 유도한다.

17. 주사바늘의 경사면을 위로 향하도록 한 상태에서 45~90°로 피하층에 신속하게 삽입한다.

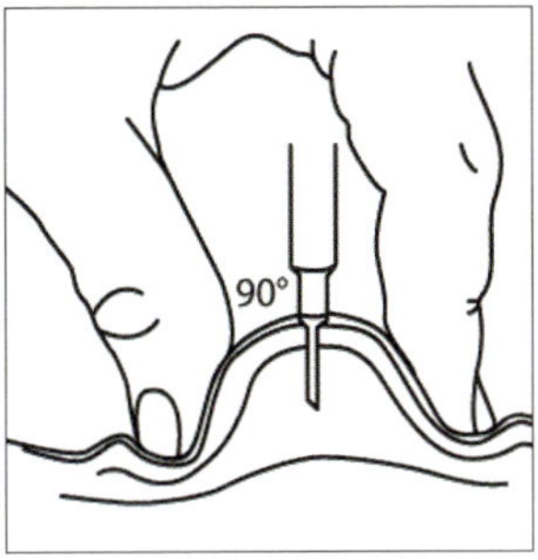

Tips! 성인에서 피부를 집어 올렸을 때 2.5cm 크기이면 45°, 5cm 크기이면 90°로 찌름

18. 주사기의 내관을 살짝 당겨보아 혈액이 나오지 않으면 약물을 서서히 주입한다.

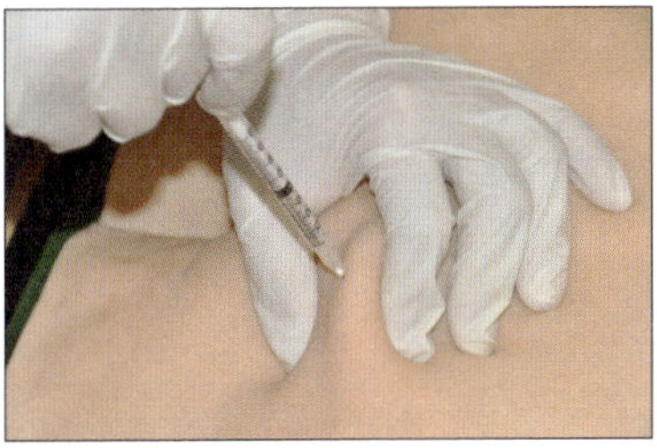

Tips! 헤파린 주사에서는 생략

19. 소독거즈(알코올솜)를 주사부위에 가볍게 댄 다음 주사바늘을 신속하게 뽑는다.
20. 주사부위에서 피가 나오는지 살펴본다.

Tips! 주사부위를 문지르지 말 것

시술 후 마무리

21. 환자에게 피하주사가 끝났음을 알린다.
22. 결과에 대하여 환자에게 설명한다.
23. 주사바늘은 주사바늘 전용폐기통에, 다른 것은 의료용 폐기통에 선별하여 버린다.

Check Point

▶ 체크 포인트를 확인하면서 학습한 내용을 실습하여 보세요.

▶ 기본적 술기를 익히기 위해서는 최소 3회 이상의 실습이 필요합니다.

번호	Check Point	스스로 평가하기		
		1회	2회	3회
1	환자에게 자신을 소개하고 환자의 이름을 확인하였는가?			
2	환자에게 시행할 피하주사에 대해 설명하였는가?			
3	약물 주입을 피해야할 일반적 상황에 대해 물었는가?			
4	주사할 부위를 충분히 노출하도록 요청하였는가?			
5	손을 깨끗이 씻거나 손소독을 하였는가?			
6	약물병의 입구를 소독하였는가?			
7	약물을 잰 다음 주사바늘을 위로 하여 공기와 초과량의 약물을 제거하였는가?			
8	주사하기 전에 환자에게 긴장을 풀도록 말하였는가?			
9	장갑을 착용하였는가?			
10	주사할 부위를 안에서 밖으로 동심원을 그리면서 소독하였는가?			
11	왼손으로 주사할 부위의 피부를 집어 올렸는가?.			
12	주사바늘을 피부면과 45°(혹은 90°) 각도로 찔렀는가?			
13	주사바늘 끝이 혈관 내에 위치하지는 않는지 확인하였는가?			
14	약물을 천천히 조심하여 주입하였는가?			
15	소독거즈(알코올솜)를 대면서 주사바늘을 신속하게 뽑았는가?			
16	주사부위에 피가 나오는지 확인하였는가?			
17	결과에 대하여 설명하였는가?			
18	주사 후 폐기물 처리 및 정리를 올바르게 하였는가?			

자세히 알아보기

*피하주사 부위

1. 위팔을 3등분한 중간의 측면

- 자세 : 팔을 편안하게 몸통 옆에 놓은 자세
- 장점 : 주사하기 용이, 면적이 넓어 혈액순환이 양호.

2. 넙적다리의 앞 옆면

- 자세 : 앉은 자세 또는 무릎을 구부리고 누운 자세
- 장점 : 자가 주사하는 경우 편리

3. 복부의 전면

- 자세 : 누운 자세
- 주의 : 허리와 전장골극 사이부위와 배꼽주위는 말단신경이 있어 통증이 심하다.

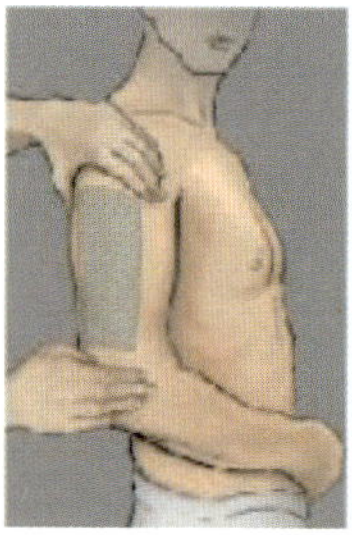
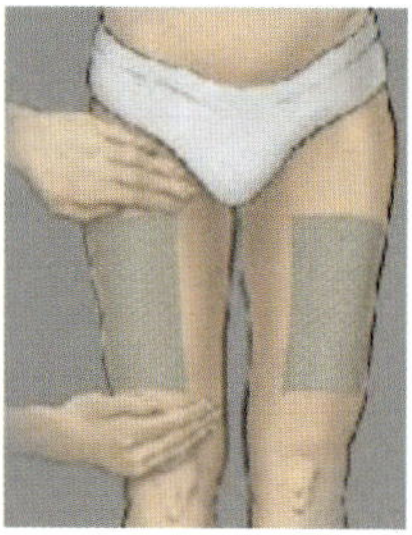
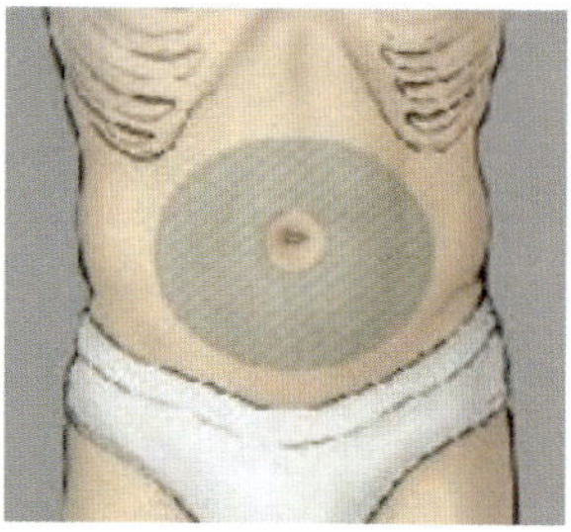

4. 견갑골 하부

- 자세 : 엎드린 자세 또는 옆으로 누운 자세, 앉은 자세

5. 엉덩이

- 자세 : 엎드린 자세 또는 옆으로 누운 자세

* 약물의 흡수속도는 복부가 가장 빠르며, 그 다음으로는 팔, 다리, 엉덩이 순

근육주사

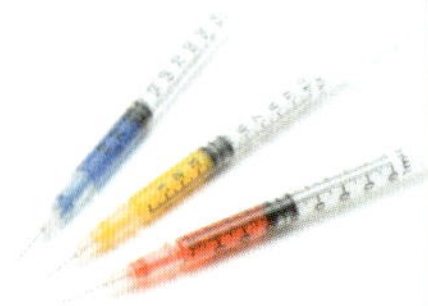

하정숙 · 계명의대 진단검사의학교실

학습목표

1. 지정된 양의 약물을 근육에 주사할 수 있다.
2. 주사목적에 따라 적절한 주사 부위를 선택할 수 있다.

적 용

1. 신속한 약효를 얻기 위한 경우(진통제, 진정제 등)
2. 경구투여가 불가능한 경우
3. 피하주사, 정맥주사가 적절치 않은 경우

기본원칙

1. 병변, 경화, 종창, 국소염증 부위는 피한다.
2. 자주 주사할 경우에는 부위를 바꿔가며 주사한다.
3. 선정된 근육의 용량이 투여한 양의 약물을 흡수하기에 충분한지 확인한다.
4. 주사바늘의 크기를 결정하기 위해 지방조직과 근육조직을 확인한다.
5. 피하주사 부위: 엉덩이 뒷면이나 옆면, 넙적다리 앞옆면, 위팔 상단옆면

금 기

1. 주사할 약물에 과민반응의 경험이 있는 경우

준 비 물

근육주사 모형, 약물, 주사기(2~5mL), 주사바늘(21~23G), 알코올솜, 소독거즈, 소독쟁반, 소독장갑, 주사바늘전용 폐기통, 의료용 폐기통

학습하기

시술 전 환자돌보기

1. 환자에게 자신을 소개하고 환자 이름을 확인한다.
2. 시행할 근육주사에 대해 환자에게 설명을 한다.
3. 환자가 동일한 목적으로 주사를 맞은 적이 있는지, 약물에 과민 반응이 있는지 확인한다.
4. 환자를 편안하게 하면서 주사할 부위를 충분히 노출하도록 요청한다.

시술 전 준비

5. 손을 깨끗이 씻거나 손소독을 한다.
6. 핀셋으로 적당량의 알코올솜, 소독거즈를 덜어서 소독쟁반에 담는다.
7. 다른 알코올솜을 집어서 약물병의 입구를 소독한다.

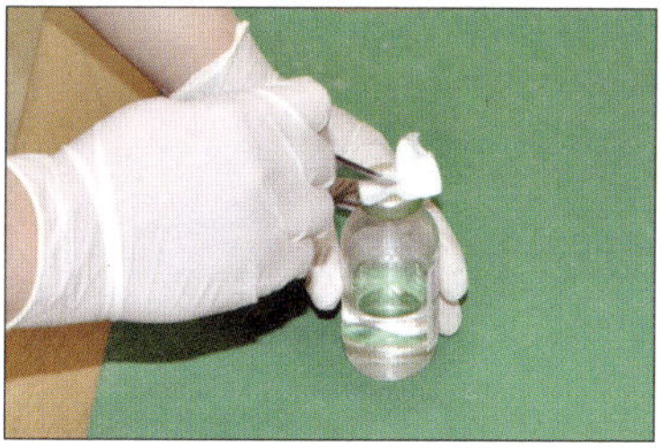

8. 주사기의 겉포장을 뜯은 다음 주사바늘이 잘 고정되었는지 확인한다.

9. 주사기 내관을 밀고 당겨 움직임이 부드러운지 확인한 다음, 주사할 약물량과 같은 양의 공기를 재운다.
10. 약물병을 거꾸로 세우고 병 입구에 주사바늘을 찔러 공기를 넣는다.

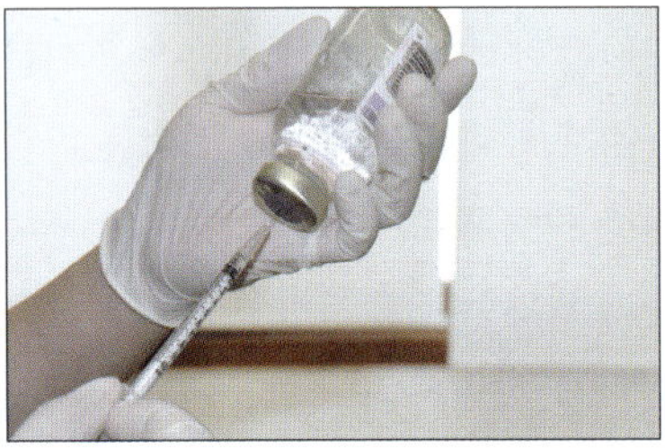

11. 약물을 지정된 양보다 조금 더 많이 뽑아낸 다음 주사바늘을 빼낸다.

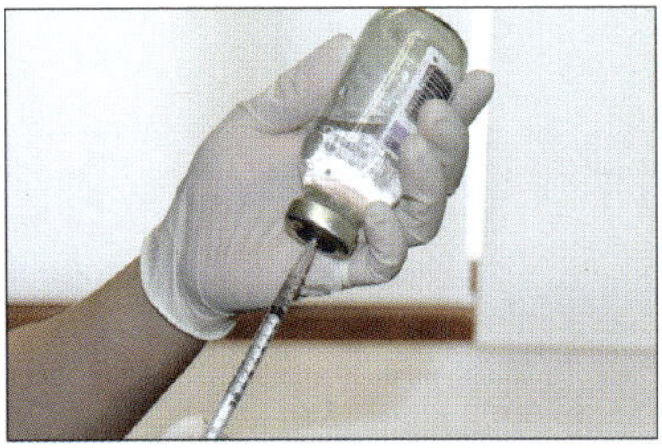

12. 주사바늘이 위로 향하도록 주사기를 세워 공기를 제거하고, 지정된 양의 약물만 남기고 나머지는 제거한다.

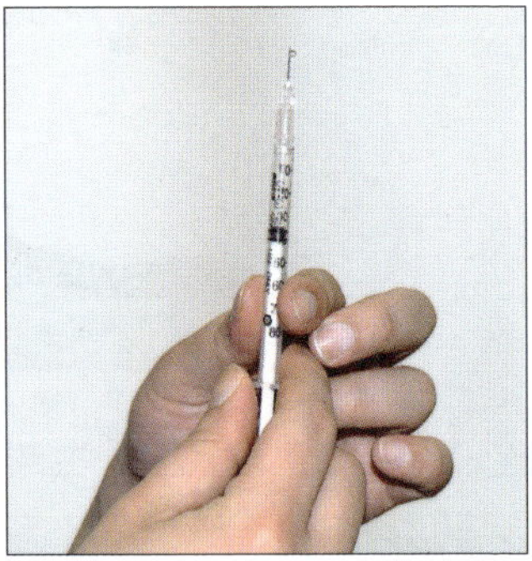

시술방법

13. 장갑을 착용한다.
14. 주사할 부위를 알코올솜으로 안에서 바깥으로 동심원을 그리며 소독한 후(약 5cm지름), 알코올이 마를 때까지 기다린다.
15. 주사할 부위를 약 20초 동안 마사지하면서 환자에게 근육을 이완하도록 요청한다.
16. 오른손은 주사기를 잡고, 왼손의 엄지와 2, 3번 손가락으로 피부를 당겨서 팽팽하게 편다.

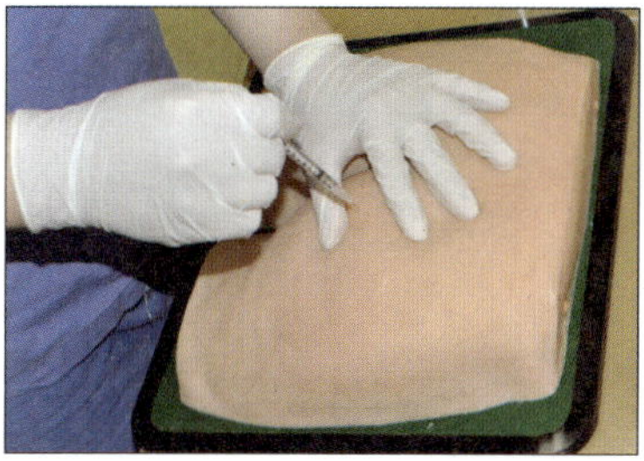

Tips! 환자가 마르거나 영아일 경우는 근육을 집어 올림

17. 주사 직전에 "약간 따끔할 겁니다." 라고 말하여 환자가 움직이지 않도록 유도한다.
18. 환자에게 주사한다고 말을 한 후 주사바늘을 피부면과 90°로 빠르게 찔러서 고정한다.

Tips! 주사바늘을 약 1cm 남긴 깊이로 삽입(마른 환자는 더 얕게, 비만한 환자는 더 깊게)

19. 왼손으로 주사기의 외관을 잡고, 오른 손으로 주사기의 내관을

살짝 당겨보아 혈액이 나오지 않으면 약물을 서서히 주입한다.

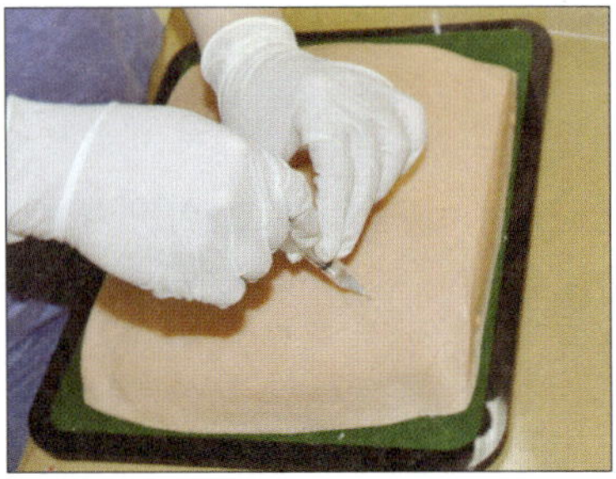

Tips! 주사기로 혈액이 들어오면 즉시 주사를 중단하고, 다시 새롭게 준비하여 다른 부위에 주사

20. 소독거즈를 주사부위에 가볍게 댄 다음 주사바늘을 신속하게 뽑는다.
21. 주사 부위를 소독거즈로 부드럽게 마사지한다. 만약 출혈이 있으면 1~2분 압박한다.

시술 후 마무리

22. 환자에게 근육주사가 끝났음을 알린다.
23. 결과에 대하여 환자에게 설명한다.
24. 주사바늘은 주사바늘 전용폐기통에, 다른 것은 의료용 폐기통에 선별하여 버린다.

Check Point

▶ 체크 포인트를 확인하면서 학습한 내용을 실습하여 보세요.

▶ 기본적 술기를 익히기 위해서는 최소 3회 이상의 실습이 필요합니다.

번호	Check Point	스스로 평가하기		
		1회	2회	3회
1	자신을 소개하고 환자 이름을 확인하였는가?			
2	시행할 근육주사에 대해 설명하였는가?			
3	약물 주입을 피해야할 일반적 상황에 대해 물었는가?			
4	주사할 부위를 충분히 노출하도록 요청하였는가?			
5	손을 깨끗이 씻거나 손소독을 하였는가?			
6	약물병의 입구를 소독하였는가?			
7	약물을 잴 때 주사바늘을 위로 하여 공기와 초과량의 약물을 제거하였는가?			
8	장갑을 착용하였는가?			
9	주사할 부위를 안에서 밖으로 동심원을 그리면서 소독하였는가?			
10	주사하기 전에 환자에게 긴장을 풀도록 말하였는가?			
11	주사기를 잡지 않은 손으로는 주사할 부위를 팽팽하게 폈는가?			
12	주사바늘을 피부면과 90° 각도로 찔렀는가?			
13	주사바늘 끝이 혈관 내에 위치하지 않도록 확인을 하였는가?			
14	약물을 천천히 조심하여 주입하였는가?			
15	소독거즈(알코올솜)를 대면서 주사바늘을 신속하게 뽑았는가?			
16	주사 부위를 마사지하면서 피가 나오는지 확인하였는가?			
17	결과에 대하여 설명하였는가?			
18	주사 후 폐기물 처리 및 정리를 올바르게 하였는가?			

자세히 알아보기

*근육주사 부위

1. 엉덩이의 뒷면

- 특성 : 중둔근과 대둔근을 가장 많이 사용; 3세 미만은 근육 발달이 저조하므로 피함
- 자세 : 엎드려서 발끝을 안으로 모은 자세
- 주의 : 좌골신경을 건드리지 않도록 주의

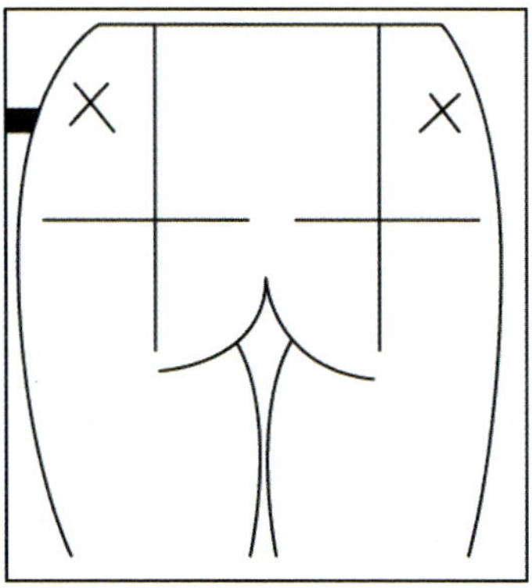

2. 엉덩이의 옆면

- 특성 : 중둔근, 소둔근; 신생아나 소아에게 많이 사용 항문과 멀리 떨어져서 오염 위험이 감소하므로 실금환자에게 적합
- 자세 : 옆으로 누운 자세 또는 바로 누워서 무릎을 굽힌 자세
- 주의 : 손바닥을 대전자 위에 놓고 2번 손가락은 전상 장골극, 3번 손가락은 장골능에 놓은 다음, 2와 3번 손가락을

최대한 벌려서 생긴 V자 부위를 선택한다.

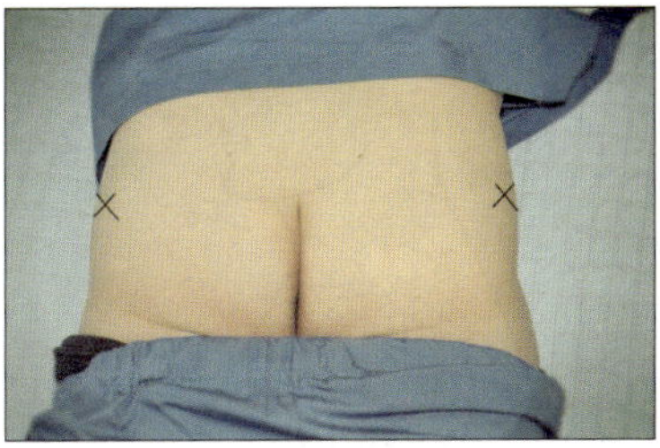

3. 넙적다리의 앞옆면

- 특성 : 외측광근(Vastus lateralis), 대퇴직근(Rectus femoralis)
  넓적다리의 옆면(외측광근)은 엉덩이 근육의 발달이 충분하지 않은 영아에게 적합
  넙적다리의 앞면(대퇴직근)은 환자가 스스로 주사하기에 적합
- 자세 : 앉은 자세 또는 바로 누운 자세
- 주의 : 깊은 근육조직에 약물을 축적시키거나 뼈에 닿는 것을 피해야 함

4. 위팔 상단 옆면

- 특성 : 삼각근(견봉돌기의 아랫면, 액와선과 위팔 옆면의 정중선이 만나는 지점)
- 자세 : 앉은 자세 또는 바로 누운 자세
- 주의 : 요골신경을 건드릴 위험이 있어 주사 부위로 자주 사용하지는 않음

근육이 잘 발달되지 않아서 흡수력이 떨어지므로 소량 (1mL)만 주사

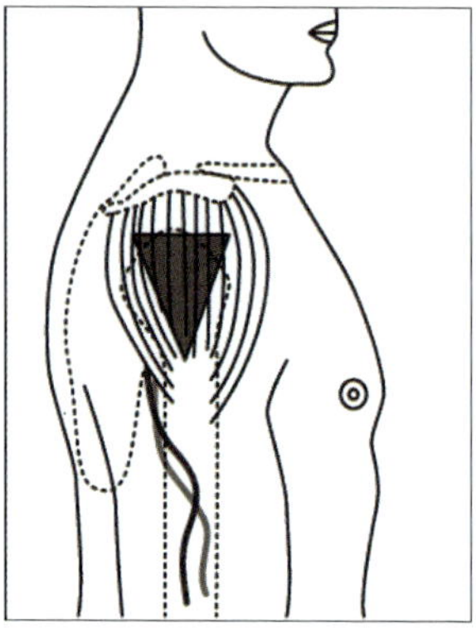

* 선정한 부위의 근육 용량이 투여할 양의 약물을 흡수하기에 적합한지를 확인한다.
  성인 삼각근은 0.5mL가 적절, 최대 1mL까지 투여 가능
  중둔근은 1~4mL (5mL 이상이면 통증이 있으므로 2회로 나누어 주사)
* 주사바늘의 크기를 결정하기 위해 환자의 지방조직과 근육조직의 양을 확인한다.

정맥관 삽관

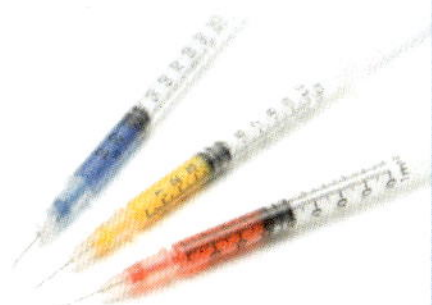

하정숙 · 계명의대 진단검사의학교실

학습목표

1. 정맥관 삽관을 무균적으로 시행할 수 있다.
2. 수액 투여량을 정확하게 조절할 수 있다.
3. 삽입된 정맥관을 고정할 수 있다.

적 용

1. 많은 양의 수액 및 혈액을 투여하여 탈수나 저혈량증을 개선하고자 할 경우
2. 금식, 기아 상태
3. 약물투여의 속도를 조절할 필요가 있는 경우
4. 산 – 염기 불균형을 교정하고자 할 경우

금 기

1. 정맥혈류 장애

주 의 점

1. 혈관삽관 시 감염 예방
   ① 손 씻기(손 소독)
   ② 소독장갑 착용(환자의 감염 예방과 시술자의 감염 보호)
   ③ 주사바늘에 의한 창상을 피함

준 비 물

정맥주사 모형, 소독장갑, 수액, 수액세트, 혈관카테터(16~24G 종류별), 알

코올솜, 소독거즈, 소독쟁반, 압박대, 무균투명반창고, 반창고, 주사바늘 전용 폐기통, 의료용 폐기통, (부목, 보호구)

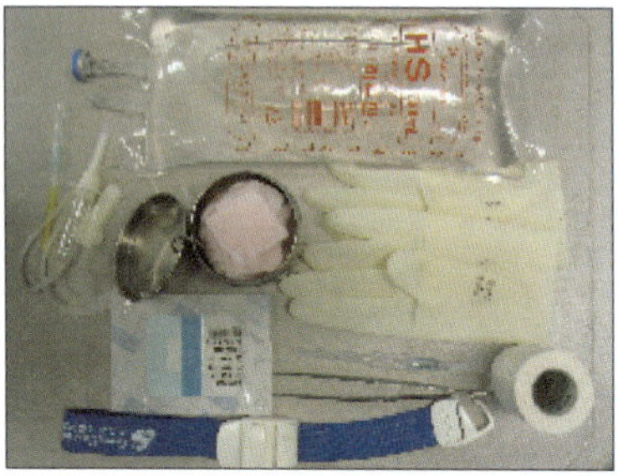

Tips!

***수액세트의 구성**

삽입구
점적통
주사관
점적조절기
주사바늘

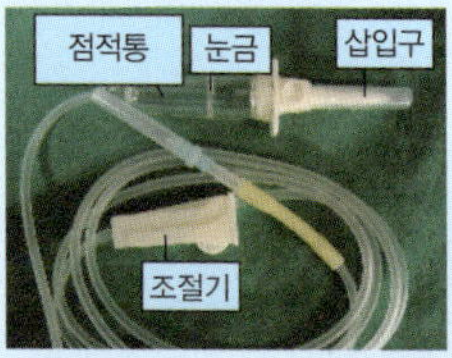

***혈관삽관용 관의 종류**

① 혈관카테터

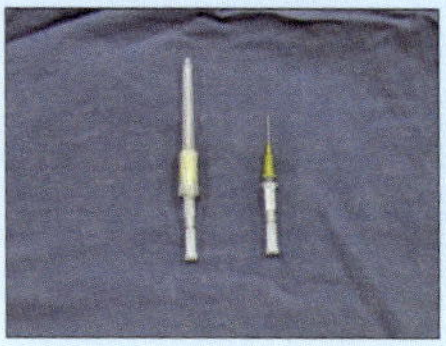

② 나비바늘

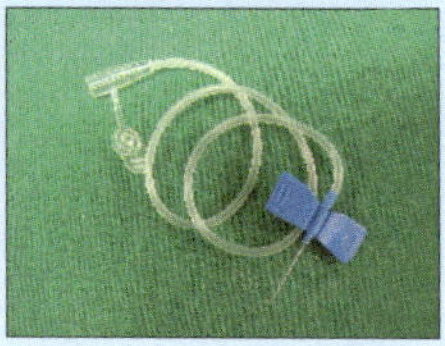

학습하기

시술 전 환자돌보기

1. 환자에게 자신을 소개하고 환자 이름을 확인한다.
2. 환자에게 정맥삽관에 대해 설명한다.
3. 환자를 편안하게 앉히거나 눕힌다.

시술 전 준비

4. 손을 깨끗이 씻거나 손소독을 한다.
5. 수액(병 혹은 백)의 종류와 용량을 처방전과 대조한다.
6. 수액의 유효기간, 변색, 혼탁, 이물질, 누수 유무 등을 확인한다.
7. 핀셋으로 적정량의 알코올솜과 소독거즈, 수액세트, 수액을 소독쟁반에 담는다.

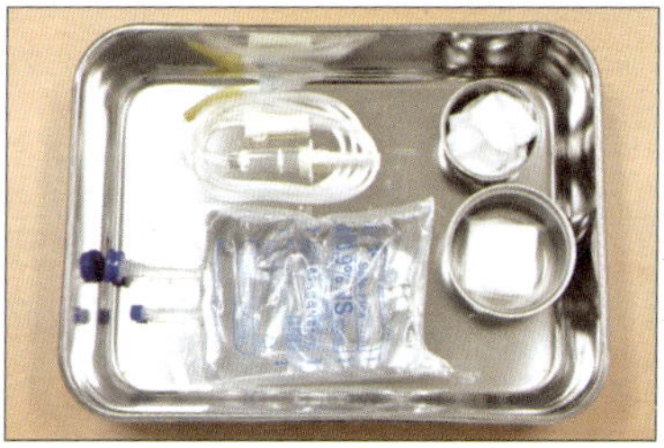

8. 수액의 주입구가 오염되지 않도록 주의하면서 주입구 덮개를 제거한다.
9. 수액세트를 뜯고, 수액세트의 조절기를 잠근다.
10. 수액세트의 삽입구가 오염되지 않도록 주의하면서 삽입구 덮

개를 제거한다.

11. 수액세트의 삽입구를 오염없이 수액의 주입구에 찔러 연결한다.

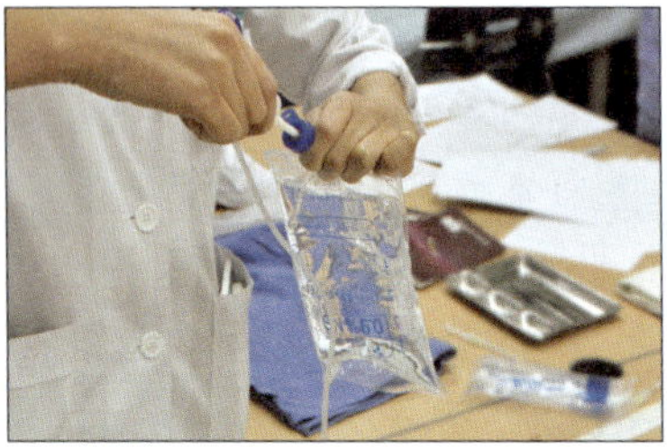

Tips! 수액이 플라스틱 백이면 주입구의 목 부분을 단단히 잡고 삽입; 유리병이면 병을 평평한 바닥에 바르게 놓고 삽입

12. 수액세트의 조절기가 잠긴상태에서 수액을 수액걸이대에 건다.
13. 수액세트의 점적통을 2~3회 눌러 수액을 점적통의 눈금(약 1/2)까지 채운다.
14. 주사바늘의 덮개를 벗기고 주사바늘이 연결된 관이 맨 아래쪽에 위치하도록 내리면서 주사바늘을 수액폐기용기 위에 두어 폐기되는 수액을 폐기용기에 받을 수 있도록 한다
15. 수액세트의 조절기를 완전히 열어 수액이 기포 없이 전체 주사관을 채우고 주사바늘을 통하여 나오는 것을 확인한다.
16. 수액세트의 조절기를 완전히 잠근다.

Tips! 방울주입구와 주사관 내의 기포는 완전히 제거하며, 주사바늘 덮개를 벗기지 않아도 공기가 제거되면 일부러 덮개를 벗길 필요 없음

17. 주사바늘의 덮개를 씌운다.

18. 수액을 걸이대에 걸고, 수액-걸이대를 환자의 주사할 팔 옆에 둔다.

19. 삽관 전 자세잡기

❶ 환자의 삽관할 팔은 소매를 걷어 올려서 채혈할 부위를 충분히 노출시킨다.

❷ 환자가 삽관할 팔을 쭉 펴게 하고, 팔꿈치를 받침대로 받쳐 기본자세를 잡아준다.

> **Tips!** 기본자세는 어깨에서 손목아래까지 직선으로 경사져 내려가는 하향자세

❸ 삽관할 부위(팔오금)에서 위쪽으로 충분한 거리(약 10cm 상부)를 두고 압박대를 묶는다.

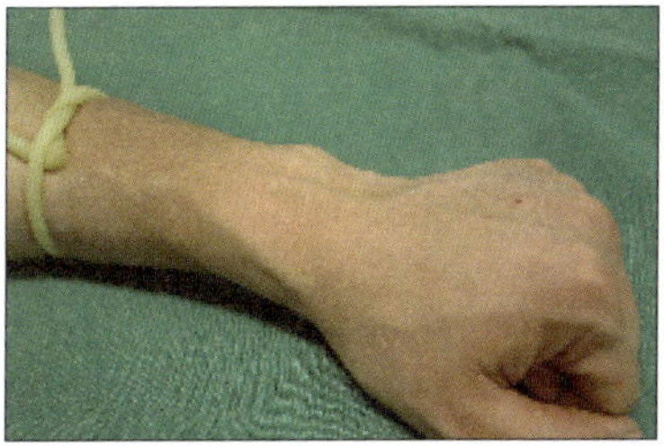

> **Tips!** 압박대 외에도 고무밴드를 사용하는 방법도 연습;
> 압박대는 정맥혈류만 차단할 정도로 조임(동맥의 맥박은 촉지); 3분 이상 지속하지 말 것

❹ 눈으로 보고 손끝으로 만지면서 삽관할 정맥을 찾는다. 팔오금에서 적당한 혈관이 없으면 손등에서 찾는다.

> **Tips!** 손쉬운 삽관을 위해서는 곧고 선명한 혈관을 선택

❺ 삽관할 부위를 확인 후 압박대를 제거한다.

20. 주사 방법

❶ 소독장갑을 착용한다.

❷ 소독을 하기 전에 조금 차가울 수 있음을 미리 알린다.

❸ 핀셋으로 알콜솜을 집어 채혈부위의 가운데를 지그시 누른 후 바깥쪽으로 점점 큰 원을 그리는 방식으로 소독한다. 소독은 2-3회 혹은 깨끗해질 때까지 한다.

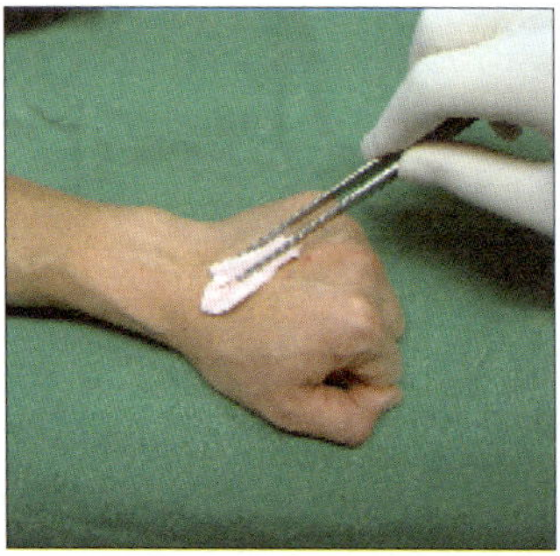

❹ 알코올이 마를 때까지 기다린다.

> **Tips!** 빨리 말리기 위하여 알코올을 닦아내거나 입으로 불지 않도록 함

❺ 환자에게 주먹을 꽉 쥐도록 요청하고, 이전의 위치에 압박대를 다시 묶는다.

❻ 왼손 엄지로 채혈부위 2~3cm 아래쪽 피부를 약간 누르면서 당겨 정맥을 고정시킨다.

❼ 주사바늘을 찌르기 전에 환자가 움직이지 않도록 "조금 따끔 합니다~." 라고 말해준다.

❽ 주사바늘의 경사면이 위를 향한 상태에서 피부면과 약 15° 로 피부를 부드럽게 찌른다.

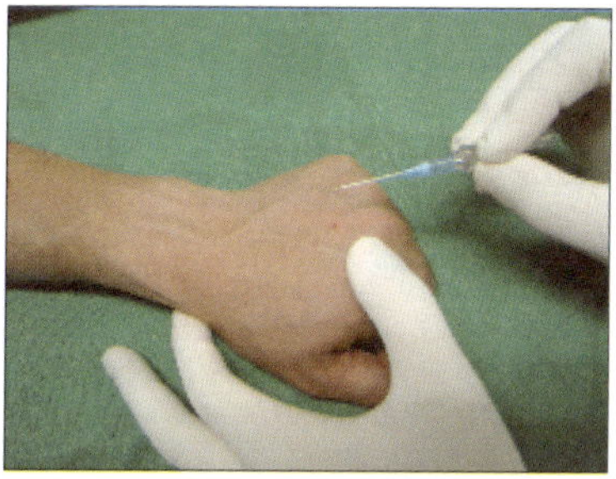

Tips! 얇은 피부는 주사바늘 각도를 15° 보다 눕히고, 두꺼운 피부는 각도를 더 세워서 찌름

❾ 주사바늘을 정맥 방향으로 조심스레 전진시키면서 카테터 끝(혈액유입공간)에 혈액이 차는지 확인한다.

❿ 카테터 끝에서 혈액이 보이면 오른손은 주사바늘은 잡고 각도를 약간 낮춘 상태에서 유지하고, 왼손의 엄지로 카테터만 정맥 방향으로 약 5mm 더 밀어 넣는다.

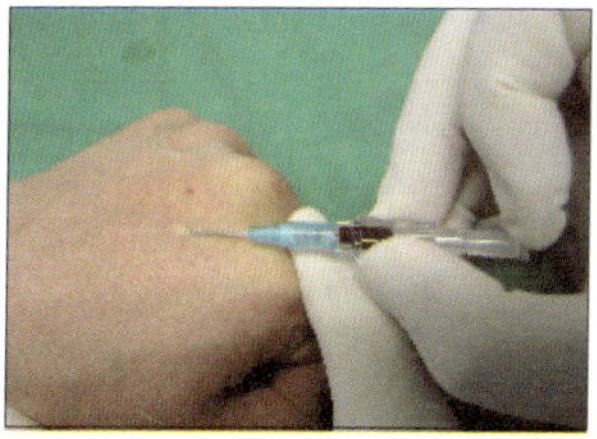

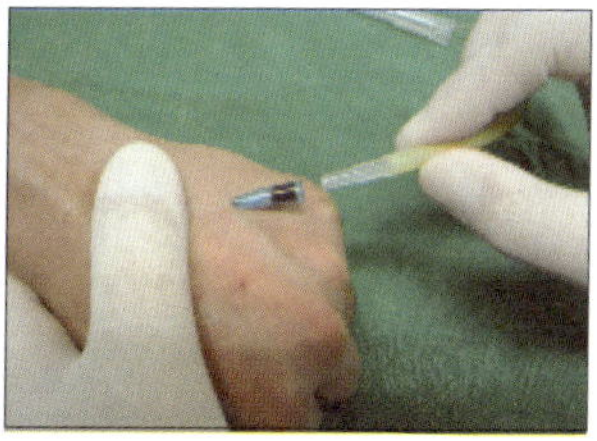

Tips! 주사바늘을 계속 전진시켜도 혈액이 나오지 않으면 알코올 솜으로 지그시 누르면서 주사바늘을 빼내고, 지혈을 확인한 다음 다른 부위의 정맥을 찾아서 다시 시행

⑪ 카테터 끝을 누른 상태에서 주사바늘을 뽑고, 압박대를 푼다.

⑫ 수액세트 끝의 덮개(혹은 주사바늘)을 무균적으로 제거한 다음 카테터의 끝에 연결하고 조인다.

⑬ 수액세트의 조절기를 적절히 열어 수액이 잘 주입되는지 확인한다.

Tips! 조절기를 완전히 열어도 수액이 잘 들어가지 않거나 혈관 주위가 부풀어 오르면 카테터를 빼내고 그 부위를 충분히 압박한 다음 새로운 부위에서 새 주사바늘로 시행

⑭ 조절기를 조절하여 수액의 주입속도를 투여량에 맞게 조절한다.

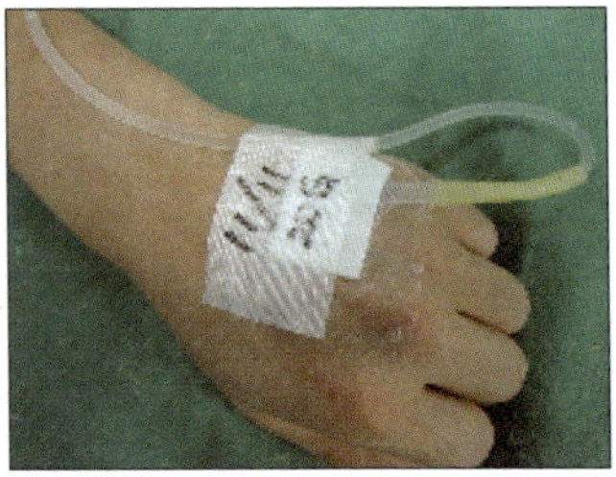

Tips!

주입속도를 조절하는 방법

① 수액세트는 일반적으로 15 방울을 1mL로 계산

② Flowmeter를 이용

③ 주입펌프를 이용 (가장 정확)

⑮ 주사 부위의 물기나 혈액을 소독거즈로 깨끗하게 닦아낸다.

⑯ 반창고를 사용하여 카테터를 단단하게 고정한다.

Tips! 고정하는 반창고는 관찰이 가능한 투명한 것을 권장. 반창고를 카테터의 아래에 집어넣고 'X'자 모양으로 카테터를 피부에 고정

⑰ 주사관이 빠지지 않게 주사관을 180°로 돌린 후 반창고로

한 번 더 고정한다.

⑱ 수액이 잘 들어가는지, 팔이 붓지 않는지, 통증은 없는지 확인한다.

⑲ 주사부위에 카테터 거치 날짜와 바늘 굵기를 적는다.

⑳ 수액용기에 환자이름, 수액 종류와 용량(주입속도) 등을 기록한 라벨을 부착한다.

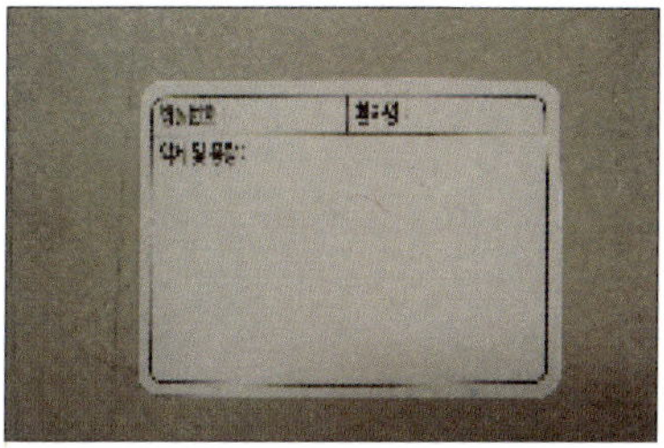

주사 후 마무리

21. 환자에게 정맥삽관이 끝났음을 알린다.
22. 수액이 잘 들어가지 않거나, 팔이 붓거나, 혈액이 보이거나, 불편한 점이 있으면 연락하도록 말한다.
23. 환자에게 검사의 결과에 대해 설명한다.
24. 주사바늘은 주사바늘 전용폐기통에, 다른 것은 의료용 폐기통에 버린다.

Check Point

▶ 체크 포인트를 확인하면서 학습한 내용을 실습하여 보세요.

▶ 기본적 술기를 익히기 위해서는 최소 3회 이상의 실습이 필요합니다.

번호	Check Point	스스로 평가하기		
		1회	2회	3회
1	자신을 소개하고 환자 이름을 확인하였는가?			
2	시행할 시술에 대하여 설명하였는가?			
3	손을 깨끗이 씻거나 손소독을 하였는가?			
4	알코올솜, 소독거즈, 수액세트, 수액을 소독쟁반에 담았는가?			
5	수액세트의 삽입구를 오염 없이 수액용기의 주입구에 연결하였는가?			
6	수액세트의 점적통을 눌러 수액을 점적통의 눈금까지 채웠는가?			
7	조절기를 열어 점적통과 주사관의 공기를 적절히 제거하였는가?			
8	공기제거 후 조절기를 잠그고, 수액세트 끝을 덮개로 씌어두었는가?			
9	수액병을 수액걸이대에 걸고 환자의 주사할 팔 옆에 두었는가?			
10	압박대를 묶고 삽관이 가능한 정맥을 확인하였는가?			
11	삽관할 정맥을 확인한 후 바로 압박대를 풀었는가?			
12	소독방법은 적절하였는가?			
13	삽관 부위 상부에 압박대를 다시 감았는가?			
14	다른 손으로 주사 부위의 피부를 살짝 당기면서 지지하였는가?			
15	피부를 찌를 때 주사바늘의 경사면이 위로 향하였는가?			
16	주사바늘과 피부의 각도를 너무 높지 않게(약 15°) 찔렀는가?			
17	혈액이 카데터로 나오는 것을 확인한 후 카데터만 더 전진시켰는가?			
18	카데터 끝을 누른 상태에서 주사바늘을 뽑고, 압박대를 풀었는가?			
19	카데터 끝과 수액관을 오염 없이 연결하였는가?			
20	수액이 주입되는지 확인한 후 조절기로 주입속도를 조절하였는가?			
21	주사 부위의 물기를 닦아낸 다음 카데터를 올바르게 고정하였는가?			
22	주입속도, 붓기, 불편함이 있는지 확인하였는가?			
23	결과에 대하여 설명하였는가?			
24	폐기물 처리 및 정리를 적절하게 하였는가?			

정맥혈 채혈

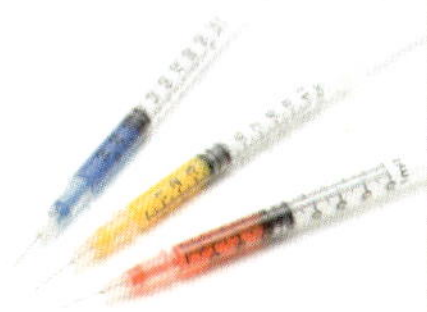

하정숙 · 계명의대 진단검사의학교실

학습목표

1. 팔오금부위에서 정맥혈을 채혈할 수 있다.
2. 채혈의 목적에 맞는 정맥을 찾아서 선택할 수 있다.

적 용

1. 일반 혈액검사(혈구수, 혈액성분, 면역, 혈액응고, 혈액형, 염색체, HLA typing 등)
2. 혈액배양
3. 수혈을 위한 검사

금 기

1. 채혈할 부위에 감염이나 피부질환이 있는 경우
2. 채혈할 부위에 동맥경화가 있어 혈류가 차단된 경우

주 의 점

1. 채혈용기는 검사목적에 따라 다양한 형태가 있으므로 검사목적에 맞는 것을 선택한다.
2. 제시된 채혈관에 따라 혈액을 담는 조작을 따로 숙지한다.
   진공 채혈관(EDTA 등)
   빈 시험관
   실리콘코팅 유리시험관
   Double oxalate 채혈관

준 비 물

채혈실습모형, 주사기(3~10mL), 압박대, 알코올솜, 핀셋, 장갑, 채혈관, 손목띠(환자인식용), 시험관대(rack), 라벨지, 주사바늘전용 폐기통, 의료용 폐기통(주황색봉지), 팔꿈치 받침대, 소독거즈, 밴드, (반창고, 가위)

학습하기

시술 전 환자돌보기

1. 환자에게 자신을 소개하고 환자 이름을 확인한다.
2. 정맥 채혈에 대해 환자에게 설명한다.
3. 환자는 앉거나 누운 자세를 취하게 하고, 불안해하지 않도록 한다.

> **Tips!** 학생의사는 가운단추(소매 등)가 잠겼는지, 방해요소(머리카락, 넥타이 등)를 점검

시술 전 준비

4. 손을 깨끗이 씻거나 손 소독을 한다.
5. 자세잡기

❶ 채혈할 팔의 소매를 걷어 올려서 채혈할 부위를 충분히 노출시킨다.

> **Tips!** 사전에 이유를 설명한 후 환자가 직접 소매를 걷는 경우에는 옆에서 도움

❷ 채혈할 팔을 쭉 펴게 하고, 받침대로 팔꿈치를 받쳐 채혈할

기본자세를 잡아준다.

> **Tips!** 어깨부터 손목아래까지 직선으로 경사져 내려가는 하향자세 (정맥삽관에서 참조)

6. 혈관 선택

❶ 채혈할 부위(예: 팔오금)에서 위쪽으로 충분한 거리(8~ 10cm 위)에 압박대를 묶는다.

> **Tips!** 압박대는 정맥혈류를 차단할 정도로 조임; 혈류차단은 1분 이상 지속되지 않게

❷ 채혈할 부위에서 눈으로 보고 손끝으로 만지면서 채혈할 정맥을 찾는다.

❸ 곧고 선명한 혈관을 선택한다. 잘 보이지 않으면 주먹을 쥐게 하거나 혈관 부위를 가볍게 두드린다.

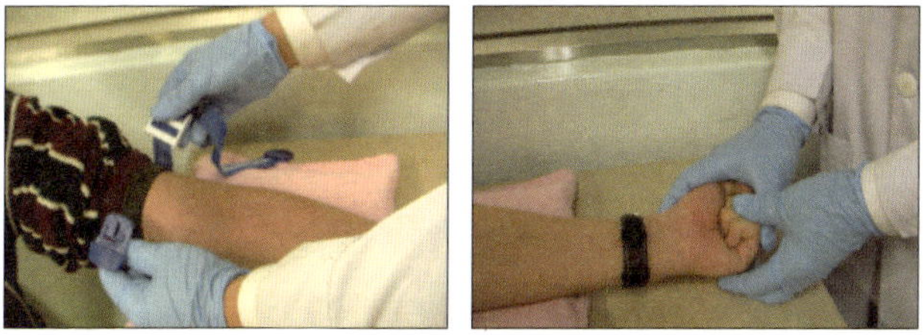

> **Tips!** **팔오금의 주 채혈혈관** :
> 정중주정맥(median cubital v.),
> 노쪽피부정맥(cephalic v.),
> 자쪽피부정맥(basilic v.)

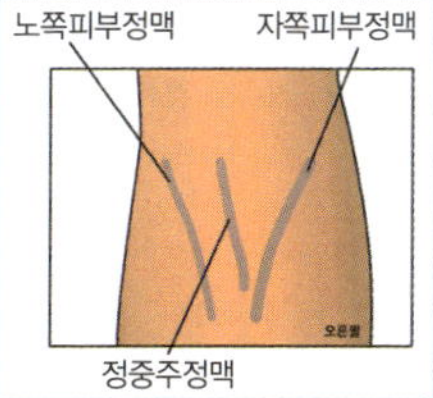

❹ 팔오금에서 적당한 혈관을 못 찾을 경우 손등에서 찾는다.

❺ 묶어둔 압박대를 푼다.

7. 채혈 부위 소독

❶ 핀셋으로 알코올솜을 집어 채혈 부위의 중앙을 지그시 누른 후 바깥쪽으로 점점 큰 원을 그리면서 소독한다. 소독은 2~3회 혹은 깨끗해질 때까지 한다.

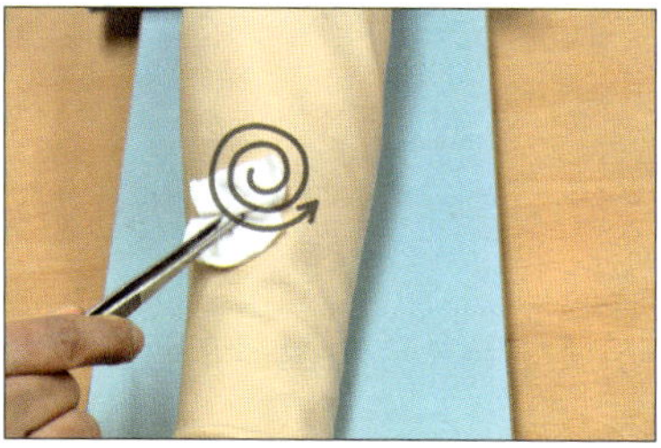

❷ 채혈 부위의 알코올이 마를 때까지 기다린다.

Tips! 빨리 말리기 위하여 알코올을 닦아내거나 입으로 불지 말 것

8. 알코올이 마를 동안 채혈할 주사기를 준비한다. 멸균된 주사기의 겉포장을 벗기고 주사바늘을 조인 다음, 내관(plunger)을 1~2회 앞뒤로 밀고 당겨 부드럽게 해둔다.

Tips!
- 주사바늘을 조일 때 경사면이 주사기의 눈금 부분과 일치하도록 해두면 채혈에 편리
- 진공채혈관을 사용하는 경우 홀더에 주사바늘을 단단하게 끼워 조립

시술 방법

9. 소독장갑을 착용한다.
10. 압박대를 이전의 위치에 다시 묶고, 환자에게 주먹을 쥐도록 요청한다.
11. 왼손 엄지로 채혈부위 2~3cm 아래쪽 피부를 약간 누르면서 당겨 채혈할 정맥이 움직이지 않게 한다.
12. 피부를 찌르기 전에 환자가 움직이지 않도록 "조금 따끔합니다." 라고 말한다.
13. 주사바늘의 경사면이 위를 향한 상태에서 주사바늘 각도가 약 15° 되게 세워서 피부를 부드럽게 찌른다.

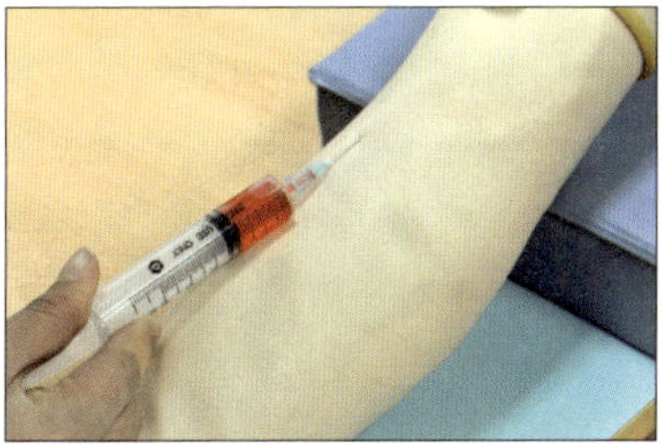

Tips! 얇은 피부는 주사바늘 각도를 상대적으로 눕힘; 두꺼운 피부는 각도를 상대적으로 세움

14. 주사바늘이 정맥 안에 들어가면 주사기 내관을 약간 당기면서(음압) 주사바늘을 약간 들어 올려(주사기 각도는 약간 작아짐) 정맥의 주행방향으로 약 5mm 더 밀어 넣는다.
15. 주사기 내관을 당겨 혈액이 주사기로 유입되는 것이 확인되면, 오른손은 주사기를 잘 지지하면서 왼손으로 압박대를 푼다.

16. 왼손으로는 주사기를 고정하고, 오른손으로 적당한 속도로 주사기 내관을 뒤로 당겨 필요한 양만큼 채혈한다.

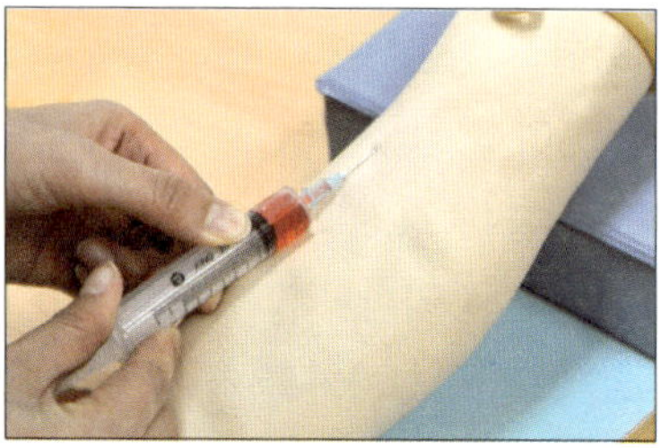

Tips! 채혈량을 관찰하면서 적당한 속도 유지; 너무 빨리 당기면 혈관 허탈로 채혈 불가능; 너무 천천히 당기면 채혈 중 혈액응고 가능성

17. 채혈이 끝나면 바늘끝 부분에 알코올솜(혹은 소독거즈)을 대고 살짝 누르면서 주사바늘을 부드럽게 뺀다.

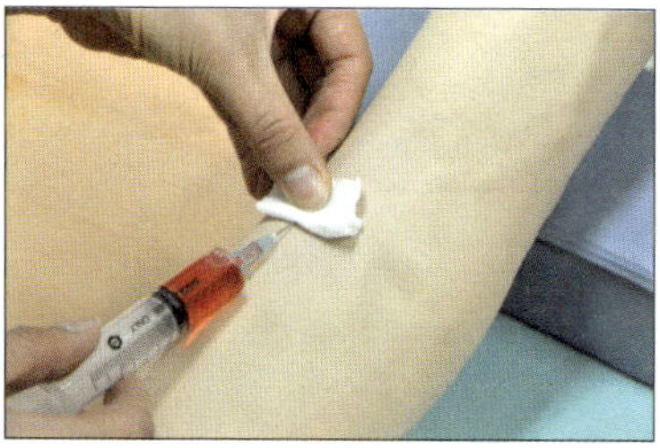

Tips! 진공채혈관의 경우 마지막 채혈관을 홀더에서 뺀 다음 주사바늘을 빼야 함

18. 환자에게 완전히 지혈될 때(3~5분)까지 압박만 하도록 요청한다.

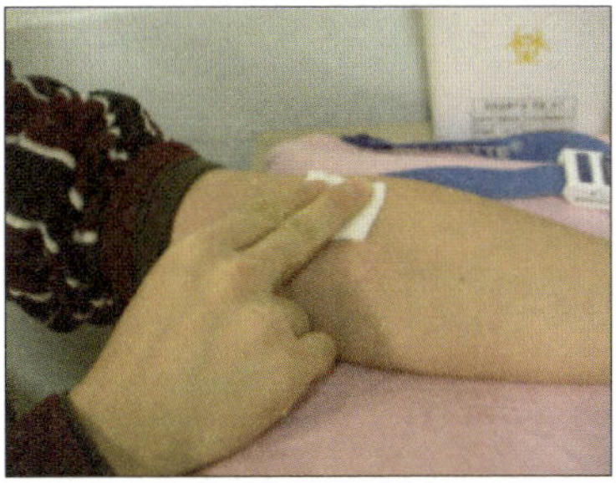

Tips! 문지르거나 팔을 굽히지 않도록 함; 거즈를 대고 밴드로 압박하는 경우는 15분 이상 압박

19. 주사바늘은 주사바늘전용 폐기통의 주입구에 바늘을 걸어서 제거한다.

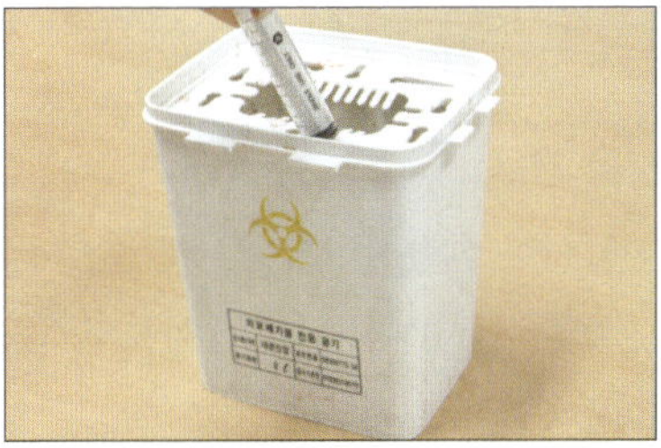

Tips!
- 사용한 주사바늘은 다시 뚜껑을 씌우지 않음
- 진공채혈관을 이용한 경우는 주사바늘을 폐기통의 주입구에 넣고 돌려 홀더에서 분리

20. 주사바늘이 제거된 주사기 출구를 채혈관의 벽면에 대고 벽면을 따라 부드럽게 혈액을 주입한다.
21. 항응고제가 포함된 채혈관에 채혈한 경우 혈액이 항응고제와 잘 섞이도록 채혈관을 위아래로 약 10회 반복해서 뒤집어 준다.

22. 라벨지에 환자의 일련번호와 이름을 적어 채혈관에 붙이고, 채혈관대에 차례대로 세워둔다.
23. 채혈부위가 지혈이 되었는지 확인한 후 밴드를 붙인다.

시술 후 마무리

24. 환자에게 채혈이 끝났음을 알린다.
25. 환자에게 검사의 결과를 설명한다.
26. 장갑을 벗어서 주사기 및 다른 배출물과 함께 의료용 폐기통에 버린다.

자세히 알아보기

채혈이 되지 않을 경우

① 주사바늘을 서서히 전진시키거나 내관을 약간 당긴 상태(약한 음압)에서 주사바늘을 서서히 뒤로 뽑아보다가 혈액이 잘 유입되는 위치에서 주사바늘을 고정하고 채혈

② 주사바늘의 위치를 수정해야 할 때는 조직손상을 막기 위해 반드시 바늘이 피부 아래까지 빠져나온 상태에서 수정된 방향으로 다시 찔러야 함

③ 주사바늘이 피부 밖으로 빠져 나온 경우 새로운 주사바늘을 끼워서 처음부터 다시 채혈을 시도

Check Point

▶ 체크 포인트를 확인하면서 학습한 내용을 실습하여 보세요.

▶ 기본적 술기를 익히기 위해서는 최소 3회 이상의 실습이 필요합니다.

번호	Check Point	스스로 평가하기		
		1회	2회	3회
1	자신을 소개하고 환자 이름을 확인하였는가?			
2	정맥채혈에 대해 설명하였는가?			
3	손을 깨끗이 씻거나 손소독을 하였는가?			
4	압박대를 묶고 채혈 가능한 정맥을 확인하였는가?			
5	채혈할 정맥을 확인한 후 바로 압박대를 풀었는가?			
6	채혈할 부위를 소독하였는가?			
7	주사기를 개봉하고 내관을 2~3회 왕복하여 두었는가?			
8	장갑을 착용하였는가?			
9	채혈을 하기 위해 이전 위치에 압박대를 다시 감았는가?			
10	한 손으로 천자할 부위의 아래쪽 피부를 살짝 아래로 당겼는가?			
11	피부를 찌를 때 주사바늘의 경사면이 위로 향하였는가?			
12	주사바늘과 피부면의 각도가 적절하게(약 15°) 찔렀는가?			
13	주사기에 혈액유입을 확인한 후 바로 압박대를 풀었는가?			
14	알코올솜(거즈)로 채혈부위를 가볍게 누르면서 주사바늘을 뺐는가?			
15	주사바늘을 뺀 후 환자에게 3~5분 압박하도록 요청하였는가?			
16	채혈용기에 혈액을 적절한 방법으로 주입하였는가?			
17	혈액을 주입한 후 채혈용기를 위아래로 약 10회 섞어주었는가?			
18	주사바늘은 전용 폐기통을 이용하여 제거하였는가?			
19	환자이름을 표기한 라벨지를 채혈용기에 부착하였는가?			
20	채혈이 끝났음을 알리고 결과를 설명하였는가?			
21	주사기, 솜 등 폐기물은 의료용 폐기통에 버리고 정리를 하였는가?			

자세히 알아보기

1. 채혈하기 전 검사의뢰서와 환자 확인

a) 검사의뢰서는 서면이나 OCS(order communication system)을 통해 전달된다. 의사는 환자의 인적사항, 날짜/시간, 병동/병실, 특이사항을 확인한 후 검사항목에 따라 채혈할 시간과 방법, 양을 결정한다.

b) 환자에게 물어보거나 침상의 환자표식, 환자 팔에 부착된 명찰을 통하여 검사의뢰서에 기술된 인적사항과 일치하는지 확인한다.

c) 환자 주변에 표시된 임상상태(금식, 왼팔 채혈금지, 내성균보유 환자 등)를 확인하고, 채혈에 참고한다.

2. 채혈을 위한 준비

a) 신속하고 정확한 채혈을 위해서는 채혈 전에 필요한 도구들을 빠짐없이 챙겨야한다(준비물 참조)

b) 검사목적에 따라 항응고제 및 채혈용기, 주사기와 주사바늘의 크기 등을 선택한다.

c) 진공채혈관은 유효기간을 확인한다.

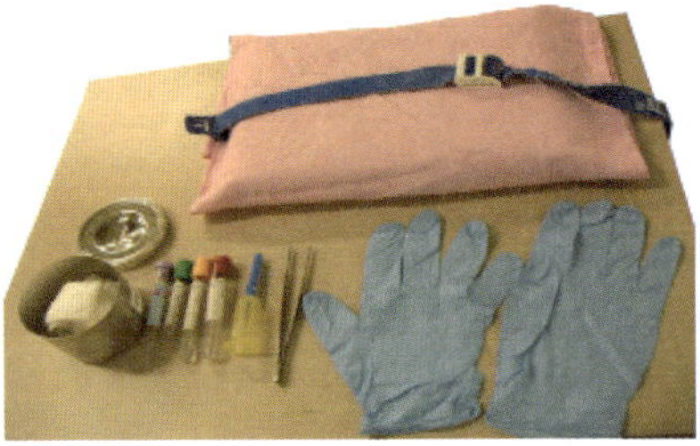

3. 주요 항응고제

a) Heparin : ammonia, HLA, karyotyping 등

b) EDTA : 혈구수 측정(CBC), 혈소판기능검사, 말초혈액도말검사 등

c) Citrate : 혈액응고검사(PT/aPTT), 혈액응고인자검사 등

d) 항응고제를 첨가하지 않는 경우 : 혈청을 필요로 하는 모든 검사(일반화학검사, 면역검사 등)

4. 진공채혈관

a) 진공채혈관으로 채혈할 때는 주사바늘이 완전히 정맥에 들어간 것을 확인한 후 진공채혈관을 홀더 안쪽으로 끼우고, 더 이상 혈액이 나오지 않을 때까지(진공이 소진) 채혈한다.

b) 여러 개의 시험관에 채혈해야할 경우 진공채혈관의 뚜껑색이 '빨남노녹보회'인 순서로 진공채혈관을 홀더에 찔러 넣어 채혈하고 진공채혈관을 홀더에서 뺀 후 반드시 10회 정도 위아래로 부드럽게 뒤집어서 항응고제와 섞는다.

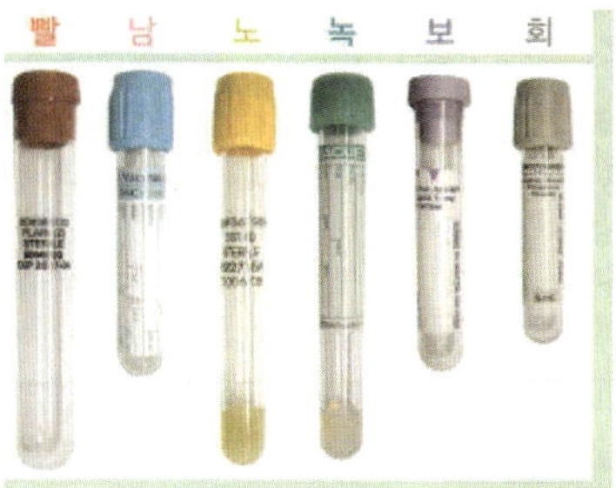

• 빨강 : 무항응고제 • 남색 : sodium citrate (구연산나트륨)
• 노랑 : ACD(acid citrate dextrose) • 녹색 : 헤파린
• 보라 : EDTA • 회색 : sodium flouride(불화나트륨)

동맥혈 채혈

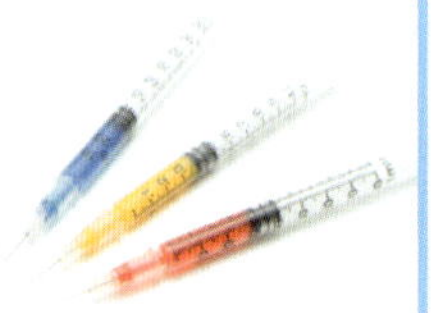

하정숙 · 계명의대 진단검사의학교실

학습목표

1. 동맥혈을 오염 없이 채혈할 수 있다.
2. 곁순환 검사를 시행할 수 있다.

적 용

1. 호흡곤란 환자의 상태를 확인할 경우
2. 기계적 환기요법 또는 산소요법의 치료효과를 확인할 경우
3. 심폐소생술 시 환자의 산-염기불균형 및 산소공급을 확인할 경우
4. 의식장애 환자의 원인을 확인할 경우

금 기

1. 곁순환 장애가 있는 경우
2. 혈액응고 장애가 있는 경우
3. 채혈부위에 감염, 부종, 창상 등이 있는 경우

주 의 점

1. 노동맥을 이용한 동맥혈채혈 시 곁순환 검사를 반드시 시행한다.
2. 헤파린 처리한 후 주사기의 바늘을 교환한다.
3. 채혈 후 채혈 부위는 문지르지 말고 5분 이상 압박만 하도록 요청한다.
4. 채혈한 주사기는 즉시 공기를 완전히 제거하고 바늘 끝을 고무마개로 막는다.

준 비 물

동맥혈채혈모형, 소독쟁반, 긴 집게와 집게꽂이, 집게, 3mL 주사기, 23~25G 주사바늘, 고무마개, 소독장갑, 손목지지대, 손목띠, 소독솜통, 거즈통, 헤파린병, 라벨용지, 주사바늘 전용폐기통, 의료용 폐기통

학습하기

진채혈 전 환자돌보기

1. 환자에게 자신을 소개하고 환자의 이름을 확인한다.
2. 환자에게 동맥에서 채혈하겠다고 말하고, 채혈의 목적, 채혈량, 주의점 등을 설명한다.
3. 불안해하는 환자를 안정시킨다.
4. 환자가 앉거나 누운 자세에서 편안하게 있도록 한다.
5. 환자의 소매를 충분히 걷어 노동맥이 잘 들어나도록 한다.

Tips! 동맥채혈 혈관 : 노동맥이 가장 많이 쓰임. 그 외에 위팔동맥, 넙다리동맥에서 채혈

곁순환 검사 시행

6. 손을 깨끗이 씻거나 손소독을 한다.
7. 양손의 엄지를 사용하여 채혈할 손목의 양쪽 동맥(노동맥과 자동맥) 부위를 세게 눌러 혈류를 막는다.

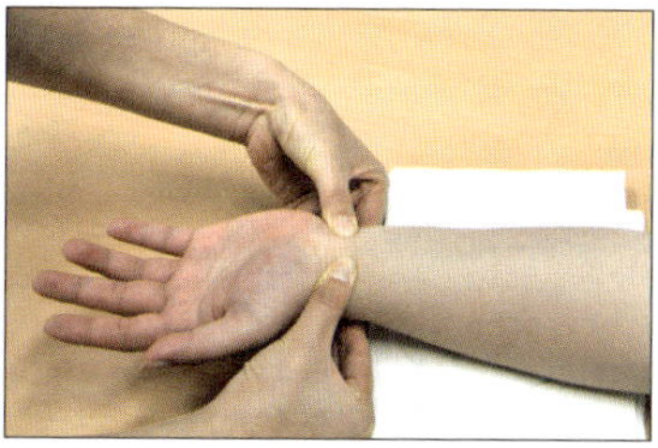

8. 환자에게 주먹을 2~3회 쥐었다 펴게 한다.

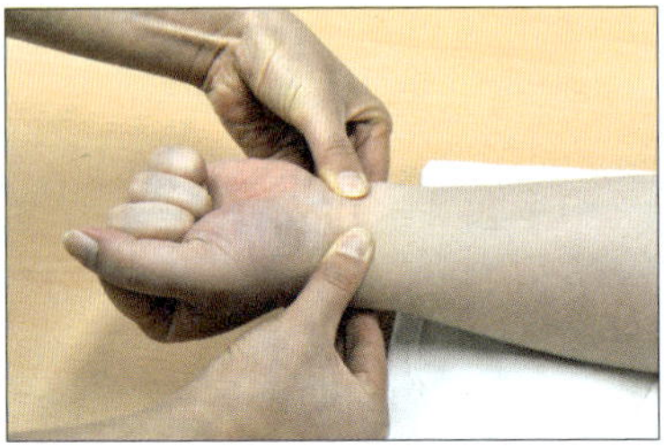

9. 손바닥이 창백해진 것을 확인한 후 자동맥의 압박을 천천히 풀면서 결순환에 의해 15초 이내에 손바닥이 붉게 변하는 지 관찰한다.

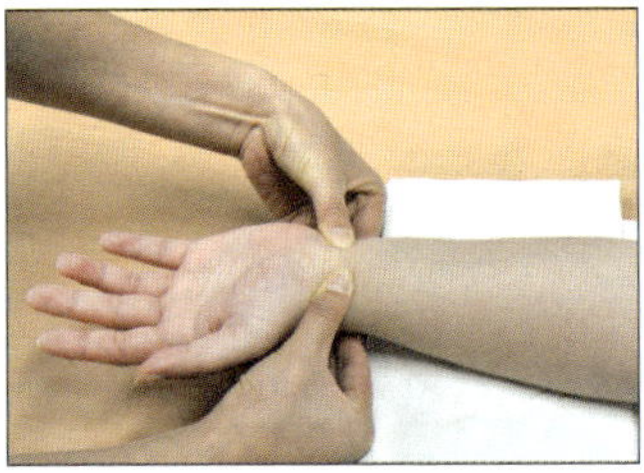

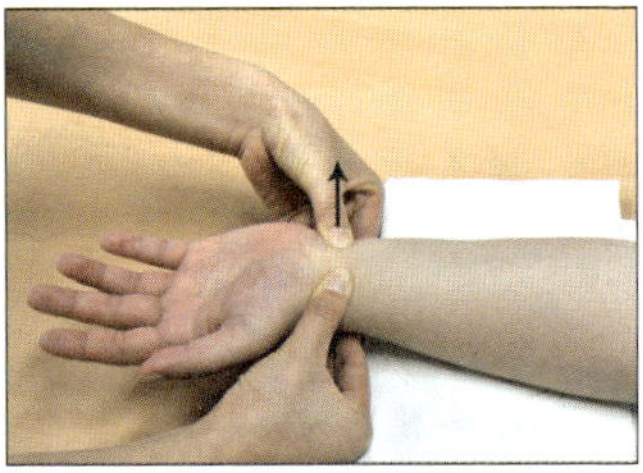

10. 손목받침대를 이용하여 손목을 젖힌 후 반창고로 고정한다.

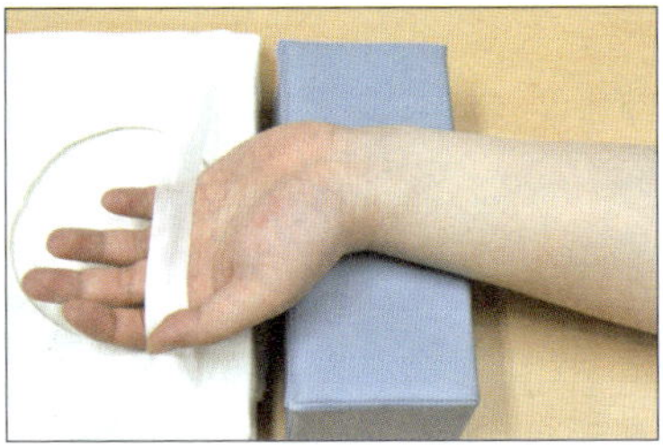

시술 전 준비

11. 긴 집게로 소독솜, 소독거즈, 집게를 집어서 오염 없이 소독쟁반에 담는다.
12. 3mL 주사기와 주사바늘, 고무마개를 오염 없이 소독쟁반에 담는다.
13. 소독장갑을 무균적으로 착용한다.
14. 주변 사람에게 헤파린병을 들게 한 후 집게로 소독솜을 집어 헤파린병 입구를 소독한다.
15. 헤파린병을 거꾸로 한 상태에서 3mL 주사기로 헤파린 0.5mL를 뽑아낸다.

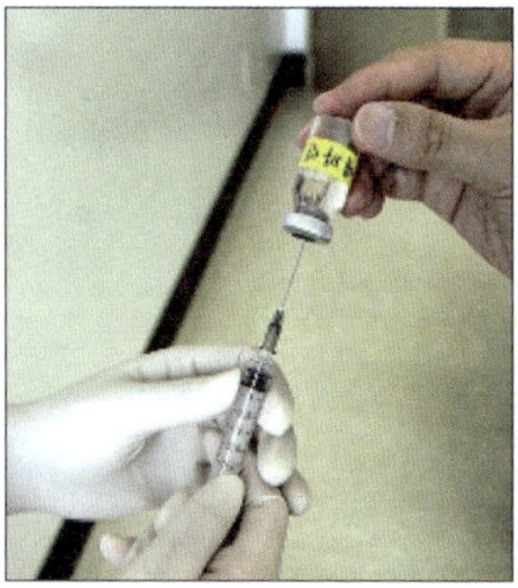

16. 주사바늘을 위로 한 상태에서 주사기 내관을 최대한 당긴 후 다시 주사기 끝까지 밀어 올린다.

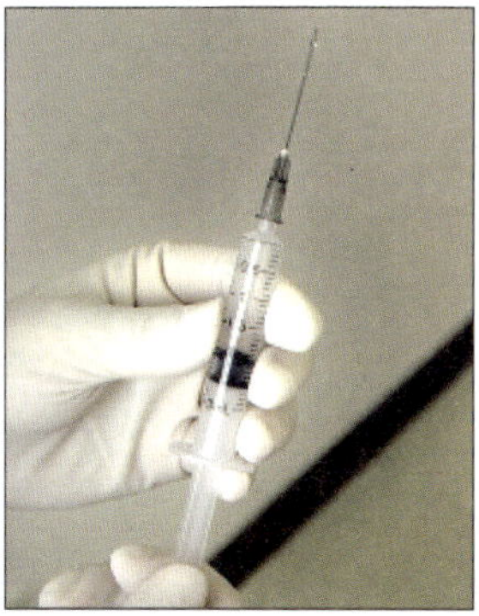

Tips!

주사기 내벽에 헤파린이 골고루 발리게 한 후 공기와 남은 헤파린은 제거

17. 주사바늘을 교환한다.

시술과정

18. 환자의 노동맥 부위를 왼쪽 2번 손가락으로 촉진하여 맥박이 가장 분명한 곳을 찾은 다음, 이를 기점으로 다시 위와 아래로 촉진하여 노동맥의 진행방향을 확인한다.
19. 집게로 소독솜을 집어 천자할 부위를 안에서 바깥쪽으로 원을 그리며 소독한다.

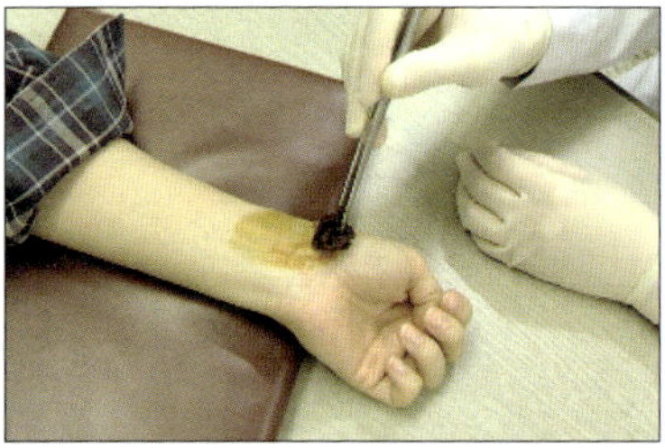

20. 다른 소독솜을 집어 채혈부위를 촉진할 검사자의 2번 왼쪽 손가락 끝을 소독한다.

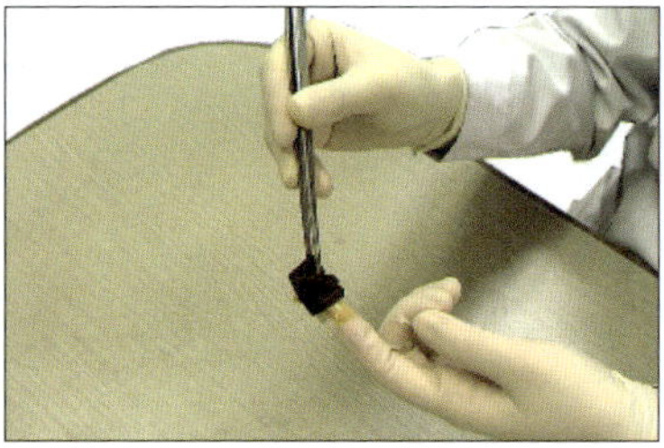

21. 소독한 왼쪽 손가락 끝으로 촉진하여 맥박이 가장 강한 부위를 확인한 다음, 이 지점보다 5~10mm 위에 손가락을 고정시킨다.

22. 오른손으로 주사기를 펜을 잡듯이 쥐고 주사바늘의 경사면이 위로 향하도록 하여 30~45°로 접근시킨다.

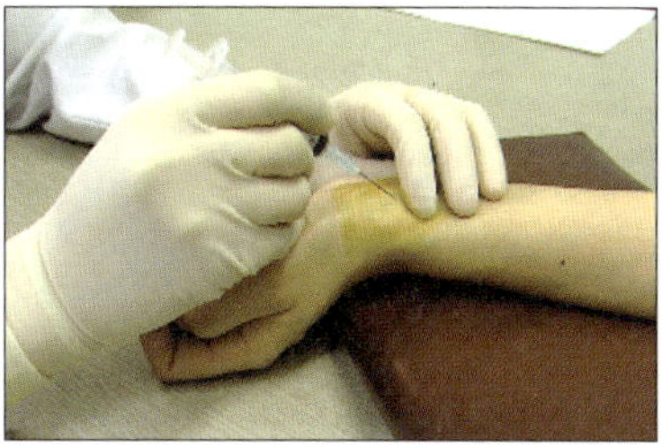

Tips! 학생의사가 시술하기 편한 각도로 접근(너무 낮은 각도는 지양)
넙다리동맥에서 채혈할 경우에는 90°에 가깝게 접근

23. 찌르기 직전 환자에게 "따끔 합니다." 라고 말하여 움직이지 않도록 한다.

24. 촉지하고 있던 손가락 끝보다 5~10mm 아래의 맥박이 가장 강했던 부위의 피부를 찌른 다음, 혈액이 주사기 안으로 들어올 때까지 주사바늘을 서서히 전진시킨다.

25. 주사바늘이 동맥혈관에 들어가면 주사바늘과 주사기 연결부위(hub, 허브)에 피가 맺히면서 주사기의 내관이 저절로 뒤로 밀리게 된다. 주사기를 그대로 고정한 상태에서 필요한 양만큼 채혈한다.

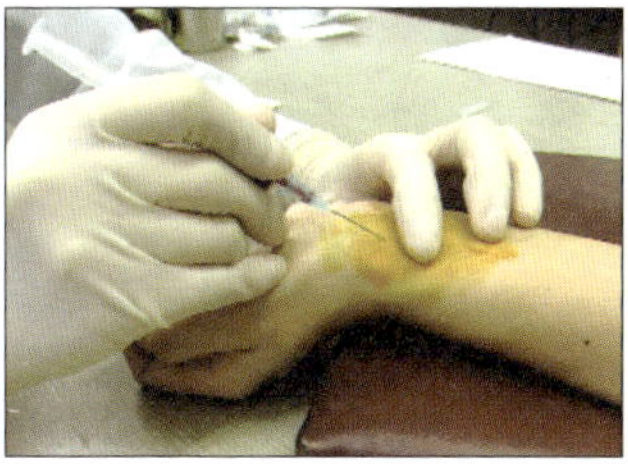

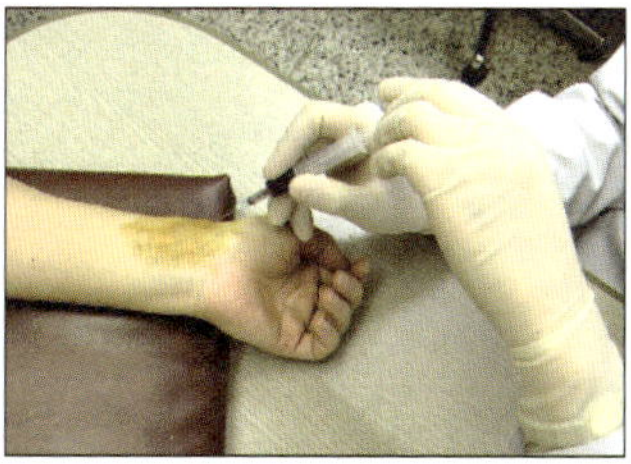

Tips!

- 플런저를 당기면서 채혈하지 말 것
- 깊은 위치에서도 채혈이 안되면 주사바늘을 서서히 빼보다가 도중에 혈액이 나오면 그 상태에서 채혈
- 주사바늘이 피부 아래까지 도달하면 혈관을 확인하고 주사바늘의 방향을 수정하여 다시 전진
- 주사바늘이 피부 밖으로 빠져 나온 경우에는 주사기를 교체하여 다른 부위(같은 혈관에서는 위쪽, 또는 반대쪽 노동맥)에서 다시 채혈

26. 채혈이 끝나면 채혈 부위에 소독거즈를 대고 압박과 동시에 주사바늘을 뒤로 뺀다.
27. 환자나 보호자에게 5분간 문지르지 말고 눌러서 지혈할 것을 요청한다.
28. 즉시 주사바늘을 위로 향하게 한 후 주사기 벽을 톡톡 쳐서 공기를 위로 올린 다음 주사기 내관을 조심스레 밀어 주사기로부터 공기를 완전히 빼낸다.

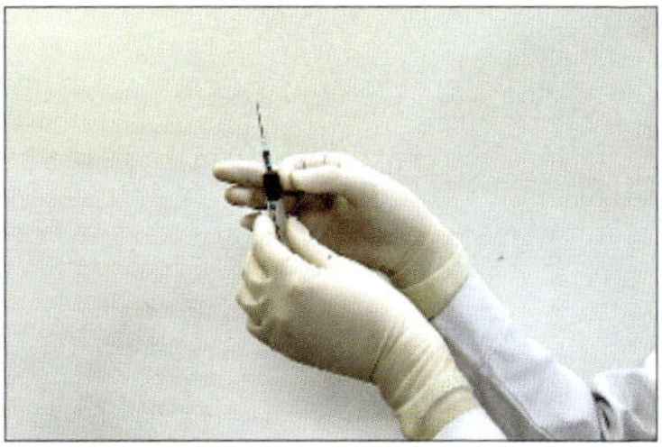

29. 공기가 들어가지 않도록 주사바늘을 고무마개에 적당한 깊이로 꽂아 봉인한 다음, 주사기에 기록사항을 적은 라벨용지를 붙인다.

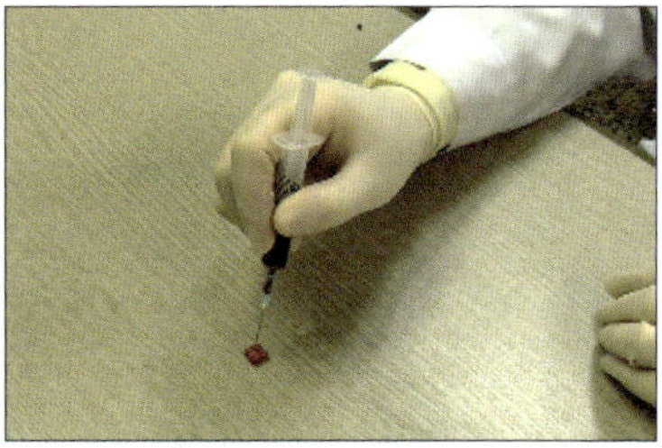

30. 채혈 부위에 혈종이나 출혈이 있는지 확인한 후 밴드를 붙인다.

시술 후 마무리

31. 환자에게 채혈이 끝났음을 알린다.
32. 채혈한 주사기는 운반용기에 담은 후 도우미에게 즉시 검사실에 보내줄 것을 요청한다.

> **Tips!**
> - 15분 내에 검사실로 보낼 수 있다면 검체를 실온상태로 운반해도 무방
> - 15분 이상 걸릴 경우는 얼음통이나 얼음이 든 비닐백에 담아서 검사실로 보냄

33. 환자에게 검사 후 진행사항 및 계획에 대하여 설명한다.
34. 기구를 정리하고 바늘은 주사바늘 전용폐기통, 다른 것은 의료용 폐기통에 버린다.

> **Tips!** 약 15분 후에 채혈 부위에 혈종이나 출혈이 있는지 다시 확인

Check Point

▶ 체크 포인트를 확인하면서 학습한 내용을 실습하여 보세요.

▶ 기본적 술기를 익히기 위해서는 최소 3회 이상의 실습이 필요합니다.

번호	Check Point	스스로 평가하기		
		1회	2회	3회
1	자신을 소개하고 환자 이름을 확인하였는가?			
2	환자에게 시술에 대하여 설명하고, 안정하도록 노력하였는가?			
3	환자가 편한 자세에서 채혈 부위를 충분히 노출시켰는가?			
4	손을 깨끗이 씻거나 손소독을 하였는가?			
5	곁순환 검사를 올바르게 시행하였는가?			
6	받침대를 이용하여 손목을 고정하였는가?			
7	시술기구를 무균적으로 적절히 준비하였는가?			
8	소독장갑을 무균적인 방법으로 착용하였는가?			
9	주사기에 적절한 방법으로 헤파린을 처리하였는가?			
10	채혈할 동맥을 적절하게 확인하였는가?			
11	채혈할 부위와 2번 왼손가락을 모두 소독하였는가?			
12	적절한 각도에서 주사바늘을 접근하였는가?			
13	동맥혈액이 자연적으로 주사기에 모이도록 하였는가?			
14	첫 번째 시도에서 채혈에 성공하였는가? (만약 실패하였다면 후속 조치가 적절하였는가?)			
15	채혈 후 5분간 압박하여 지혈하도록 요청하였는가?			
16	채혈주사기의 공기를 즉시 제거하였는가?			
17	고무마개로 주사바늘을 봉인하였는가?			
18	환자의 기록사항을 적어 부착하였는가?			
19	검체를 적절하게 처리한 후 신속한 운반을 요청하였는가?			
20	환자에게 향후 계획을 설명하고, 채혈부위 확인을 언급하였는가?			
21	기구와 폐기물을 적절히 정리하였는가?			

혈액배양을 위한 채혈

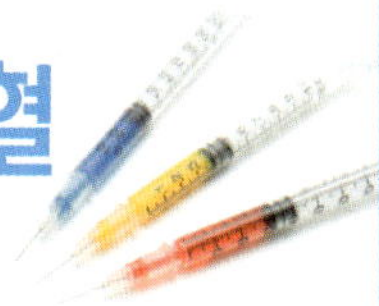

하정숙 · 계명의대 진단검사의학교실

학습목표

1. 팔오금 부위에서 혈액배양을 위한 채혈을 무균적으로 할 수 있다.
2. 채혈 목적에 맞게 호기성 및 혐기성 혈액배양병을 구분하고 용도를 설명할 수 있다.

적 용

1. 균혈증이 의심되는 경우
2. 균혈증 환자에서 항생제의 치료효과를 판정하고자 하는 경우

준 비 물

채혈실습모형, 주사기(20mL), 압박대, 알코올솜, 베타딘솜, 핀셋(작은 드레싱용 집게), 소독장갑, 혈액배양병(혐기성 및 호기성) 1쌍, 손목띠(환자인식용), 시험관대, 라벨지, 주사바늘 전용폐기통, 의료용 폐기통(주황색봉지), 팔꿈치 받침대, 소독거즈, 밴드, 구멍포(멸균), 소독쟁반

학습하기

시술 전 환자 돌보기

1. 환자에게 자신을 소개하고 환자 이름을 확인한다.
2. 시행할 검사에 대해 환자에게 설명한다.
3. 환자를 앉거나 누운 자세를 취하고, 편안하게 있도록 한다.

시술 전 준비

4. 손을 깨끗이 씻거나 손소독을 한다.
5. 준비물 정돈
   ❶ 핀셋으로 적당량의 알코올솜, 베타딘솜, 드레싱집게를 소독쟁반의 한쪽에 담아 둔다.
   ❷ 소독쟁반의 반대쪽에는 소독거즈, 구멍포(소동포), 주사기를 오염에 주의하면서 담아 둔다.
6. 자세잡기 [세부과정은 '21. 정맥혈 채혈' 참조]
   ❶ 환자의 채혈할 팔은 소매를 걷어 올려서 채혈할 부위를 충분히 노출시킨다.
   ❷ 환자가 채혈할 팔을 쭉 펴게 하고, 팔꿈치를 받침대로 받쳐 채혈할 기본자세를 잡아준다.
7. 혈관 선택 [세부과정은 '21. 정맥혈 채혈' 참조]
   ❶ 채혈할 부위(팔오금)에서 위쪽으로 충분한 거리(8~10cm 위)에 압박대를 묶는다.
   ❷ 눈과 손끝으로 채혈할 정맥을 찾는다. 팔오금에서 적당한 혈

관이 없으면 손등에서 찾는다.

❸ 압박대를 푼다.

8. 채혈 부위 소독 및 주사기 준비

❶ 집게로 알코올솜을 집어 채혈 부위의 가운데를 지그시 누른 후 바깥쪽으로 점점 큰 원을 그리는 방식으로 소독한다.

❷ 채혈 부위의 알코올이 마르기를 기다린다.

> **Tips!** 빨리 말리기 위하여 알코올을 닦아내거나 입으로 불지 말 것

❸ 집게로 베타딘솜을 집어 알코올솜과 동일한 방식으로 2~3회 소독한 다음 말린다.

❹ 집게로 혈액배양병 뚜껑의 덮개를 제거하고 혈액배양병의 뚜껑을 알코올솜 또는 베타딘솜으로 닦고 말린다.

> **Tips!** 소독액이 마를 동안 혈액배양병의 뚜껑을 소독하면 시간 절약

❺ 소독액이 마르는 동안 채혈할 주사기를 준비한다.

시술 방법

9. 환자에게 주먹을 쥐도록 지시하고, 이전의 위치에 압박대를 다시 묶는다.

10. 소독장갑을 오염되지 않도록 착용한다.

11. 구멍포를 펼치고, 오염에 주의하면서 채혈 부위만 노출되도록 덮는다.

12. 왼손 엄지로 채혈부위 2~3cm 아래쪽 피부를 약간 누르면서 당

겨 정맥을 고정시킨다.

13. 피부를 찌르기 전에 피검자가 움직이지 않도록 "조금 따끔합니다~." 라고 말한다.
14. 주사바늘의 경사면이 위를 향하게 한 상태에서 각도가 약 15° 되게 세워서 피부를 부드럽게 찌른다.

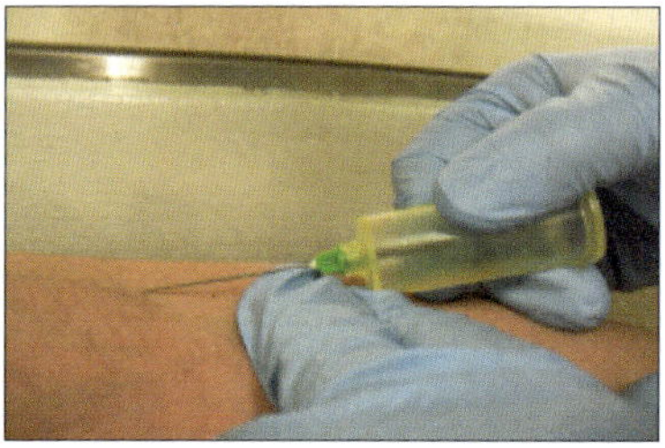

15. 주사바늘이 정맥 안으로 들어가면 주사바늘을 약간 들어 올려(주사기 각도는 약간 작아짐) 정맥의 주행방향으로 약 5mm 더 밀어 넣는다.
16. 주사기의 내관을 당겨 혈액이 주사기로 유입되는 것이 확인되면, 혈액을 15~20mL 채혈한다.
17. 채혈이 되지 않을 경우 주사바늘을 서서히 전진시키거나 내관을 약간 당긴 상태(약한 음압)에서 주사바늘을 서서히 뒤로 뽑아보다가 채혈이 원활한 위치에서 주사기를 고정하고 채혈한다.

Tips! 채혈이 되지 않아 주사바늘의 위치를 바꿔야 할 때는 조직손상을 막기 위해 반드시 바늘이 피부 밑까지 빠져나온 상태에서 다시 전진시킴. 만약 주사바늘이 피부를 완전히 빠져 나온 경우라면 사용한 주사바늘은 빼내고 새로운 주사기로 처음부터 다시 시도

18. 원하는 양만큼 채혈이 되면 압박대를 푼다.

19. 채혈 부위에 소독거즈를 대고 살짝 누르면서 주사바늘을 뺀다.

20. 환자에게 완전 지혈될 때까지 3~5분 동안 눌러주도록 요청한다.

Tips!

채혈 부위를 문지르거나 팔을 굽히지 않도록 얘기함

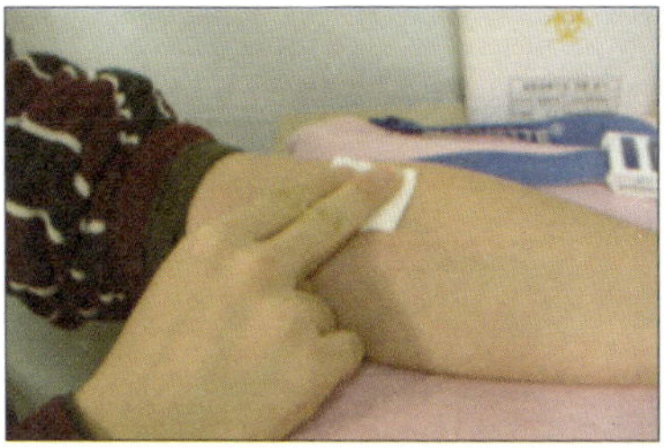

21. 배양병에 혈액 옮기기

❶ 처음에는 혐기성 배양병의 뚜껑에 채혈한 주사바늘을 찔러 혈액이 벽면을 따라 부드럽게 내리도록 혈액 8~10mL을 주입한다.

❷ 다음에는 호기성 배양병의 뚜껑에 채혈한 주사바늘을 찔러 혈액이 벽면을 따라 부드럽게 내리도록 혈액 8~10mL을 주입한다.

❸ 혈액이 응고되지 않게 2개 배양병을 동시에 잡고 위아래로 약 10회 뒤집어 섞어 준다.

❹ 사용한 주사바늘은 주사바늘 전용 폐기통의 주입구에 바늘을 걸어서 폐기통에 투입한다.

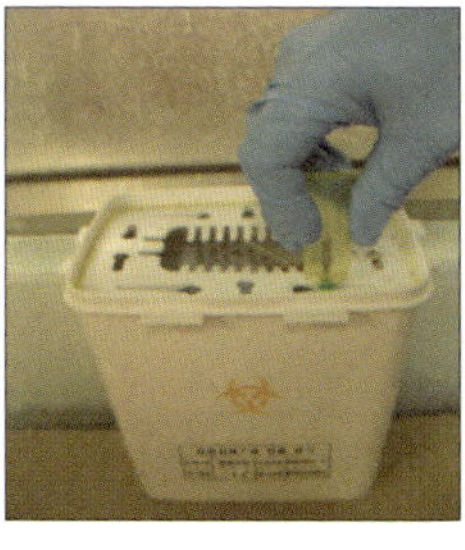

❺ 환자의 일련번호와 이름을 적어 각 채혈병에 붙이고, 채혈병들은 시험관대에 세워둔다.

❻ 채혈 부위가 지혈되었는지 확인하고, 피부에 묻은 베타딘을 제거한 다음 채혈 부위에 밴드를 붙인다.

시술 후 마무리

22. 환자에게 검사가 끝났음을 알린다.
23. 검사의 결과를 설명한다.
24. 장갑을 벗어서 주사기 및 다른 배출물과 함께 의료용 폐기통에 버리고, 기구를 정리한다.

Check Point

▶ 체크 포인트를 확인하면서 학습한 내용을 실습하여 보세요.

▶ 기본적 술기를 익히기 위해서는 최소 3회 이상의 실습이 필요합니다.

번호	Check Point	스스로 평가하기		
		1회	2회	3회
1	자신을 소개하고 환자 이름을 확인하였는가?			
2	시행할 검사에 대하여 설명하였는가?			
3	손을 깨끗이 씻거나 손소독을 하였는가?			
4	핀셋을 사용하여 소독쟁반에 필요한 준비물들을 담아 두었는가?			
5	채혈하기 전에 압박대를 묶고 채혈 가능한 정맥을 확인하였는가?			
6	채혈할 정맥을 확인한 후 바로 압박대를 풀었는가?			
7	채혈부위의 소독방법은 적절하였는가?			
8	채혈을 하기 전에 이전 위치에 압박대를 다시 감았는가?			
9	주사기를 잡지 않은 다른 손으로는 천자부위의 피부를 고정하였는가?			
10	피부를 찌를 때 주사바늘의 경사면이 위로 향하였는가?			
11	주사바늘과 피부면의 각도를 너무 높지 않게(약 15°) 찔렀는가?			
12	혈액이 유입되는 것을 확인한 후 채혈하고 압박대를 풀었는가?			
13	솜(거즈)로 채혈부위를 가볍게 누르면서 주사바늘을 뺐는가?			
14	주사침을 뺀 후 환자에게 3~5분 압박하도록 요청하였는가?			
15	혐기성 채혈병에 혈액을 적절한 방법으로 주입하였는가?			
16	호기성 채혈병에 혈액을 적절한 방법으로 주입하였는가?			
17	호기성 채혈병보다 혐기성 채혈병에 먼저 혈액을 주입하였는가?			
18	혈액을 주입한 후 2개 채혈병을 위아래로 약 10회 섞어주었는가?			
19	환자이름을 표기하거나 라벨지를 채혈용기에 부착하였는가?			
20	검사의 결과를 설명하였는가?			
21	주사바늘과 주사기 등 폐기물은 적절한 폐기통에 버리고 정리하였는가?			

안전 수혈

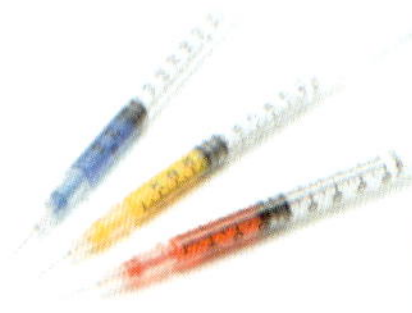

이용철 · 계명의대 마취통증의학교실

학습목표

1. 수혈을 안전하게 시행할 수 있다.
2. 수혈 부작용의 증상을 조기에 발견할 수 있다.

적　용

1. 생리적 보상의 범위를 벗어나는 다량의 출혈
2. 각종 혈액응고인자의 결핍 및 부족
3. 심각한 면역기능 저하

Tips!

1. 정맥 도관의 굵기는 적혈구 수혈의 경우 18G 이상이 바람직
2. 여과장치(filter)가 달린 수혈 전용셋트를 사용
3. 수혈 동안 혈액의 가온은 37℃ 유지하고, 42℃는 넘지 말 것
4. 혈액은 1~6℃로 유지되는 특수 냉장고에 보관

기본원칙

1. 안전수혈에서는 철저한 사전 확인과정이 필수
2. 수혈부작용 발생 시 취해야 할 조치 사항 숙지

금　기

1. 자가 면역에 의한 용혈성 질환
2. 과거에 심한 수혈 부작용 경험

준 비 물

정맥주사모형, 수혈용 혈액, 혈액 라벨, 수혈세트, 3방 코크(3-way stopcock), 소독쟁반(종지, 소독거즈), 알코올솜통, 검체 시험관(채혈용), 검체 서명용 라벨, 의무기록지, 가온기, 소독장갑, 혈압 측정기, 체온 측정기

학습하기

시술 전 환자돌보기

1. 환자에게 자신을 소개하고 환자의 이름과 인적사항을 확인한다.

> **Tips!** 환자가 직접 이름과 나이를 말하게 하면서 의무기록, 손목 명찰 등으로 확인

2. 환자에게 수혈할 것임을 설명하고 수혈의 목적, 방법, 효과 및 부작용 등에 대해 설명한다.
3. 과거 수혈 받은 경험이 있었는지 혹은 수혈에 따른 부작용이 있었는지 물어 본다.
4. 혈액은행에서 출고된 혈액제제를 확인한다('자세히 알아보기' 참조).

시술 전 준비

5. 핀셋으로 적당량의 알코올솜을 꺼내 소독쟁반 안의 종지에 담는다.
6. 수혈세트와 수혈용 혈액백의 겉포장을 제거하고 오염되지 않게

소독쟁반에 담는다.

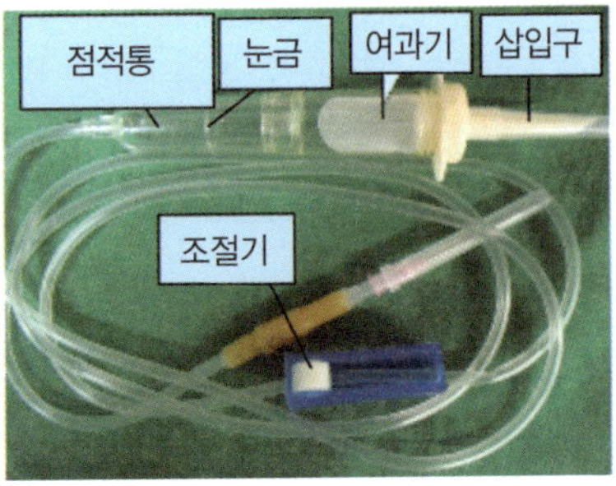

> **Tips!**
>
> 수혈세트는 수액세트와 달리 여과기(filter)가 있음

시술과정

7. 학생의사는 소독장갑을 무균적으로 착용한다.
8. 수혈세트의 조절기를 잠근 채 수혈세트의 삽입침을 혈액백의 주입구에 완전히 삽입한다.

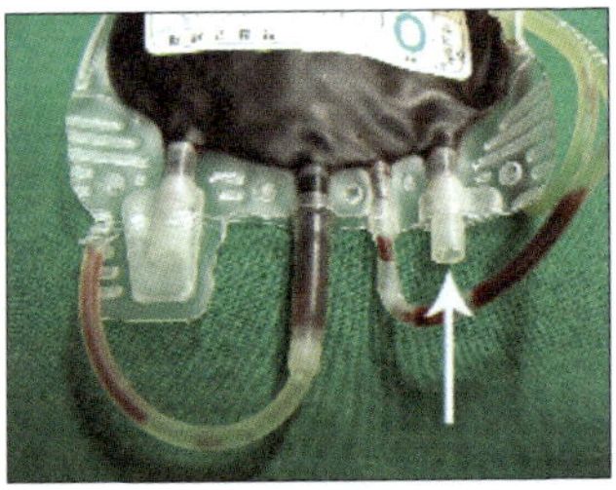

9. 혈액백을 걸이대에 건 다음 수혈세트의 점적통을 눌러서 눈금까지 혈액을 채운다.

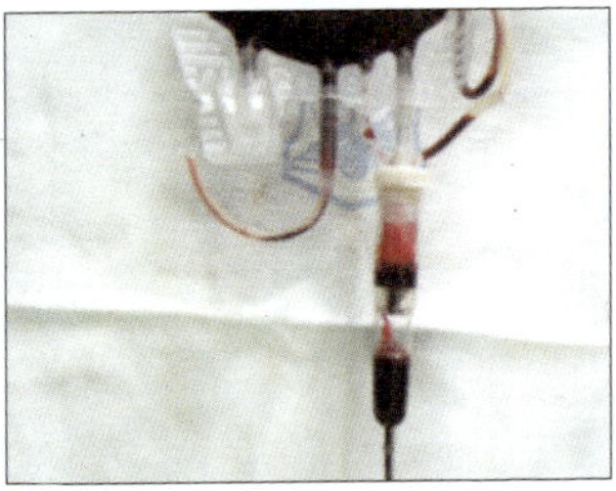

10. 수혈세트 조절기를 열어 혈액을 흘려보내 혈액이 수혈세트의 관을 완전히 채우고 공기가 남지 않게 한다.

11. 사전에 환자의 정맥로가 확보된 경우에는 3방 코크를 사용하여 바로 연결한다.

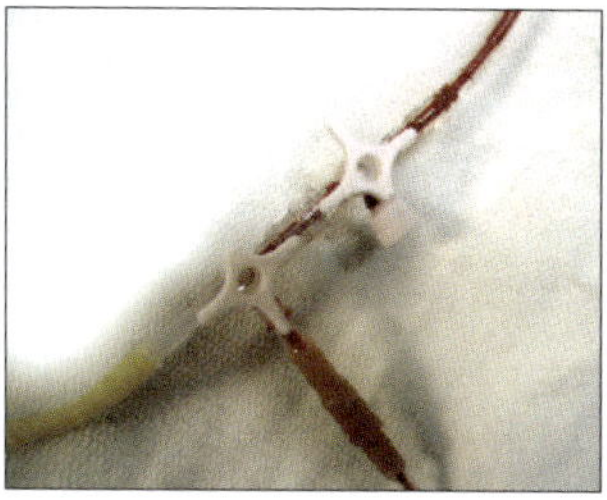

Tips! 수혈 경로를 확보해야 할 경우, 수혈세트의 18~20G 주사바늘을 사용하여 직접 수혈할 정맥에 삽관('20. 정맥삽관' 참조)한 후 혈액백과 연결

12. 혈액제제가 정맥으로 잘 들어가는 지를 확인하고 환자의 상태에 따라 주입속도를 조절한다.

Tips!

혈액의 가온이 필요한 경우 37℃가 유지되는 가온기 이용

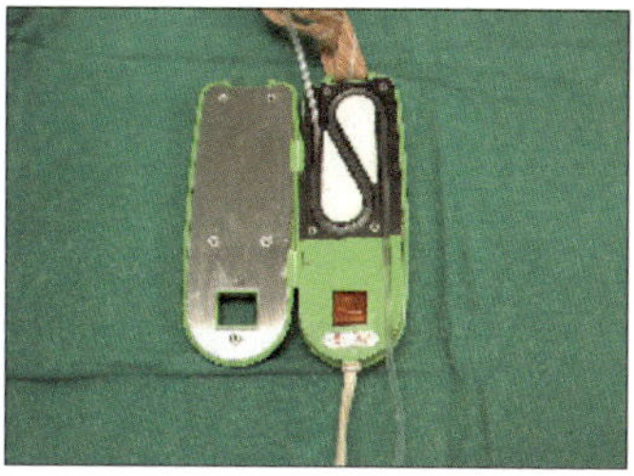

13. 팔이 붓지 않는지, 환자가 불편함을 느끼는지 확인한다.

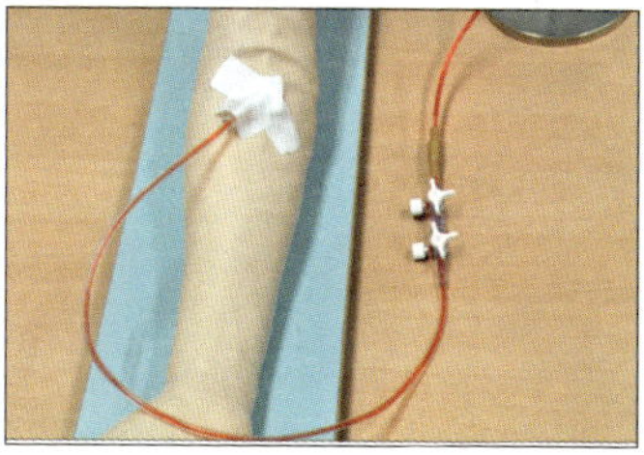

시술 후 마무리

14. 환자에게 수혈이 시작됨을 알린다.
15. 환자에게 이상 현상이나 부작용 증상들이 있으면 즉시 이야기 할 것을 요청한다.

Tips! 주사부위 통증, 부종, 오심, 구토, 피부 발적, 오한 등

16. 학생의사는 수혈시작 15분 후 활력징후를 측정하고 이상이 없으면 지시대로 주입한다.
17. 수혈 날짜, 시술 시작시간과 종료시간, 혈액번호, 혈액형, 수혈량, 활력징후, 부작용 유무, 수혈한 의료인의 이름을 기록한다.

Check Point

▶ 체크 포인트를 확인하면서 학습한 내용을 실습하여 보세요.

▶ 기본적 술기를 익히기 위해서는 최소 3회 이상의 실습이 필요합니다.

번호	Check Point	스스로 평가하기		
		1회	2회	3회
1	자신을 소개하고 환자 이름을 확인하였는가?			
2	수혈을 할 것임을 설명하였는가?			
3	수혈 전 환자에게 수혈 경험을 질문하고 부작용 등에 대해 설명하였는가?			
4	혈액제제의 종류와 수량을 확인하였는가?			
5	혈액백, 혈액라벨, 환자의 기록이 모두 일치되는지 확인하였는가?			
6	혈액제제의 유효기간, 누수유무 확인하였는가?			
7	소독장갑을 적절하게 착용하였는가?			
8	수혈세트의 조절기를 잠근 채 혈액백과 수혈세트를 연결하였는가?			
9	혈액백을 걸이대에 걸고 점적통을 눌러 혈액을 눈금까지 채운 후 조절기를 열어 공기가 없도록 튜브를 혈액으로 채웠는가?			
10	혈액을 정맥로에 연결하고 주입상태와 속도를 확인하였는가?			
11	3방 코크를 사용하여 바로 연결하였는가?			
12	가온기를 올바르게 설치하였는가?			
13	초기 수혈부작용 유무를 관찰하였는가? (증상에 관한 질문 및 15분 후 활력징후를 측정하겠다고 말함)			
14	수혈에 관하여 기록하였는가?			

자세히 알아보기

*혈액제제의 확인 과정

1. 종류와 수량 확인
2. 혈액백과 라벨을 비교하여 혈액번호, 혈액형 등이 일치하는 지 확인
3. 혈액 라벨과 실제 수혈할 환자가 일치하는 지 확인
   - 병록번호, 성명, 병실, 혈액형(ABO 및 Rh), 적합성(compatibility)
4. 혈액의 유효기간, 누출유무 확인
5. 반드시 2명 이상이 함께 환자 곁에서 완전 일치하는지 확인 후 서명하여야 함

*수혈부작용

1. 수혈 부작용을 의심할 수 있는 초기 임상 소견
   a) 안면 홍조, 발열, 오한, 두통,
   b) 빈맥, 초조, 순환 허탈, 저혈압, 주사 부위나 등의 통증,
   c) 숨이 참, 원인을 알 수 없는 출혈

2. 수혈부작용이 나타났을 때의 즉각 조치

a) 수혈을 중지하고 생리식염수로 대체하여 환자의 정맥주입로를 확보한다.

b) 즉시 주치의에게 알리고 혈액은행에 연락한다.

c) 사무착오 여부를 알기 위하여 혈액백의 표지 및 환자의 인적사항을 확인, 점검한다.

d) 환자의 혈액을 채취하여 항응고제가 첨가된 검체와 응고된 검체를 혈액은행에 보내고 수혈부작용 검사 의뢰서도 함께 보내어 부적합성에 대한 검사를 할 수 있도록 한다.

e) 필요하면 수혈하던 혈액백과 신선뇨를 혈액은행으로 보내어 세균오염과 혈색소뇨 유무를 검사한다.

f) 신기능 검사를 한다.

3. 수혈부작용의 분류

a) 용혈성 수혈부작용 – 면역 기전에 의한 용혈

① 급성 용혈성 수혈부작용 : 수혈 시작 직후 또는 15분 이내

② 지연성 용혈성 수혈부작용 : 수혈 후 3~13일

b) 비용혈성 수혈부작용

① 발열성 수혈부작용

② 급성 폐손상

③ 알레르기반응

④ 동종면역

⑤ 수혈에 의한 이식편대 숙주병

c) 수혈 전파성 질환

① 간염

② 후천성면역결핍증

③ 거대세포바이러스 질환

④ 말라리아

⑤ 매독

성인 기본 심폐소생 adult basic life support

전기 제세동 cardioversion and defibrillation

성인 기관내 삽관 adult endotracheal intubation

이물질 기도 폐색 처치 foreign body airway obstruction in baby

뼈 부목 고정 splinting of extremities

PART
05

응급 처치술
emergency procedures

성인 기본 심폐소생

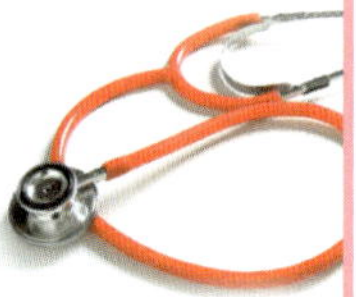

최우익 · 계명의대 응급의학교실

학습목표

1. 심폐소생술을 시행할 수 있다.

적 용

심정지가 의심되는 모든 환자

기본원칙

1. 의식확인 과정 후 주위의 특정인을 지적하여 도움을 요청하는 것이 좋다.
2. 목동맥이 촉지되지 않을 경우 바로 흉부 압박을 시행한다.
3. 기도개방과 동시에 인공호흡을 시행한다.
4. 양질의 심폐소생술을 시행한다.

주 의 점

1. 적절한 흉부압박지점을 찾는다.
2. 분당 최소 100회의 속도로 압박깊이는 5cm정도가 되도록 한다.
3. 완전한 압박과 이완이 되도록 한다.
4. 과도한 양과 빈도의 호흡은 피하도록 한다.

준 비 물

성인 마네킹모형, 얼굴보호구(face shield), 장갑

학습하기

환자확인 과정

1. 환자발견 후 의식 상태 확인: 환자의 어깨를 가볍게 두드리면서 "괜찮으세요?"라고 말한다.

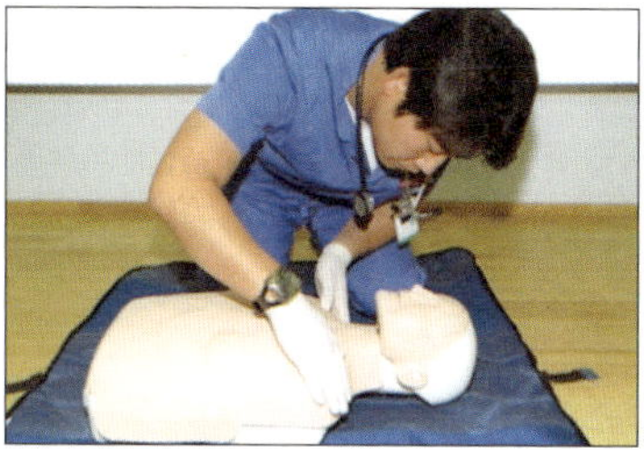

2. 주변사람을 정확히 지목한 후 '빨간색 넥타이 매신 분! 119에 신고하고, 자동제세동기(AED) 가져다 주세요.' 라고 또박또박 하게, 큰소리로 말한다.

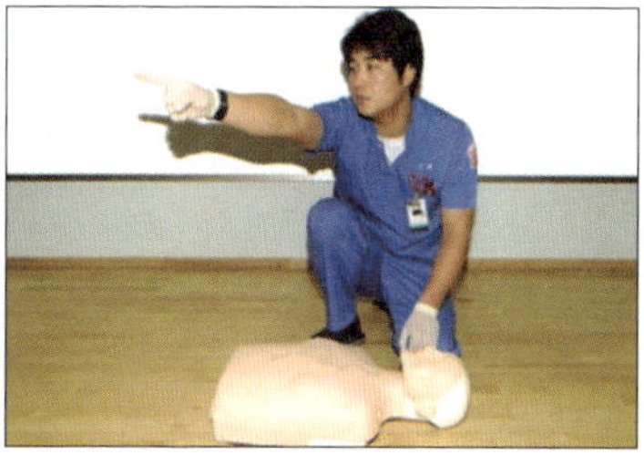

Tips!
주변 사람을 구체적으로 지목하여 지시

순환확인 과정

3. 한 손으로 이마를 누르고 다른 손의 두 손가락을 이용하여 가까운 쪽의 목 동맥을 만져 5초 이상 10초 이내에 맥박을 확인한다.

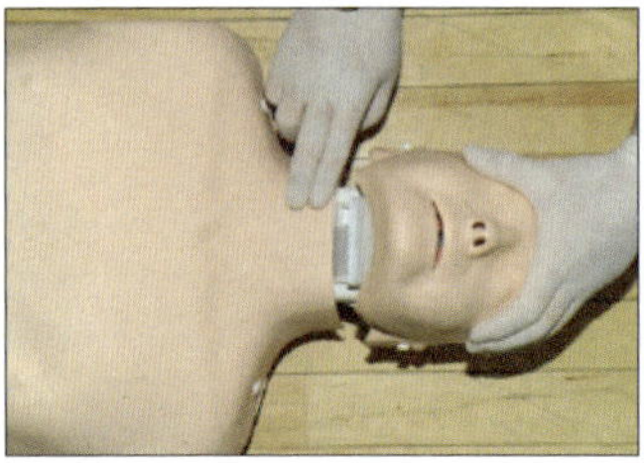 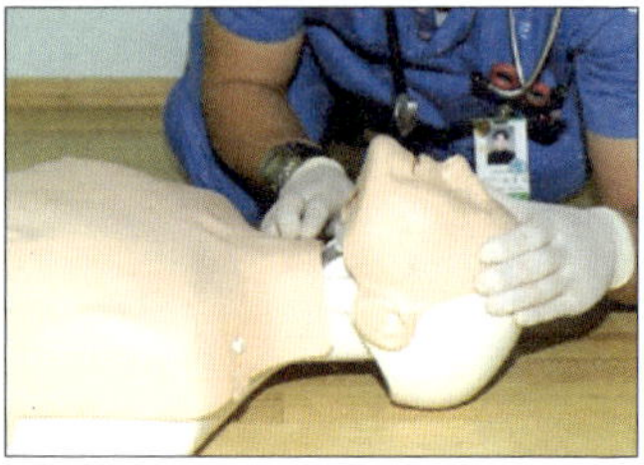

4. 맥박이 만져지지 않을 경우 환자의 가슴 옆에 무릎을 꿇고 흉부 압박을 준비한다.

흉부압박 과정

5. 양측 젖꼭지를 연결하는 가상의 선과 흉골이 만나는 지점(가슴 정중앙)에 손두덩을 위치시킨다.
6. 어깨, 팔꿈치, 손두덩을 곧게 편 상태에서 수직으로 압박을 시행한다.

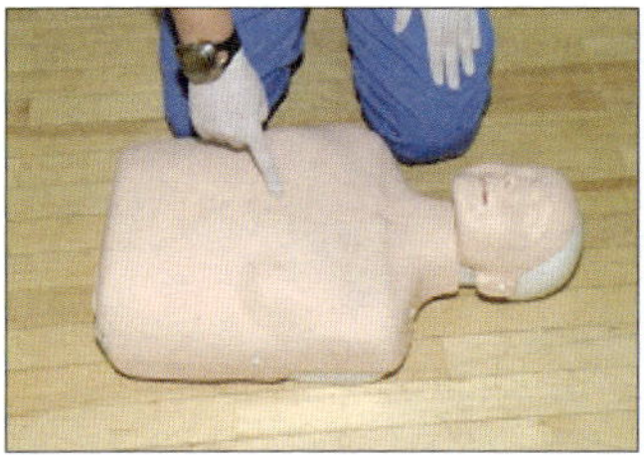 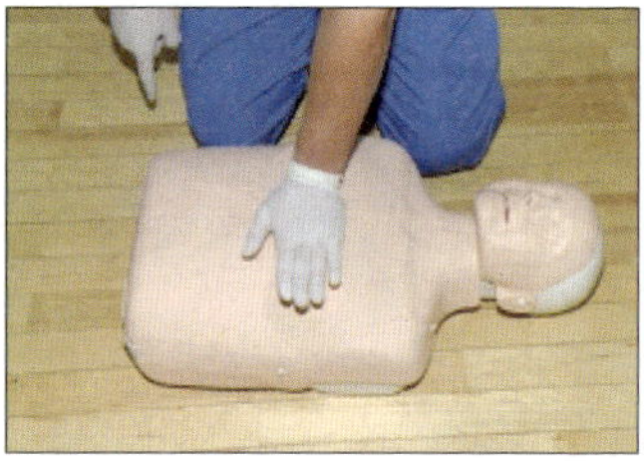

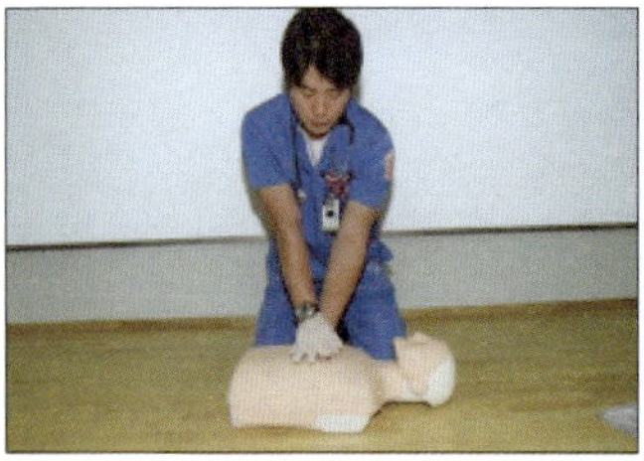 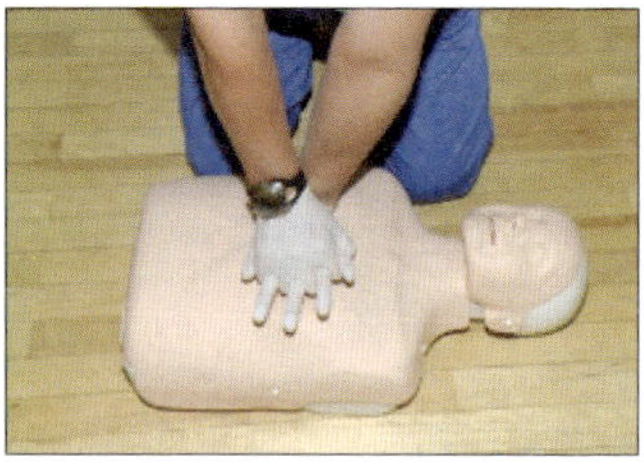

Tips! 압박 깊이: 성인의 경우 5~6cm

7. 흉부압박을 30회 시행 후 인공호흡과정으로 진행한다.

Tips! 압박 시 '하나, 둘, 셋..'과 같이 큰소리로 헤아림, 이완 시 흉부가 충분히 이완되도록 허용

인공호흡 과정

8. 한손의 손바닥으로 이마를 누르고 다른 손의 손가락 2개를 이용하여 턱을 들어올리는(이마 젖히고 턱 들어올리기)방법으로 기도를 개방한다.

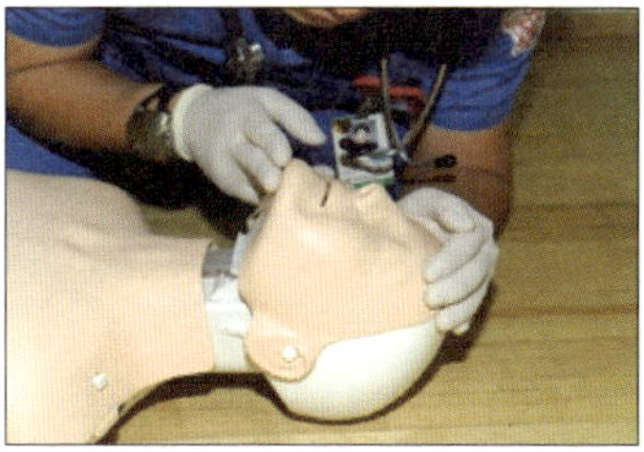

9. 이마에 위치한 손을 내려 엄지와 두번째 손가락을 이용하여 환자의 코를 막은 후 자신의 입을 환자의 입에 공기가 새지 않도록 밀착시킨 다음 1초간 정상 숨을 2회 불어넣는다.

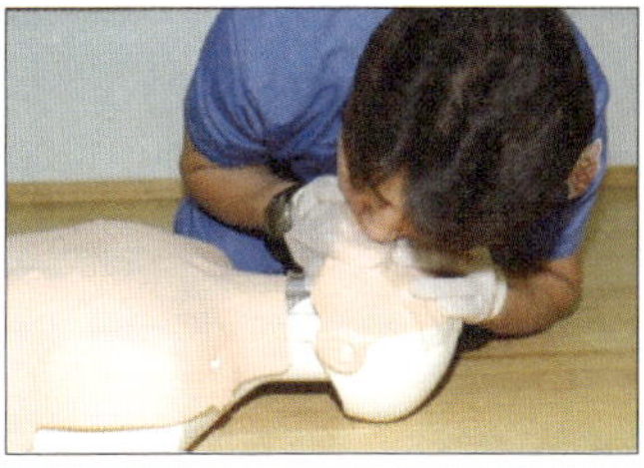

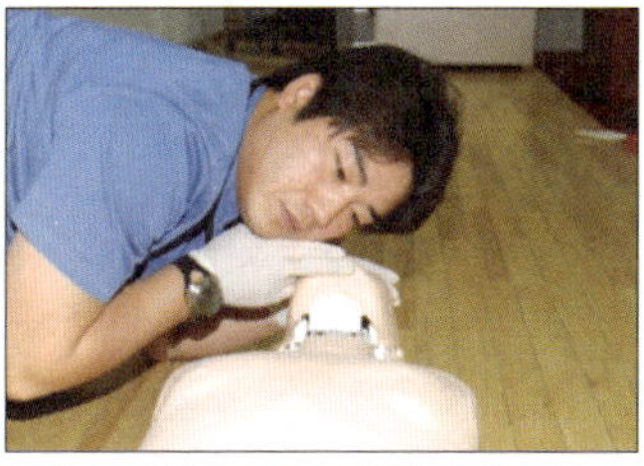

Tips!
- 코를 막고 기도를 유지한 상태에서 인공호흡 시도
- 시선은 흉부를 향해 가슴이 정상적으로 올라오는지 확인
- 일회용 얼굴보호구(face shield)를 덮어 사용할 수 있다.

10. 흉부압박과 인공호흡을 30:2 비율로 5주기(2분)로 반복한다.

Tips! 흉부압박 중단시간(Hands-off time)은 10초 이내가 되도록 함

Check Point

▶ 체크 포인트를 확인하면서 학습한 내용을 실습하여 보세요.

▶ 기본적 술기를 익히기 위해서는 최소 3회 이상의 실습이 필요합니다.

번호	Check Point	스스로 평가하기		
		1회	2회	3회
1	어깨를 두드리면서 의식상태를 확인하였는가?			
2	도움요청은 적절하였는가? (대상자 지목, AED요청)			
3	맥박확인을 위한 위치 찾는 방법은 적절한가?			
4	맥박확인시간은 적절한가?			
5	흉부압박점의 위치는 적절한가?			
6	흉부압박 시 손의 모양은 적절한가?			
7	흉부압박 시 다른 손의 모양은 적절한가?			
8	흉부압박 시 자세는 적절한가?			
9	흉부압박 시 큰소리로 헤아렸는가?			
10	흉박압박 시 속도 및 횟수는 맞는가?			
11	흉부압박의 깊이는 적절한가?			
12	흉부압박 후 이완은 적절한가?			
13	기도개방은 적절한가?			
14	인공호흡 자세는 적절한가?			
15	인공호흡 시 시간 및 횟수는 맞는가?			

자세히 알아보기

1. 경추손상이 의심되는 외상환자에서 기도개방 방법

: 하악 견인법(Jaw-Thrust Maneuver)

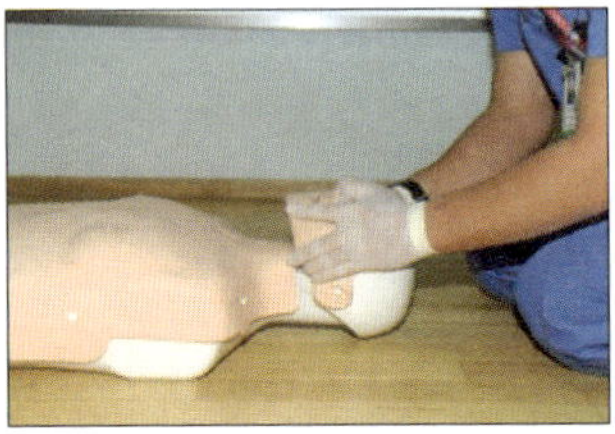

1. 얼굴 마스크를 이용하여 인공호흡하는 방법

1) 마스크를 환자의 콧등과 얼굴모양에 일치시킨 후 갖다 댄다.
2) 환자의 머리 쪽에 가까운 자신의 손의 엄지와 2번 손가락을 마스크 가장자리에 갖다 대고 마스크를 안면부와 밀착시킨다.
3) 다른 손의 엄지손가락과 나머지손가락을 이용하여 마스크의 아랫부분과 턱을 동시에 잡아서 들어 올리면서 이마 누르고 턱 들어올리기 법을 사용하여 기도를 개방한다.
4) 마스크를 잘 밀착시킨 상태에서 흉곽을 보면서 2회 숨을 불어넣는다.

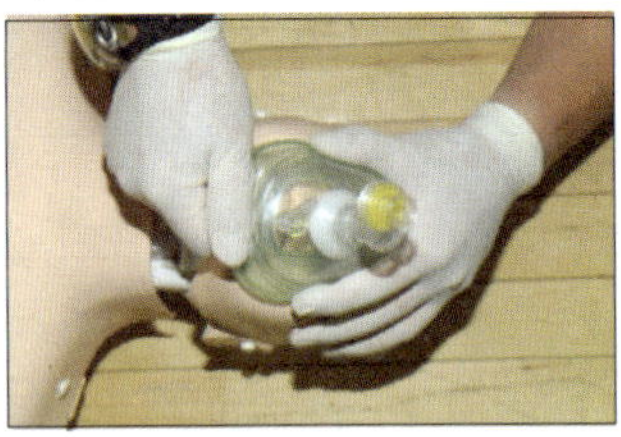

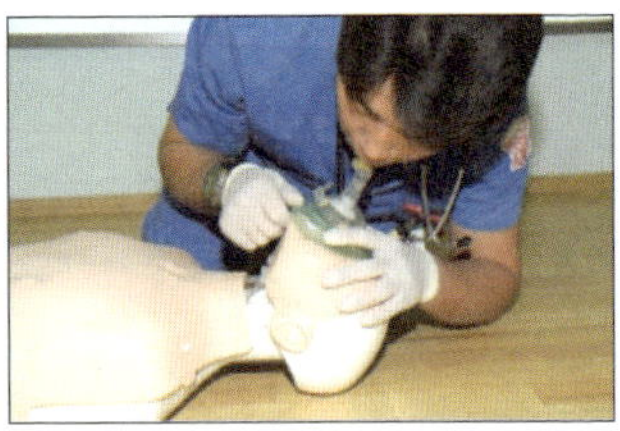

5) 이 때, 정상 숨으로 불어넣어야 하고, 한 번에 약 1초간 불어넣는다.

전기 제세동

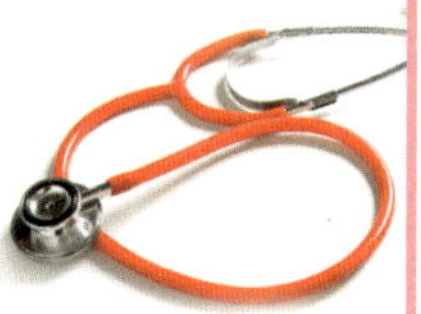

최우익 · 계명의대 응급의학교실

학습목표

1. 안전하고 정확하게 전기 제세동기를 조작할 수 있다.
2. 제세동 이후 적절한 환자 조치를 할 수 있다.

적　용

전기제세동 치료가 필요하다고 판단되는 모든 환자
(심실세동, 무맥성 심실빈맥 등)

기본원칙

최근의 이상성 제세동기인 경우 200J로 시행하고, 예전의 단상성인 경우 360J로 시행한다.

주 의 점

1. 모니터링을 할 때 환자와 장치 사이에 연결이 제대로 되어 있는지 확인한다.
2. 정확한 위치에 패들을 위치시키고 젤리를 바른다.
3. 제세동시 주위 사람들이 침대에서 떨어지도록 한다.

준 비 물

성인 상체 모형, 전기 제세동기, 심전도 리드, 수용성 윤활제(젤리), 장갑

학습하기

시술 전 환자돌보기

1. 환자의 상태를 확인하고 주위에 도움을 청한다.

시술 전 준비

2. 제세동기가 도착할 때까지 심폐소생술을 시행한다.

Tips! '25. 성인 기본 심폐소생술' 참조

시술과정

3. 제세동기가 도착하면 사용 준비를 할 동안 주변인에게 심폐소생술을 지시한다.

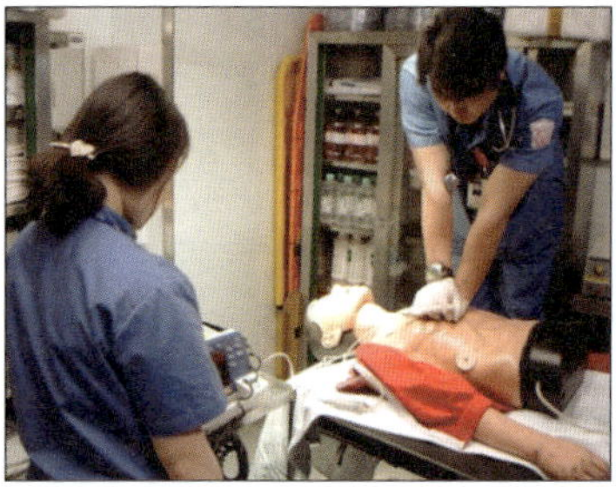

4. 학생의사는 심전도 리드를 환자가슴에 부착한다.

Tips! 붉은색(RA): 우측가슴 위쪽, 노란색(LA): 좌측가슴 위쪽, 녹색(LL): 좌측가슴 아래쪽

5. 심전도를 켜서 심전도의 리듬을 확인하고, 심실빈맥인 경우 경동맥에서 맥박을 확인한다.

Tips! 제세동이 필요한 리듬: 심실세동, 무맥성 심실빈맥

6. 제세동기의 전원을 켠다.

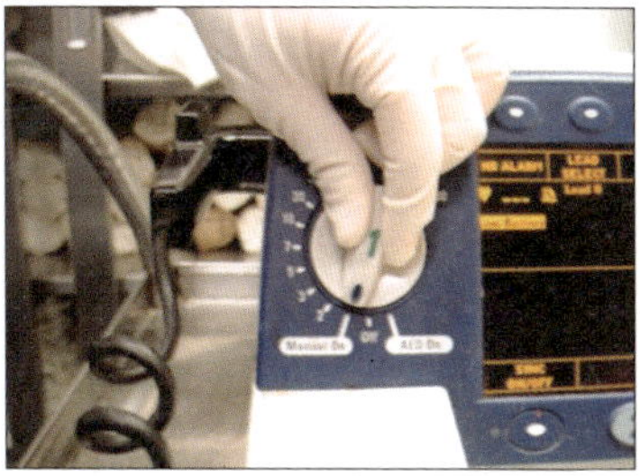

7. 다이얼을 돌려 적절한 에너지를 선택한다.

Tips!
- 비동시성(Asynchronized) 선택
- 제세동 에너지량:
  - 이상성(biphasic) 200J
  - 단상성(monophasic) 360J

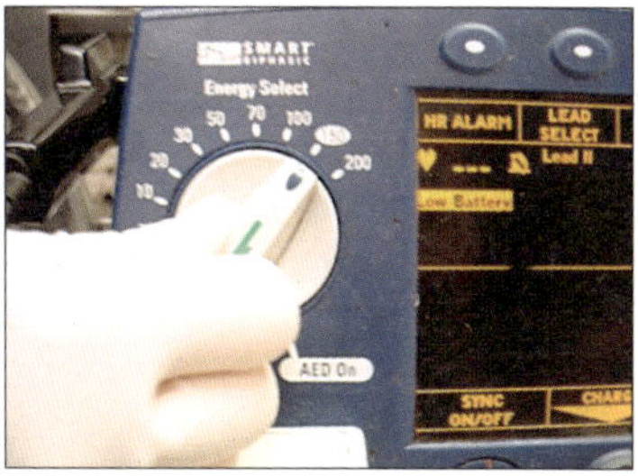

8. 주변 사람에게 "물러나세요!" 라고 말한다.

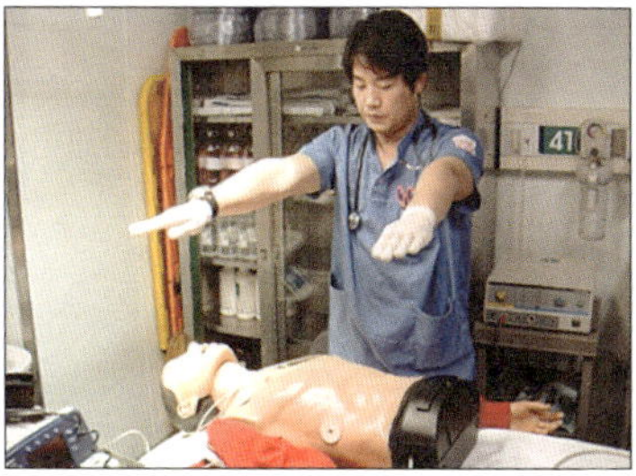

9. 양쪽 패들을 집어든다.

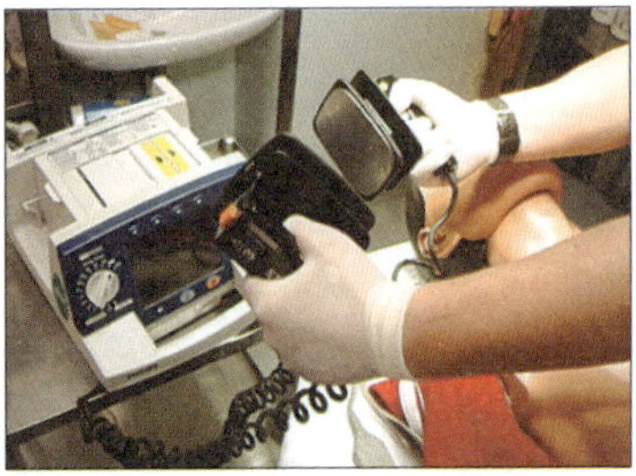

10. 주변인의 도움으로 수용성 윤활제(젤리)를 패들에 바른다.

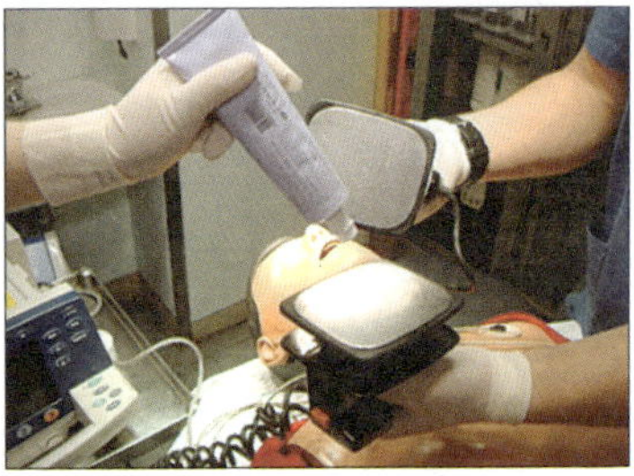

11. 패들이나 본체에 있는 에너지 충전버튼을 누른다.

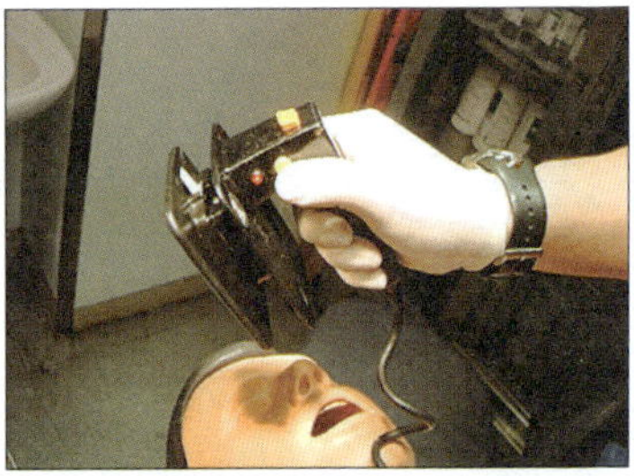

12. 적절한 곳에 패들을 위치시킨다.
우측은 쇄골하 흉골 외측, 좌측은 심첨부위(좌측 하부위)

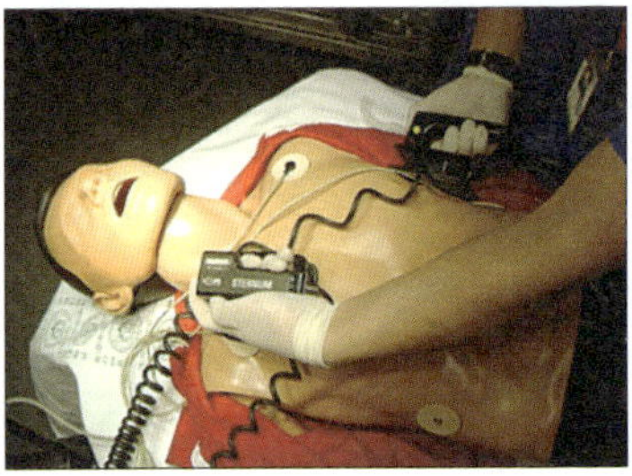

13. 다시 한 번 주변에 "물러나세요" 라고 크게 말하면서 눈으로 확인한다.

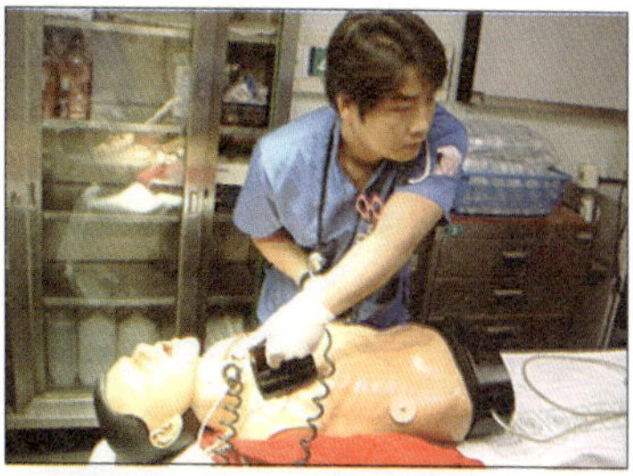

14. 양쪽 패들을 지그시 누르고 있는 상태에서 양쪽 패들의 쇼크버튼을 동시에 누른다.

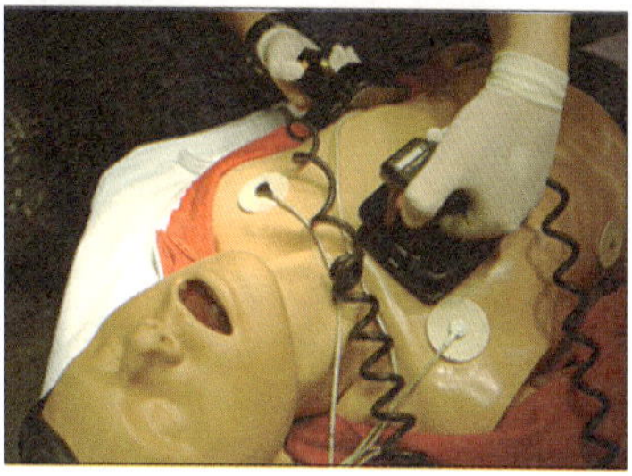

15. 곧바로 흉부압박을 포함한 심폐소생술을 2분간 시행한다('20. 성인 기본 심폐소생술' 참조)

Check Point

▶ 체크 포인트를 확인하면서 학습한 내용을 실습하여 보세요.
▶ 기본적 술기를 익히기 위해서는 최소 3회 이상의 실습이 필요합니다.

번호	Check Point	스스로 평가하기		
		1회	2회	3회
1	주변사람에게 심폐소생술을 지시하였는가?			
2	제세동기와 연결된 심전도 유도전극은 적절하게 연결하였는가?			
3	심전도 확인과정 및 심실빈맥인 경우 맥박을 확인하였는가?			
4	제세동기의 전원을 켰는가?			
5	상황에 맞는 적절한 에너지량을 선택하였는가?			
6	패들에 수용성 윤활제(젤리)는 발라달라고 요청하였는가?			
7	충전버튼은 눌렀는가? (본체 혹은 패들에 있는 충전버튼)			
8	양쪽 패들을 올바른 위치에 갖다 대었는가?			
9	주변에 위험 경고는 제때에 적절히 하였는가?			
10	쇼크 버튼 누르는 동작은 적절하였는가?			
11	쇼크 후 바로 흉부압박 혹은 주변사람에게 흉부압박을 지시하였는가?			

성인 기관내 삽관

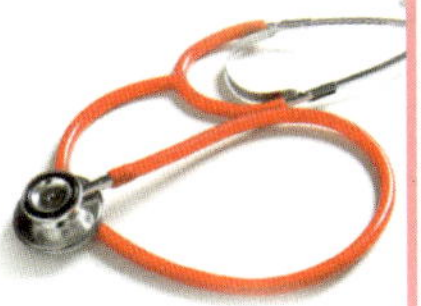

최우익 · 계명의대 응급의학교실

학습목표

1. 기관 삽관을 수행할 수 있다.
2. 적절한 삽관 튜브를 선택할 수 있다.

적 용

1. 호흡부전
2. 전신 마취
3. 기도 폐쇄
4. 기도반사 소실

기본원칙

1. 기관 삽관 전 충분한 산소처치를 한다.
2. 왼손으로 후두경을 잡고 오른손으로 튜브를 잡는다.
3. 기도로 튜브가 삽입되지 않았다고 의심되어 질 경우 즉시 튜브를 제거한다.

금 기

1. 기관 유착
2. 기관 내 종괴

주 의 점

1. 후두경의 밝기를 확인한다.
2. 환자의 신체에 적절한 튜브, 기도유지기, 후두경 곡형날 등을 선택하여

야 한다.
3. 치아 손상에 주의한다.
4. 기관 삽관 후 적절한 튜브 깊이를 유지한다.

준 비 물

성인 기관삽관 모형, 후두경(곡형날, 직형날) 기관튜브, 탐침(stylet), 10mL 주사기, 기도유지기, , 백밸브마스크, Ambu, 장갑, 수용성 윤활제(젤리), 커프압력측정기, 튜브고정기(반창고), 스폰지(베개), 청진기

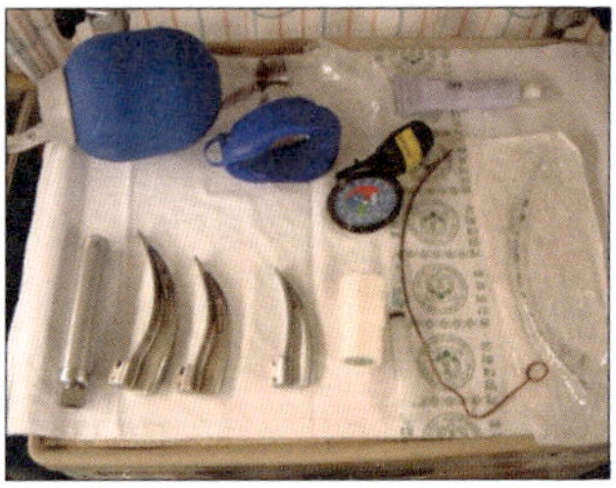

학습하기

시술 전 환자돌보기

1. 환자의 의식상태를 확인하고 도움을 요청한다.

Tips! 환자가 의식이 있다면 시술의 이유와 과정, 합병증 등을 설명

시술 전 준비

2. 장갑을 착용한다.
3. 후두경에 적절한 크기의 곡형 날을 끼운 뒤 불빛이 충분히 밝은지 확인한다.

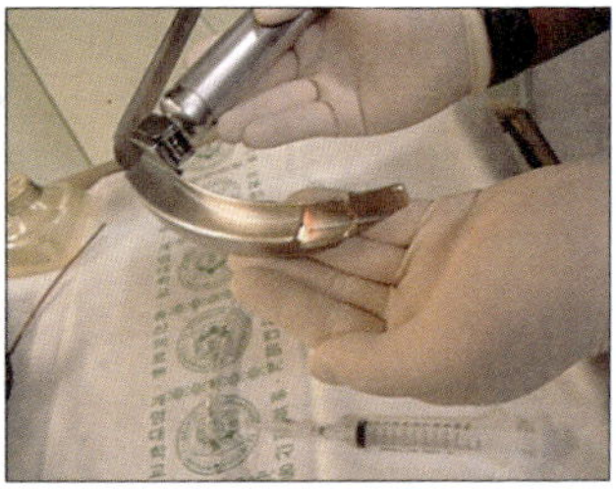

4. 적절한 크기의 백밸브 마스크에 Ambu 주머니를 연결한 뒤 산소를 연결한다.
5. 적절한 크기의 기도유지기를 준비한다.
6. 적절한 내경의 튜브를 선택한 뒤 10cc 주사기를 이용하여 기낭(cuff)를 팽창시켜서 공기의 누출 유무를 점검한다.

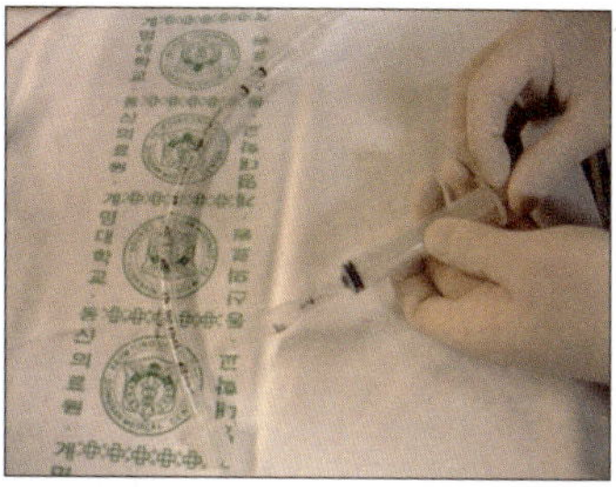

7. 다시 주사기를 이용해 튜브의 기낭 내 공기를 완전히 제거한다.
8. 속심을 튜브안쪽으로 밀어 넣는다.

Tips! 속심은 튜브 안쪽 끝 1cm 전까지 밀어 넣고 튜브 시작 부분에서 꺾어 줌(더 진행됨을 방지)

9. 속심이 들어있는 튜브를 J자 모양으로 굽힌다.

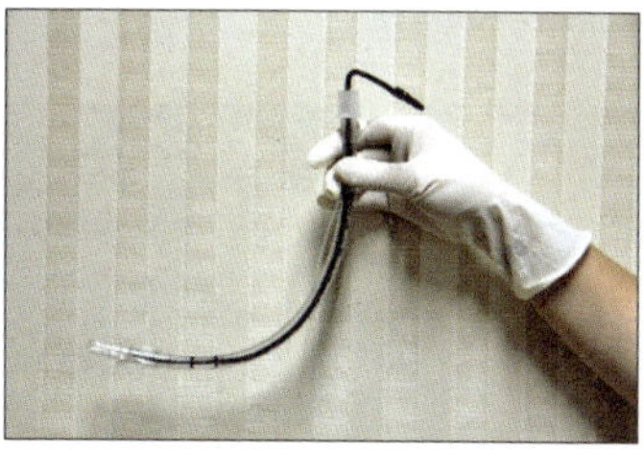

10. 튜브의 기낭부분에 수용성 윤활제를 바른다.

시술과정

11. 환자의 머리 위쪽에 선다.
12. 환자 머리 밑에 베개를 넣고 목을 뒤로 젖히는 자세(Sniffling 자세)를 취한다.
13. 필요시 전처치약(pretreatment)과 마취유도제(paralysis with induction agent)를 사용한다.
14. 전산소처치 (Preoxygenation) : 백밸브마스크를 이용하여 약 3분 동안 산소를 공급한다.

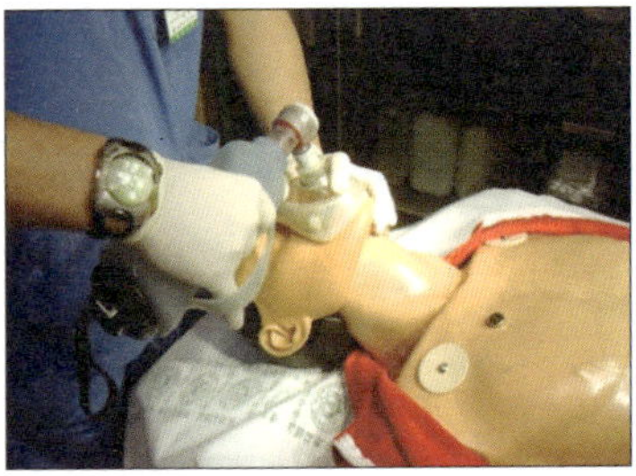

Tips! 기도유지기(혹은 산소마스크)가 있다면 제거

15. 학생의사는 오른손으로 환자의 머리를 받쳐 잡고 왼손으로 후두경을 잡는다.

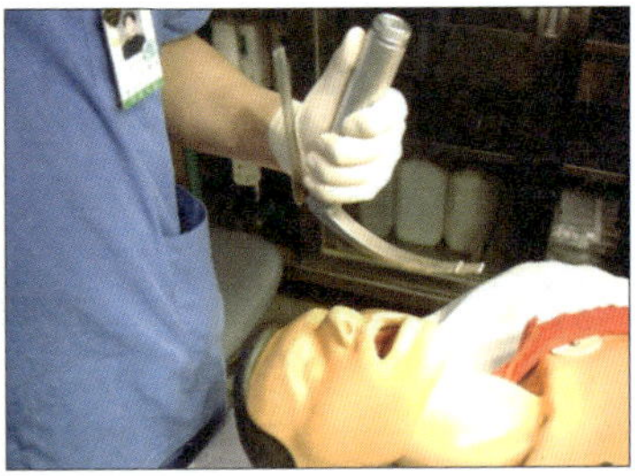

16. 수지교차법을 이용하여 환자의 아랫입술을 자신의 오른 엄지로 젖혀 구강을 개방한다.

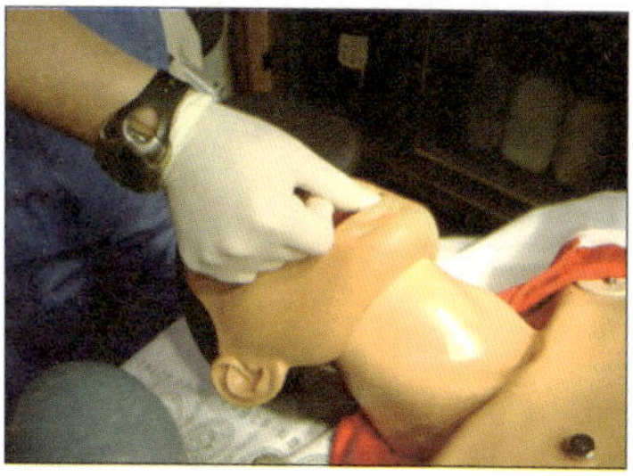

17. 후두경을 구강의 오른쪽으로 넣고 치아 손상에 주의하면서 부드럽게 입안으로 밀어 넣는다.

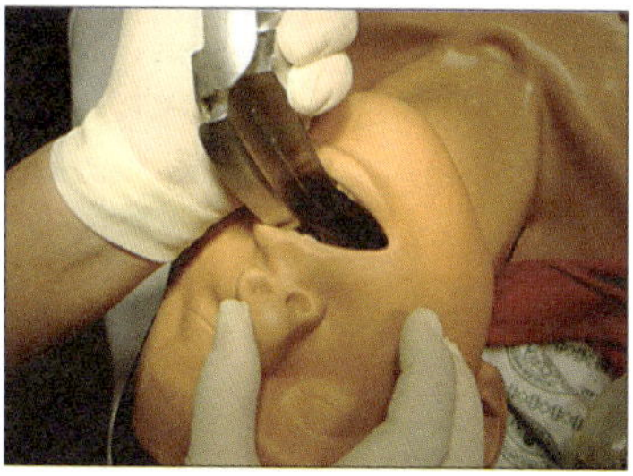

Tips! 왼손으로 후두경을 잡아야 후두경 날이 구강의 오른쪽에서 들어가서 혀를 왼쪽으로 젖힘

18. 학생의사는 후두경을 진입하여 후두덮개(epiglottis)를 확인한 후 후두경의 끝을 후두계곡(Vallecula)에 위치시킨 뒤 후두경을 전상방으로

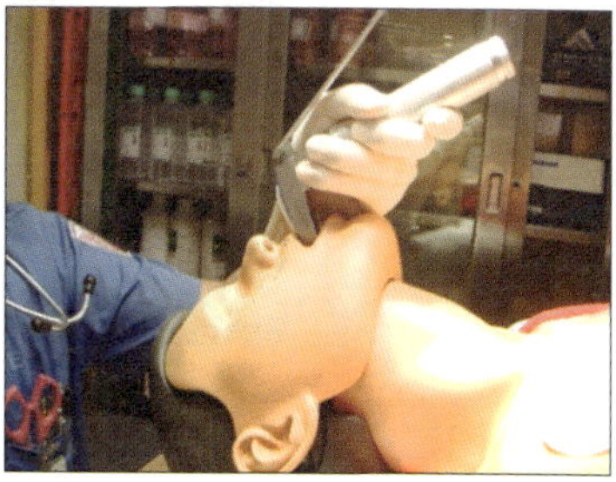

들어 성문(glottis)을 확인한다.

19. 학생의사는 성문을 보면서 보조원에게 준비된 튜브를 달라고 한다.

> **Tips!** 왼손으로 후두경을 잡고 있으므로 오른손으로 튜브의 2/3지점을 잡는다.

20. 오른손으로 튜브를 부드럽게 진입시켜 기낭이 성대보다 2~ 3cm 안쪽으로 유지되도록 한다.

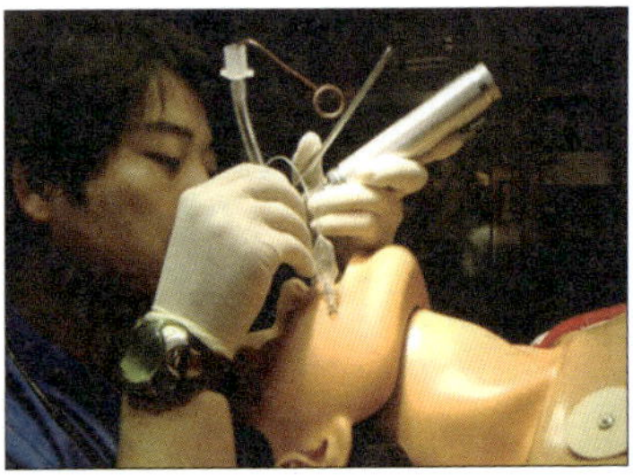

21. 학생의사는 앞니에 닿는 튜브의 깊이를 확인하면서 오른손으로 튜브를 잡아 고정한 후 왼손의 후두경을 제거한 후 보조자에게 속심을 제거하고 주사기를 이용하여 기낭에 공기를 채울 것을 요청한다.

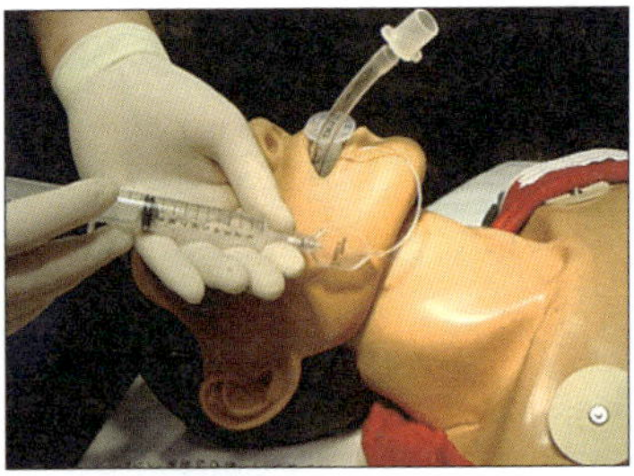

> **Tips!** 기낭 내 적정 압력: 20–25mmHg

22. 보조원에게 Ambu 주머니를 짜게 한 후 흉부가 확장되는지 눈으로 확인한 뒤 청진기로 양쪽 폐 부분(앞과 옆)과 상복부를 청진한다.

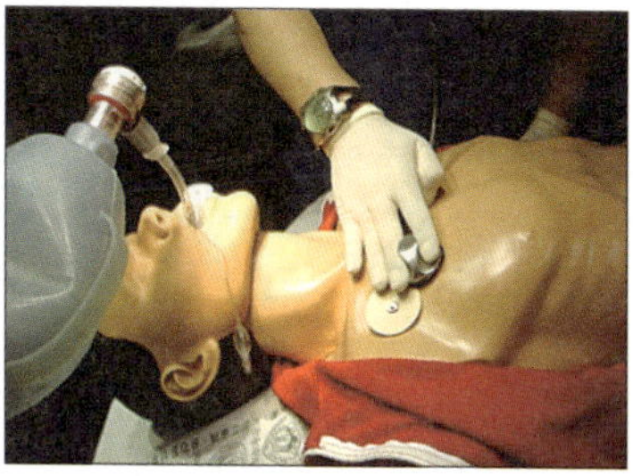

Tips! 양쪽 가슴 대칭 팽창, 호흡음 확인, 복부 위장 내 공기음 확인

23. 보조원이 Ambu 주머니를 짜는 동안 기도유지기를 구강 내 삽입한 후 반창고로 고정한다.

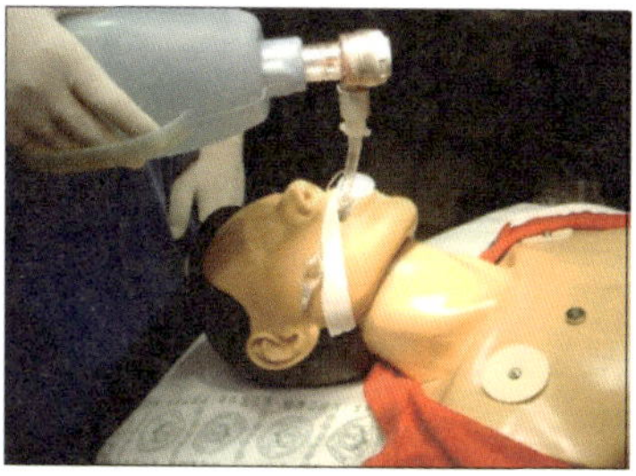

Tips! 적절한 튜브의 깊이: 남자 앞니에서 22~24cm, 여자 20~22cm

24. 기관 삽관 완료 후 환자의 활력징후를 측정하고 심전도, 산소포화도 등을 점검한다.

Check Point

▶ 체크 포인트를 확인하면서 학습한 내용을 실습하여 보세요.

▶ 기본적 술기를 익히기 위해서는 최소 3회 이상의 실습이 필요합니다.

번호	Check Point	스스로 평가하기		
		1회	2회	3회
1	장갑을 착용하였는가?			
2	후두경의 날은 적절한 것(곡형날)을 선택하였는가?			
3	손잡이와 후두경의 날을 적절히 조립하였는가?			
4	램프에 불이 충분한지 확인하였는가?			
5	백밸브마스크는 제대로 잡았는가?			
6	Ambu 주머니는 적절히 연결하였는가?			
7	삽관 전에 삽관 튜브를 확인을 하였는가?			
8	삽관튜브에 속심을 적절하게 꽂아두었는가?			
9	삽관튜브에 윤활제(젤리)를 충분히 발랐는가?			
10	삽관자세를 만들기 위해서 베개를 이용하여 후두를 받혔는가?			
11	삽관자세를 만들기 위해서 sniffing 자세는 취하였는가?			
12	수지교차법으로 구강을 개방하였는가?			
13	후두경을 왼손으로 잡았는가?			
14	구강내 후두경의 진입방향이 적절하였는가?			
15	후두경을 전상방으로 들어올렸는가?			
16	튜브를 제대로 잡았는가?			
17	튜브를 잡을 때 손의 모양은 적절하였는가?			
18	구강내로 튜브를 넣을 때의 방향은 적절하였는가?			
19	튜브를 적절한 깊이로 삽입하였는가?			
20	튜브를 잡고 후두경을 제대로 제거하였는가?			
21	속심을 제거하였는가?			
22	기낭에 공기주입은 적절하였는가?			
23	기낭내 압력이 적절한지 확인하였는가?			
24	삽관 후 기관 내 위치(관의 깊이)를 확인하였는가?			
25	구강유지기를 넣었는가?			
26	반창고를 이용하여 고정하였는가?			

이물질 기도 폐색 처치

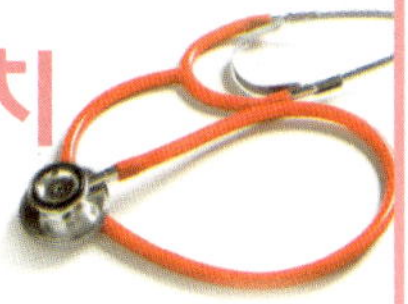

최우익 · 계명의대 응급의학교실

학습목표

영아에서 이물질로 인한 기도폐쇄의 응급처치 방법을 배운다.

적　용

이물질이 목에 걸린 게 의심되는 모든 영아

기본원칙

1. 먼저 의식상태를 확인하여, 의식이 없을 경우 심폐소생술을 우선 시행한다.
2. 영아의 머리가 가슴보다 낮게 유지한다.

주 의 점

1. 영아를 떨어뜨리지 않게 조심한다.
2. 복부장기의 손상이 되지 않도록 정확한 위치에 누른다.
3. 이물질을 뱉을 수 있게 등 타격과 가슴 밀침을 반복한다.

준 비 물

영아 모형, 기도 이물질, 장갑, 의자

학습하기

시술 전 환자돌보기

1. 환자의 의식 상태를 확인하고 주위에 도움을 청한다.
2. 의식이 없는 경우 심폐소생술부터 우선 시행한다.

시술 전 준비

3. 영아를 엎드린 자세(머리가 가슴보다 낮게 위치)로 팔뚝위에 놓는다.

Tips! 손으로 머리와 턱을 지지한 상태로 목부위의 연조직을 누르지 않게 조심

4. 영아를 지지하기 위해서 팔뚝을 허벅지 혹은 무릎 위에 놓는다.

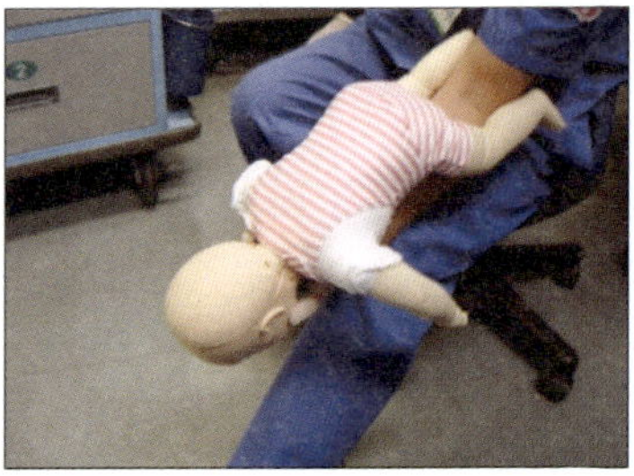

시술과정

5. 손두덩을 이용하여 양쪽 어깨뼈사이의 가운데를 초당 1회 속도로 강하고 절도 있게 5회 가격한다(등 두드리기 : Back slaps).

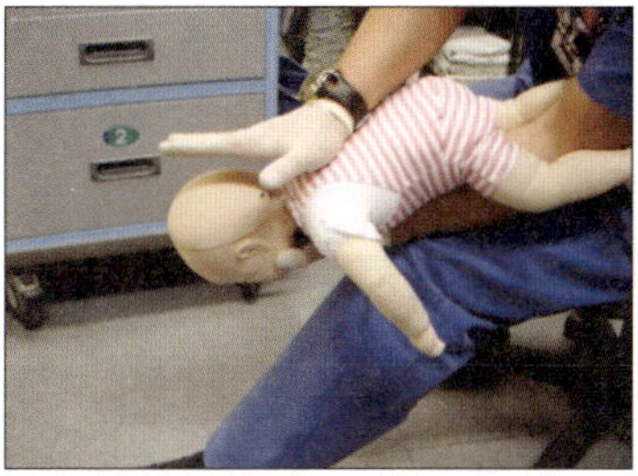

Tips! 두드리는 강도 : 이물질을 제거할 정도 또는 기침을 유발할 수 있는 정도

6. 자세를 변화시키기 위해 다른 한손을 이용하여 영아의 등에 갖다 대고 양팔사이에 영아를 충분히 떠받힐 수 있도록 한 손은 영아의 얼굴 부위를 지지하고, 다른 손은 영아의 뒷통수를 지지한다.

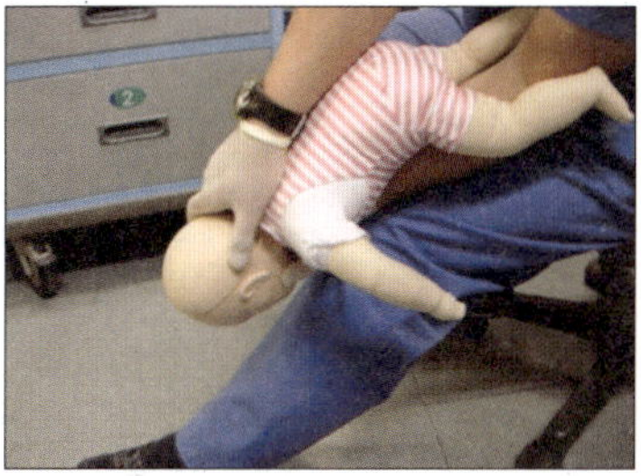

7. 영아를 양팔 전반부 사이로 지지한 채 돌려 얼굴이 하늘을 보면서, 가슴보다 약간 낮게 위치하게 한다.

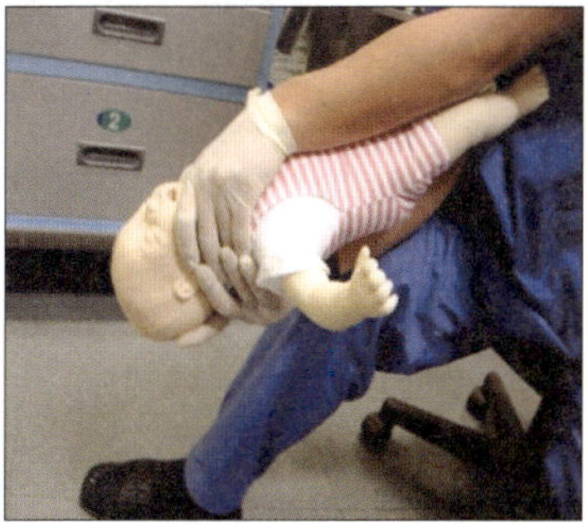

8. 양쪽 젖꼭지를 연결하는 가상선과 흉골이 만나는 지점의 바로 아래를 손가락 2~3개를 겹쳐 초당 1회 속도로 총 5회 밀친다(가슴 밀침: Chest thrust).

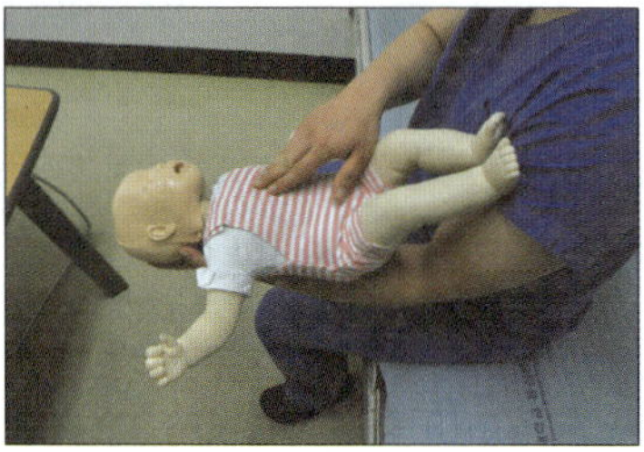

9. 이물질을 뱉어 낼 때까지 등 두드리기와 가슴 밀침을 반복한다.
10. 영아가 의식을 잃은 경우 평평하고 단단한 장소에 영아를 옮긴다.
11. 심폐소생술을 실시한다. 이 때 기도개방 과정에서, 이물질 확인 후 보이면 제거한다.

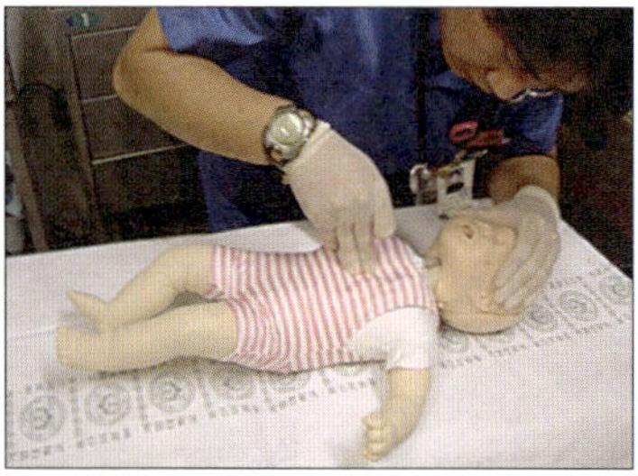

Tips! 보인다면 제거를 시도. 단 무턱대고 손가락 훑어내기는 금지

12. 5주기 혹은 2분간 CPR 후 응급의료체계를 활성화한다.

Check Point

▶ 체크 포인트를 확인하면서 학습한 내용을 실습하여 보세요.

▶ 기본적 술기를 익히기 위해서는 최소 3회 이상의 실습이 필요합니다.

<table>
<tr><th rowspan="2">번호</th><th rowspan="2">Check Point</th><th colspan="3">스스로 평가하기</th></tr>
<tr><th>1회</th><th>2회</th><th>3회</th></tr>
<tr><td>1</td><td>영아의 의식 상태를 확인하였는가?</td><td></td><td></td><td></td></tr>
<tr><td>2</td><td>영아를 엎드린 자세에서 머리가 가슴보다 낮게 위치하였는가?</td><td></td><td></td><td></td></tr>
<tr><td>3</td><td>한 손으로 머리와 턱을 지지한 상태에서 목의 연조직을 누르지 않았는가?</td><td></td><td></td><td></td></tr>
<tr><td>4</td><td>학생의사의 팔뚝을 허벅지 혹은 무릎위에 놓았는가?</td><td></td><td></td><td></td></tr>
<tr><td>5</td><td>충분한 힘과 적절한 시간 동안 등 두드리기를 하였는가?</td><td></td><td></td><td></td></tr>
<tr><td>6</td><td>가슴 밀침을 위해 옳은 방법으로 환자 자세를 전환하였는가?</td><td></td><td></td><td></td></tr>
<tr><td>7</td><td>가슴 밀침의 방법 및 횟수는 적절하였는가?</td><td></td><td></td><td></td></tr>
<tr><td>8</td><td>의식이 없는 경우 바로 심폐소생술을 시작하였는가?</td><td></td><td></td><td></td></tr>
<tr><td>9</td><td>심폐소생술 중에서 기도개방중 이물질을 확인하는 과정을 하였는가?</td><td></td><td></td><td></td></tr>
</table>

뼈 부목 고정

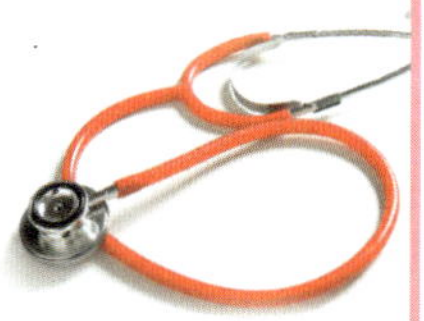

이경재 · 계명의대 정형외과학교실

학습목표

1. 부목고정의 종류를 알고 각각의 적응증에 맞게 사용할 수 있다.
2. 부목 및 석고 고정의 목적 및 기본 원칙을 이해한다.

적 용

1. 외상으로 인한 골절의 응급 시술(first aid) 혹은 초기 치료
2. 수술 후 혹은 안정 골절 등 보호막이 필요한 경우의 확정 치료(definite treatment)

기본원칙

1. 환부(골절, 염좌)의 위치를 파악한다.
2. 골절 고정 시 아래, 위 1개의 관절을 포함하여 고정한다.
3. 부목고정 시 해당 관절은 기능적 위치 또는 중립 위치를 유지한다.
4. 솜붕대나 압박붕대는 넓이의 50% 정도 중첩되게 원위부에서 근위부로 올라가며 감는다.
5. 부목고정 후 신경증상, 혈액순환 장애, 피부의 눌림 등이 있는지 확인하고, 부종이 발생할 수 있으므로 골절 부위를 거상할 것을 설명한다.

준 비 물

부목(splint), 솜붕대, 압박붕대

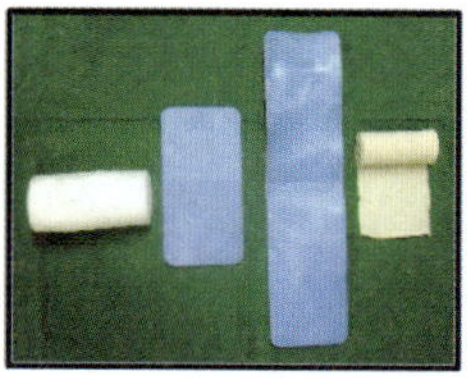

학습하기

【 단상지 부목 (Short arm splint) 】

시술 전 환자돌보기

1. 환자에게 자신을 소개하고 환자의 이름을 확인한다.
2. 환자에게 부목고정을 하겠다고 설명하고, 통증이 수반될 수 있으므로 환자를 안정시킨다.
3. 환자가 앉거나 누운 자세에서 편안하게 있도록 한다.

Tips! 단상지 부목은 골절 또는 손상 부위에 따라 부목의 위치가 다름

① 수장측(volar gutter) : 손바닥쪽에 부목을 고정; 손목염좌, 수부 및 수근부 골절 등에 사용; 손목을 약 15° 손등굽힘(dorsiflexion) 한다.

② 척측(ulnar gutter) : 척측에 부목을 고정; 손목염좌, 제 4,5중수골 및 지골 골절 등에 사용; 골절 부위에 따라 길이를 조절

③ 요측(radial gutter) : 요측에 부목을 고정; 2, 3중수골 및 지골 골절 등에 사용

시술 과정

4. 환자의 손상 부위를 확인하고 적절한 길이의 부목을 선택한다.

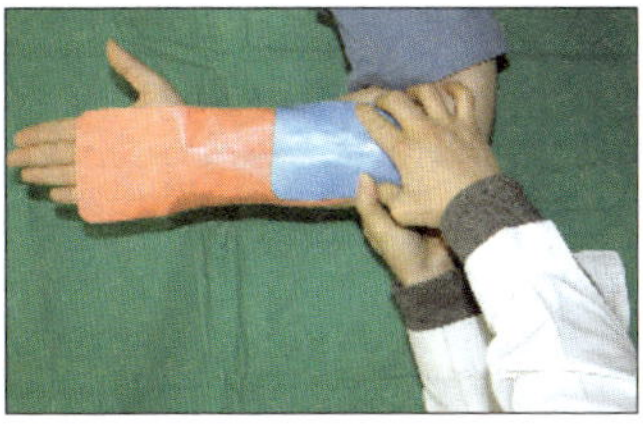

〈수장측 부목〉

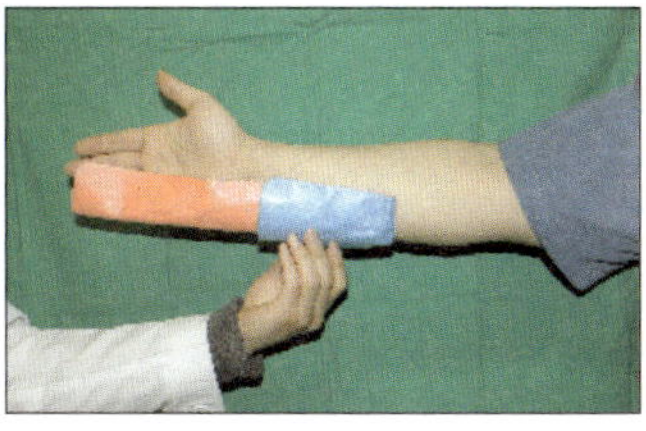

〈척측 구형성 부목〉

• 수장측 부목 : 중수지관절에서부터 아래팔까지
• 척측 구형성 부목 : 5번 손가락 끝에서부터 아래팔까지(골절 위치에 따라 조정)

5. 압박붕대를 손목에서부터 시작하여 손가락쪽으로 내려왔다가 다시 아래팔쪽으로 올라가면서 감아준다.

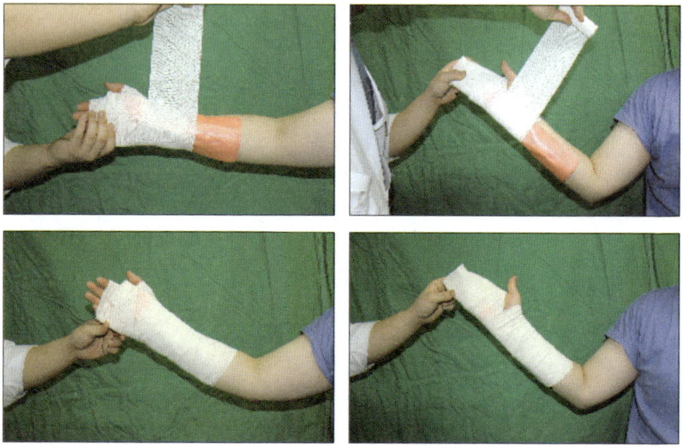

Tips! 압박붕대는 넓이의 50%정도 중첩되게 감으며, 손목은 15~20° 정도 손등굽힘하고 중수지 및 지간관절은 약간 굴곡, 실제 임상에서는 부목과 피부 사이에 솜붕대 등의 패드를 댐

시술 후 마무리

6. 환자에게 부목고정이 끝났음을 알린다.
7. 환자에게 앞으로 치료계획 및 주의점 등에 대해 설명한다.

Tips! 손가락 끝의 저림, 혈액순환 장애 등을 확인하고 부종 감소 등을 위해 거상 및 팔걸이 등을 설명

【 장상지 부목 (Long arm splint) 】

시술 전 환자돌보기

1. 환자에게 자신을 소개하고 환자의 이름을 확인한다.
2. 환자에게 부목고정을 하겠다고 설명하고, 통증이 수반될 수 있으므로 환자를 안정시킨다.
3. 환자가 앉거나 누운 자세에서 편안하게 있도록 한다.

Tips! 장상지 부목은 아래와 같은 경우 주로 사용
① 척골두 골절(ulnar head fracture)
② 상완골 과상부 골절(humerus supracondylar fracture) 등의 원위 상완골 골절
③ 주관절 부위의 염좌 등
* 주관절을 90°로 굽히고 유지

시술과정

4. 환자의 손상 부위를 확인하고 적절한 길이의 부목을 선택한다. 중수지 관절(중수골 골두)에서 시작하여 액와부 높이까지(만약 부목이 주관절로부터 충분히 길지 않으면 관절 운동을 방지할 수 없다.)

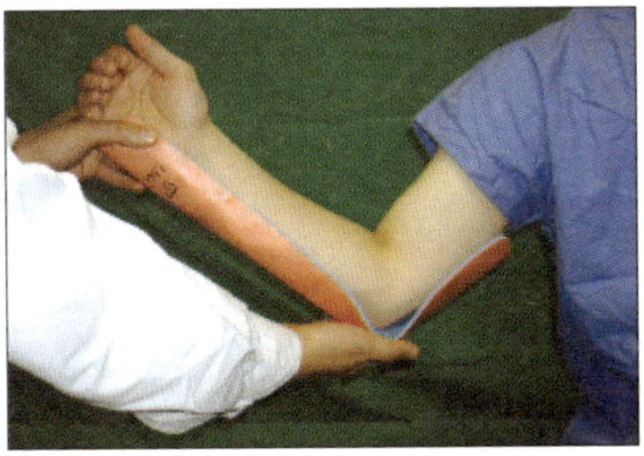

5. 압박붕대를 손목에서부터 시작하여 손가락쪽으로 내려왔다가 다시 전완부쪽으로 올라가면서 감아준다.

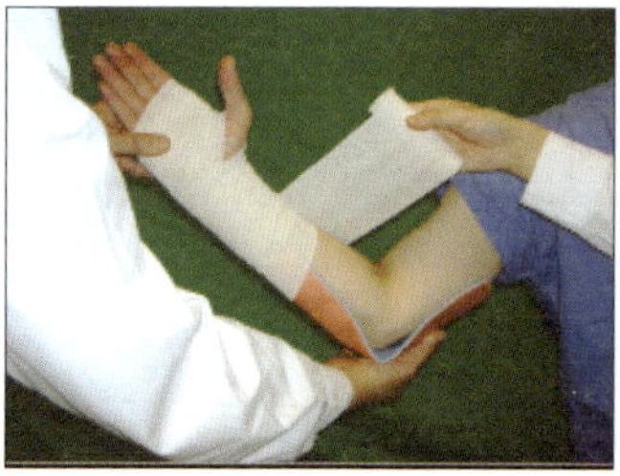
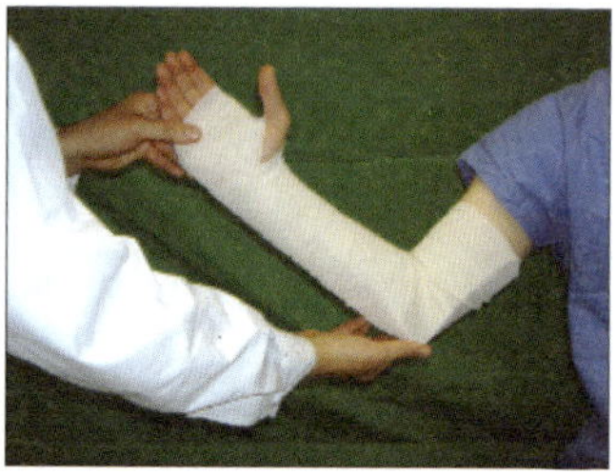

Tips!
- 압박붕대는 넓이의 50%정도 중첩되게 감으며, 손목은 15~20° 정도 손등굽힘
- 실제 임상에서는 부목과 피부 사이에 솜붕대 등의 패드를 대고, 고정 후 상지는 슬링 위치를 유지

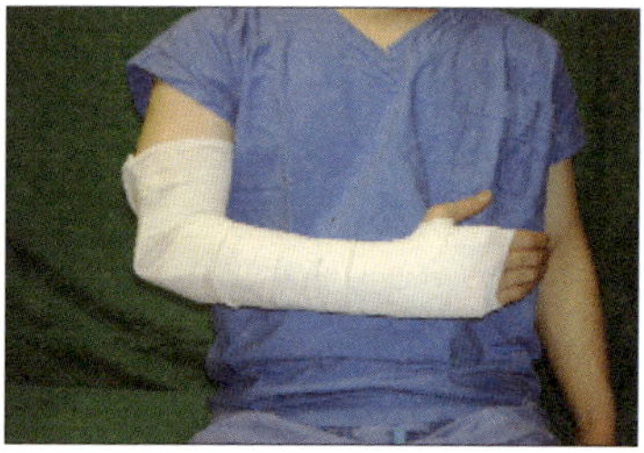

시술 후 마무리

6. 환자에게 부목고정이 끝났음을 알린다.
7. 환자에게 앞으로 치료계획 및 주의점 등에 대해 설명한다.

Tips! 손가락 끝의 저림, 혈액순환 장애 등을 확인하고 부종 감소 등을 위해 거상 및 팔걸이 등을 설명한다.

【 단하지 부목 (Short leg splint) 】

시술 전 환자돌보기

1. 환자에게 자신을 소개하고 환자의 이름을 확인한다.
2. 환자에게 부목고정을 하겠다고 설명하고, 통증이 수반될 수 있으므로 환자를 안정시킨다.
3. 환자가 누운 자세에서 편안하게 있도록 한다.

Tips! 장상지 부목은 아래와 같은 경우 주로 사용
① 족관절 염좌
② 족부의 골절
③ 족관절 골절 수술 후
* 발목관절은 90°로 굽히고 유지(중립위치); 무릎관절을 약간 굴곡시켜 족관절이 회전하는 것을 막음

시술 과정

4. 환자의 손상 부위를 확인하고 적절한 길이의 부목을 선택한다(발가락 끝에서부터 종아리 윗부분까지).

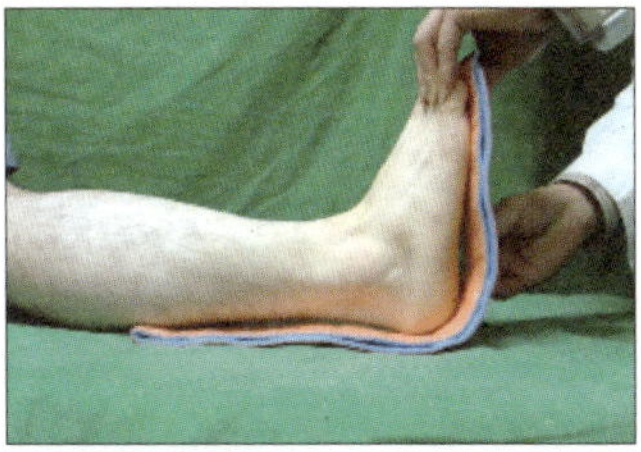

5. 압박붕대를 발목에서부터 시작하여 발가락쪽으로 내려왔다가 다시 종아리쪽으로 올라가면서 감아준다.

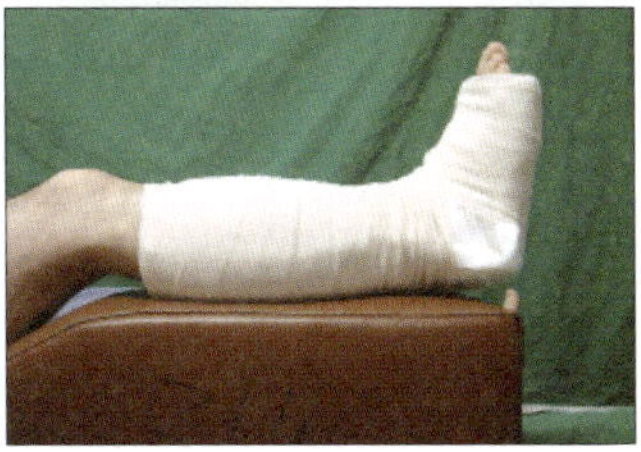

Tips!

- 압박붕대는 넓이의 50%정도 중첩되게 감으며, 발목은 90°로 유지하고 발이 외번 또는 내번 되지 않도록 함
- 실제 임상에서는 부목과 피부 사이에 솜붕대 등의 패드를 댐(특히 발뒤꿈치)
- 양쪽 복숭아뼈 부위가 눌리지 않도록 부목이 굳기 전에 공간을 만들어줌

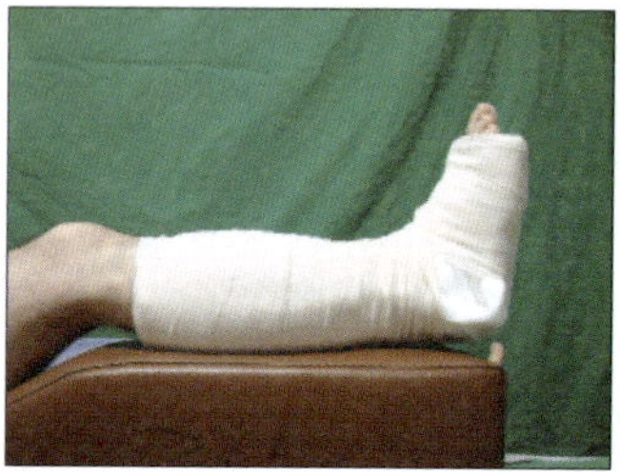

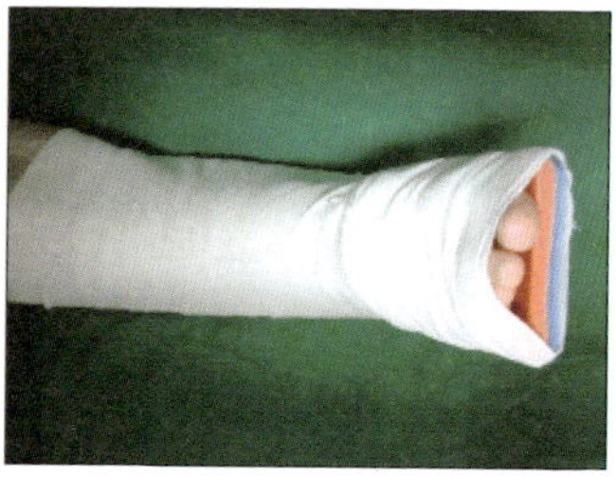

시술 후 마무리

6. 환자에게 부목고정이 끝났음을 알린다.
7. 환자에게 앞으로 치료계획 및 주의점 등에 대해 설명한다.

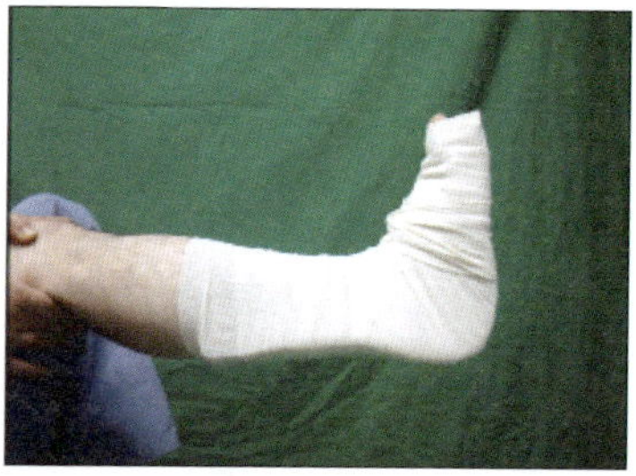

Tips! 발가락 끝의 저림, 혈액순환 장애 등을 확인하고 부종 감소 등을 위해 거상할 것을 설명

기타 사지의 부목

1. 손가락 부목(finger splint)

골절의 위치에 따라 손등 또는 손바닥 쪽에 대고 각 관절의 굴곡 정도도 다양함

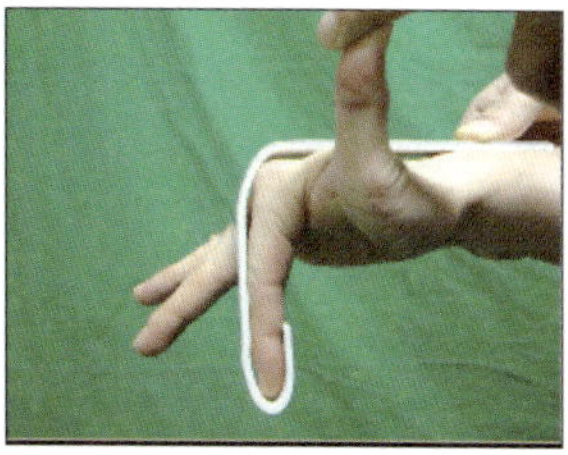

2. 무지 수상 부목(thumb spica splint)

주상골(scaphoid) 골절이나 무지 골절 등에 사용

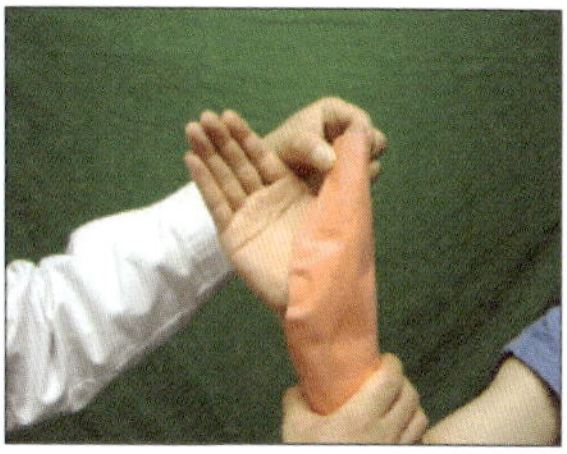

3. 설탕 집게 부목(sugar tong splint)

원위 요골 골절, 전완부(요골, 척골) 간부 골절 또는 상완골 간부 골절 등에 사용

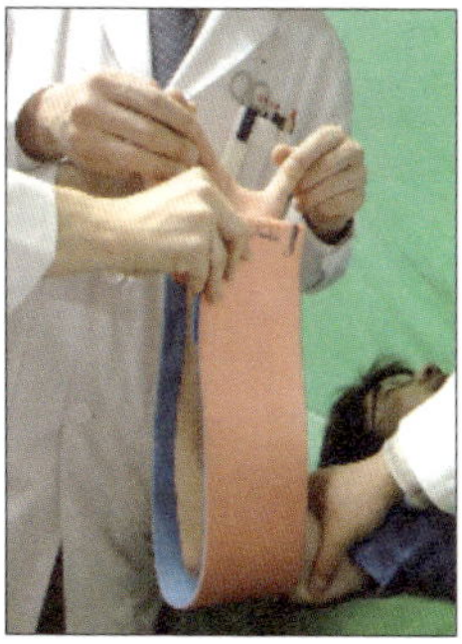

〈전완부 설탕 집게 부목〉

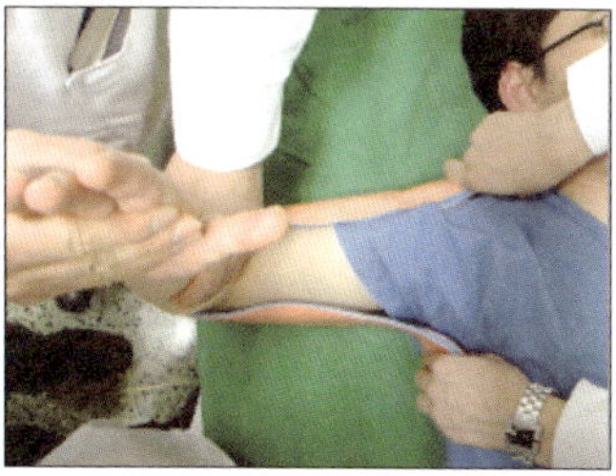

〈상완부 설탕 집게 부목〉

4. 장하지 부목(long leg splint)

1) 종골, 경골, 비골, 슬개골, 대퇴골 내측과와 외측과(medial and lateral condyle of femur), 슬관절 내측과 외측의 반월상연골(medial and lateral meniscus of knee joint), 종골건(tendo calcaneus), 슬관절의 측부인대(collateral ligament) 또는 십자인대(cruciate ligament)등의 손상에 사용한다.
2) 발목은 90° 무릎은 20° 정도 굴곡한 중립위치를 유지한다. 단, 아킬레스건 파열시는 발목을 족저굴곡(plantar-flexion)시키고 무릎은 45~50° 굴곡하며 슬관절 인대파열 시에는 무릎을 30~40° 굴곡한다.
3) 비골두(fibular head) 아래로 지나가는 비복신경의 압박으로 인한 foot drop을 방지하기 위해 비골두 부위의 공간을 만들어 준다.

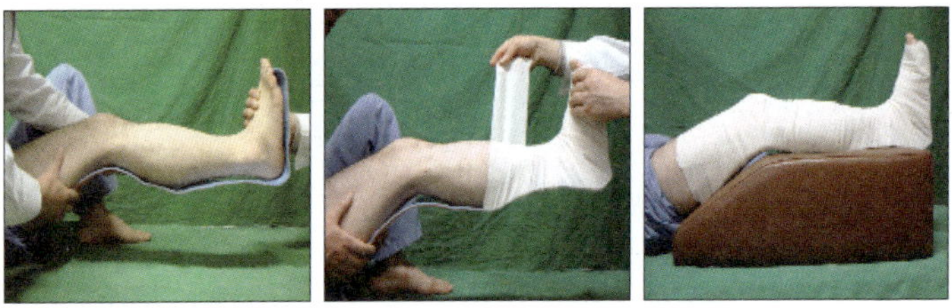

Check Point

▶ 체크 포인트를 확인하면서 학습한 내용을 실습하여 보세요.

▶ 기본적 술기를 익히기 위해서는 최소 3회 이상의 실습이 필요합니다.

번호	Check Point	스스로 평가하기		
		1회	2회	3회
1	자신을 소개하고 환자 이름을 확인하였는가?			
2	시행할 시술에 대해 설명하였는가?			
3	해당 환부에 적절한 부목을 선택하였는가?			
4	부목 고정에 있어서 적절한 감기 순서를 하였는가?			
5	해당 환부에 적절한 자세로 부목 고정을 하였는가?			
6	해당 환부의 고정에 적절한 길이의 부목고정을 하였는가?			
7	적절한 태도로 환자에게 부목 고정이 끝났음을 알리고 주의점 및 앞으로 치료계획 등에 대해서 설명하였는가?			

도뇨관 삽입 male and female urethral catheterization

분만진행단계 과정 평가 examination before delivery

질 분비물 검사 vaginal and cervical wet smear

자궁 경부 펴바름 검사 papanicolaou smear

PART

06

비뇨기과 및 산부인과적 시술

urologic and OB/GY procedures

도뇨관 삽입

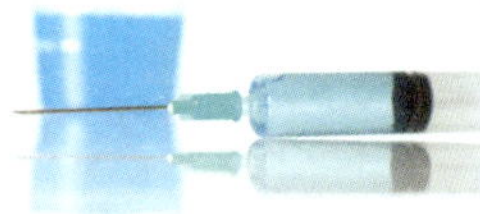

김병훈 · 계명의대 비뇨기과학교실

학습목표

1. 남자에게 감염과 요도 손상없이 도뇨관을 삽입할 수 있다.
2. 여자에게 감염과 요도 손상없이 도뇨관을 삽입할 수 있다.

적 용

1. 정확한 요량 측정, 배뇨 후 잔뇨량 측정이 필요한 경우
2. 영상의학적 검사 시 방광에 조영제를 주입할 경우
3. 방광기능 측정, 요 배양검사를 위한 채뇨
4. 급성 요폐 (전립선비대, 요도손상, 척추마취) 및 만성 요폐 해소(신경성 방광, 배뇨장애, 간헐적 도뇨)
5. 요도 시술 후 부목 역할

기본원칙

1. 오염에 주의한다.
2. 요도 손상에 주의한다.
3. 도뇨관 삽입 후 바르게 삽입되었는지 확인한다.

금 기

요도 손상이 심한 경우

주 의 점

1. 환자가 수치심이 느끼지 않도록 배려한다.
2. 오염에 주의

준 비 물

남성 요도모형, 여성 요도모형, 소독쟁반을 포함한 도뇨 세트(소공포, 종지 2개, 소독집게), 도뇨관(16 혹은 18Fr), 소독솜, 소독액(베타딘 혹은 염화벤잘코놈), 생리식염수, 10mL 주사기, 젤리(가능하면 리도케인 젤리), 소변주머니, 소독장갑, 반창고, 가위

학습하기

시술 전 환자돌보기

1. 환자에게 자신을 소개하고 환자 이름을 확인한다.
2. 도뇨관을 삽입하는 목적과 방법을 간략히 설명한다.
3. 이전에 요도의 손상을 받은 적이 있는지, 평소 소변상황 등을 확인한다.

시술 전 준비

4. 손을 깨끗이 씻거나 손 소독을 한다.
5. 남성의 경우 환자를 편안하게 바로 눕히고 하의를 탈의한다. 의사는 환자의 오른편에 위치한다.

> **Tips!** 하의 탈의 전 가리거나 문을 닫는 등 수치심과 불쾌감을 느끼지 않도록 배려

6. 여성의 경우 하의를 탈의한 후 양 무릎을 바깥으로 구부린 개구리다리 자세(마름모 자세)를 취한다.

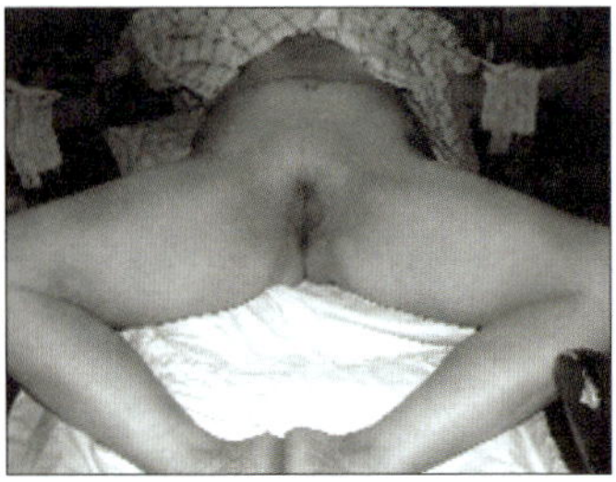

7. 도뇨 세트를 환자의 양다리 사이나 카트에 놓고 소독장갑을 착용하지 않은 상태에서 도뇨 세트를 싸고 있는 포의 바깥 모퉁이만 잡고 도뇨 세트를 중심으로 포를 완전히 펼친다.

Tips! 도뇨 세트는 시술이 종료될 때까지 오염되지 않게 유지

8. 도뇨 세트에 갖추어진 물품을 확인한다.

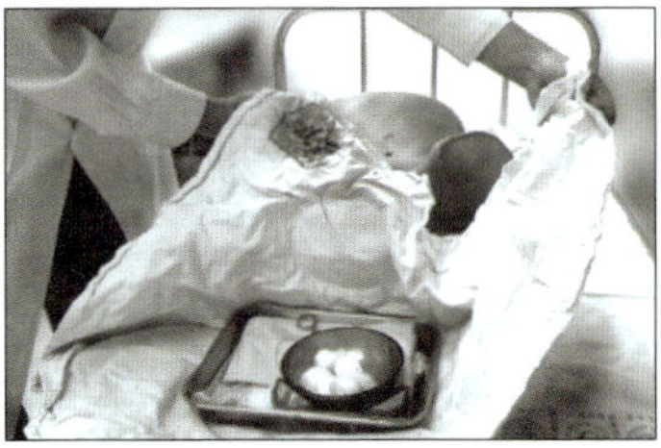

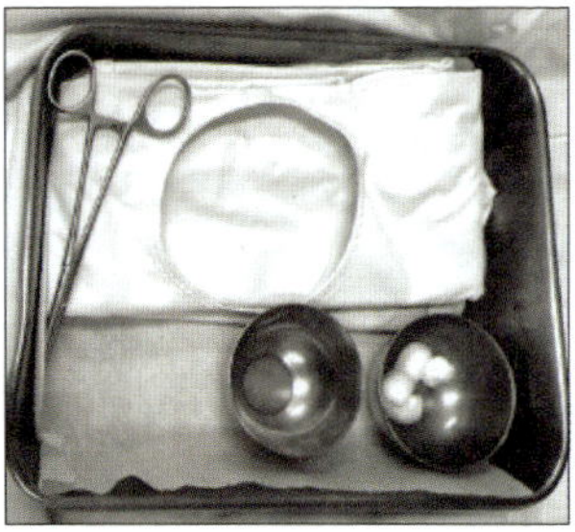

Tips! 도뇨 세트 구성 : 소공포, 소독솜이 든 종지, 빈 종지(생리식염수용), 소독집게 · 빠진 것이 있는 경우에는 미리 준비함

9. 도뇨관의 겉포장을 벗겨서 준비된 도뇨 세트 위에 놓는다.

Tips! 도뇨관의 내포장 오염에 주의

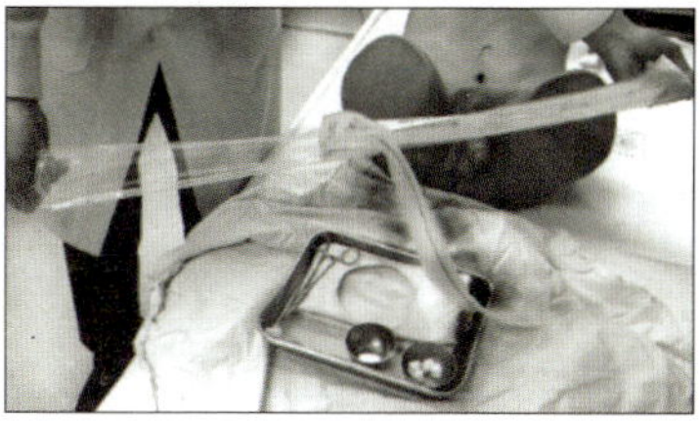

10. 10mL 주사기를 오염되지 않게 포장을 벗기고 도뇨 세트 위에 놓는다.
11. 소변주머니의 포장을 오염되지 않게 벗기고, 소변주머니를 도뇨 세트 옆에 둔다.

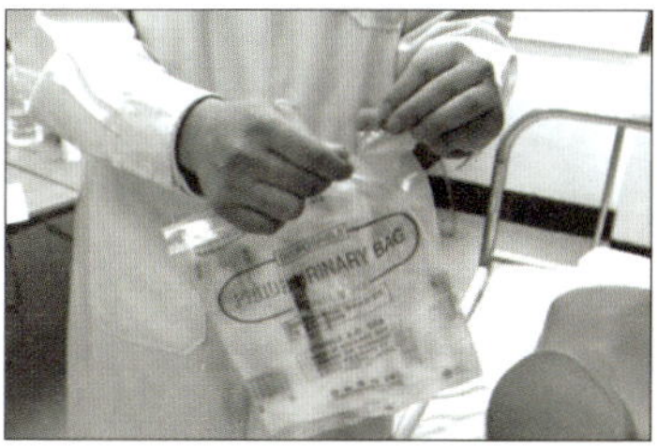

12. 적당량의 소독액을 소독솜이 든 종지에 붓는다.
13. 생리식염수를 빈 종지에 붓는다.
14. 젤리를 도뇨 세트 위에 넉넉히 짜 둔다.

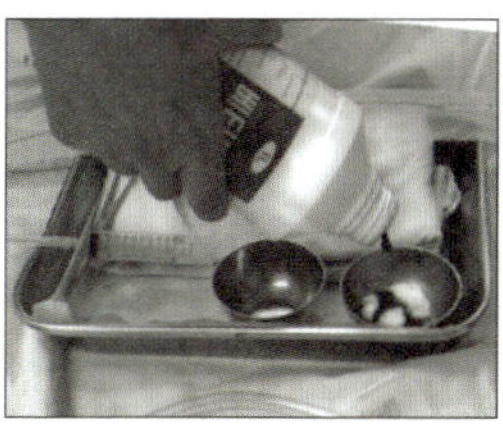
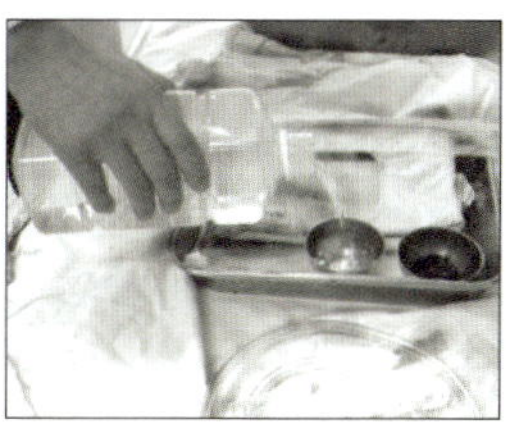
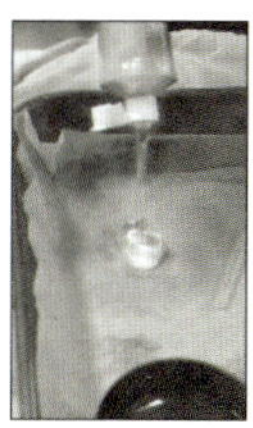

15. 소독장갑을 오염되지 않게 착용한다.

16. 도뇨관의 내포장을 오염되지 않게 벗기고, 도뇨 세트 위에 둔다.
17. 10mL 주사기로 종지에 들어있는 생리식염수 5mL를 흡인한 후 도뇨관의 식염수 주입구로 주입하여 풍선을 부풀린 다음 풍선에 이상이 없는지 확인한다.
18. 풍선과 주입구를 확인한 후, 주사기를 주입구에 꽂아 생리식염수를 뽑아내어 풍선을 원래 상태로 돌린다.
19. 생리식염수가 들어있는 채로 주사기를 주입구에 꽂은 상태 그대로 둔다.
20. 도뇨관의 입구를 소독집게를 이용하여 클램프한다.

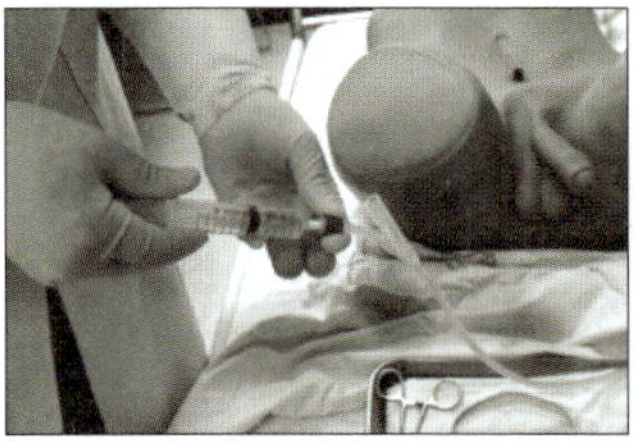

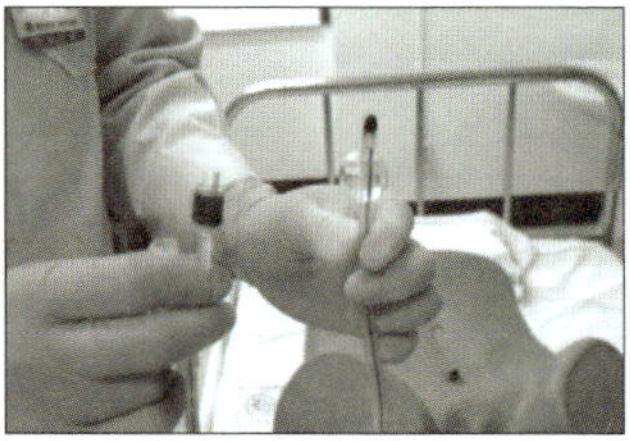

시술 과정

21. 소공포를 무균적으로 편 후 남자는 음경, 여자는 회음부가 드러나도록 덮는다.

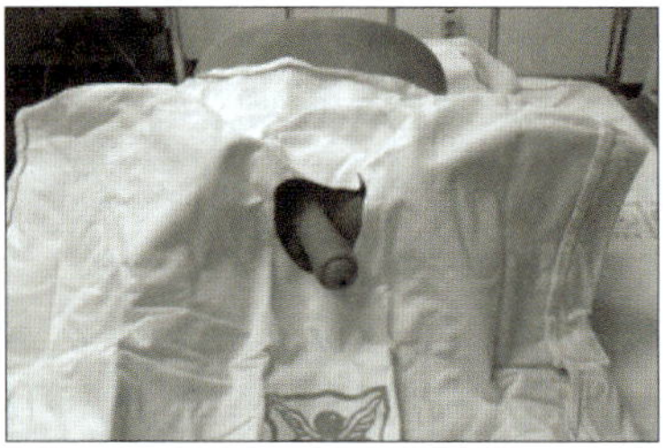

22. 남성의 경우 왼손으로 음경을 잡고, 음경을 2번과 3번 손가락 사이에 위치시킨 상태에서 엄지로 감싼다.

Tips!
- 포경이 없는 남자는 포피를 벗겨 외요도구가 보이도록 함
- 여자에서는 소음순을 벌리겠다고 양해를 구한 다음 왼손의 엄지와 2번 손가락으로 소음순을 벌려 외요도구 확인

23. 소독을 하기 전에 환자에게 약간 차가울 수 있다고 설명한다.
24. 소독집게로 소독솜을 집어 외요도구 주변(남자는 귀두 부분)를 위에서 아래 방향으로 소독한다.

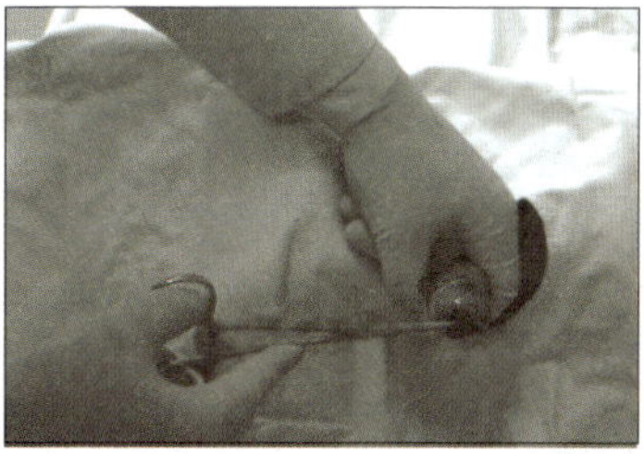

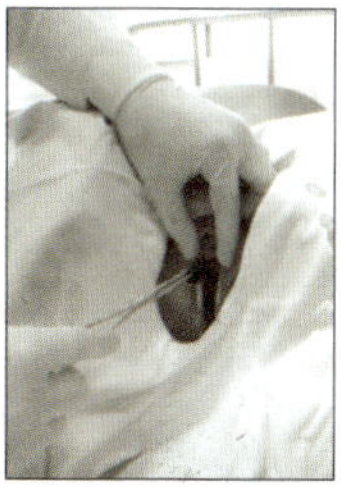

Tips! 매번 소독솜을 교체하면서 동일한 소독방법을 2~3회 반복

25. 오른손으로 도뇨관 끝에서 약 5cm 되는 부분을 잡고 젤리를 손으로 잡은 부위까지 충분히 바른다.

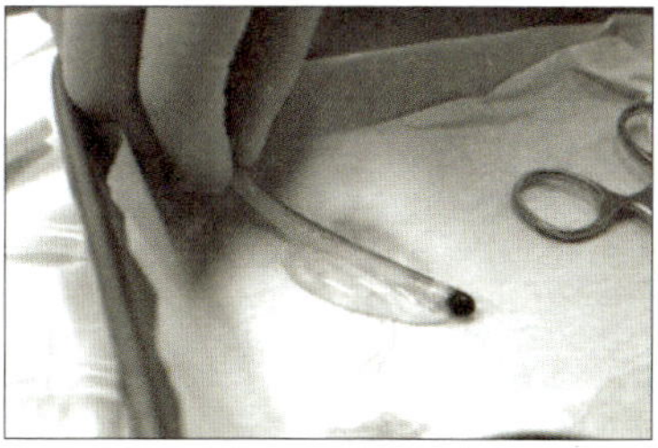

26. 환자에게 도뇨관을 삽입하겠다고 말하고, 삽입 도중 통증이 있을 때는 서서히 심호흡을 하도록 요청하여 괄약근이 이완되도록 한다.

27. 남자의 경우 오른손으로는 도뇨관 끝 5cm 부위를 잡은 상태에서 왼손으로 음경을 수직으로 세워 약간 배꼽 방향으로 당기면서 도뇨관을 외요도구에 부드럽게 삽입한다.

Tips! 환자에게 숨을 천천히 깊게 쉬도록 말하면서 도뇨관을 끝까지 삽입

28. 여자의 경우 왼손의 엄지와 2번 손가락으로 소음순을 벌린 상태에서 오른손에 쥐고 있던 도뇨관을 요도구로 부드럽게 삽입한다. 소변이 나오면 그 위치에서 약 5cm 더 진입한다.

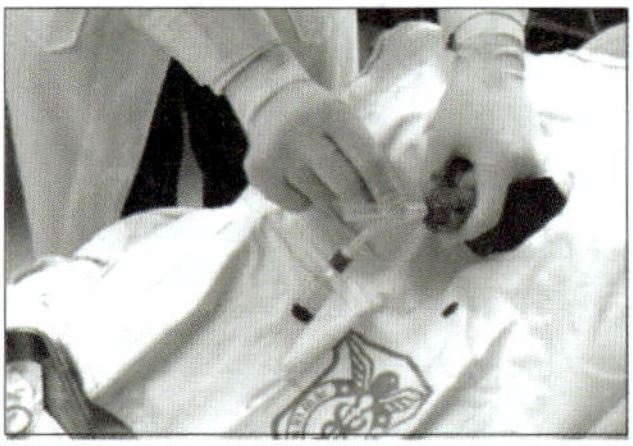

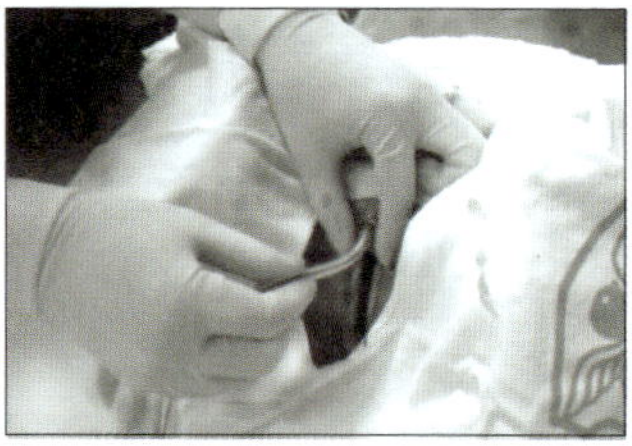

Tips! 질구로 삽입되지 않도록 주의

29. 식염수 주입구에 꽂힌 상태로 있는 주사기를 주입구에서 빠지지 않게 왼손으로 꼭 잡고, 오른손으로 생리식염수 5mL를 주입하여 풍선을 부풀린다.

30. 풍선이 방광경부에 걸려 저항이 느껴질 때까지 천천히 뒤로 당긴다.

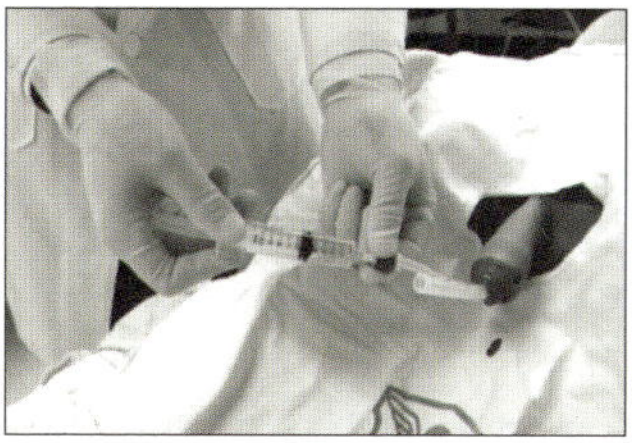 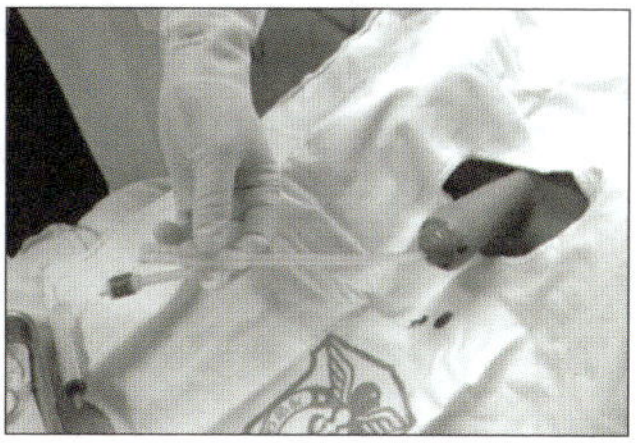

31. 도뇨관 끝에서 소변이 배출되는지 확인한다.

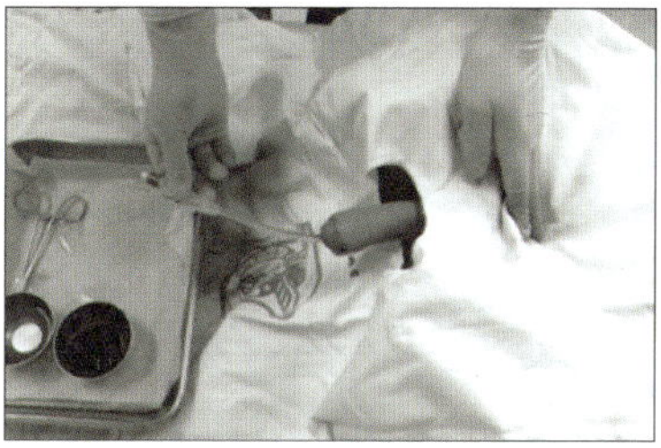

Tips! 소변이 바로 나오지 않을 경우 아랫배를 손바닥으로 지그시 눌러 볼 것

32. 소변주머니의 아랫부분은 잠겨진 상태에서 소변주머니의 입구 덮개를 제거한 후 도뇨관 끝과 단단히 연결한다.

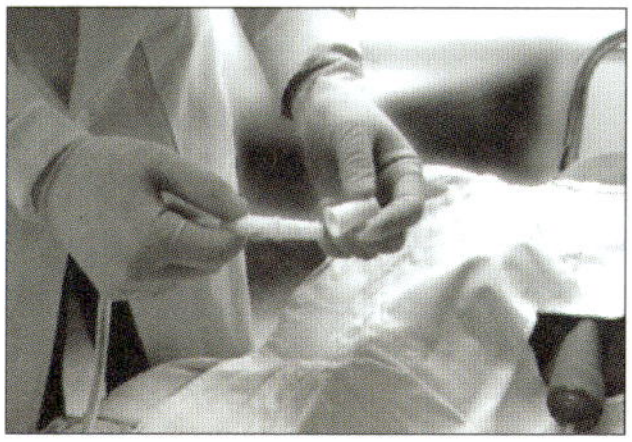 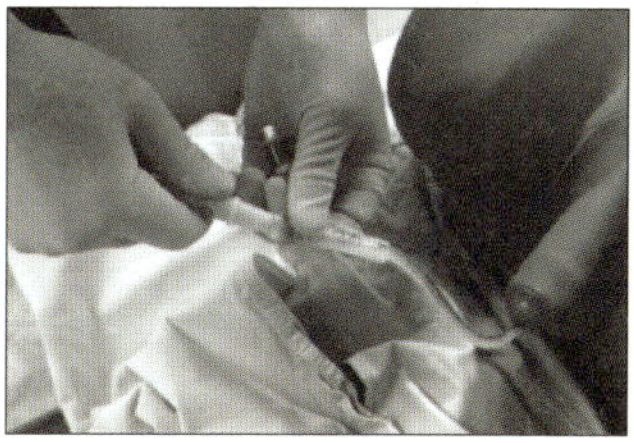

33. 도뇨관을 허벅지 혹은 하복부에 반창고로 단단히 고정하거나

고정용 스티커를 부착한다.

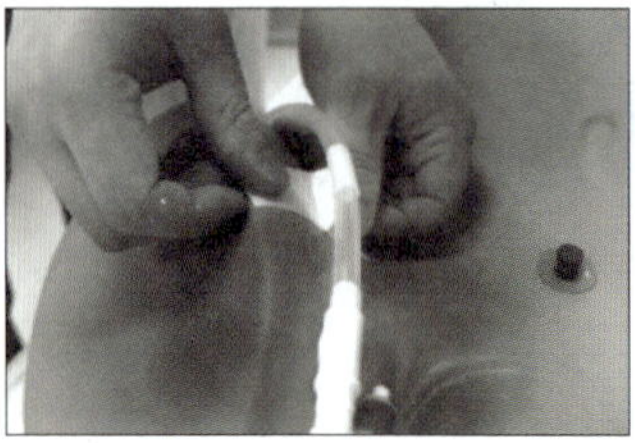

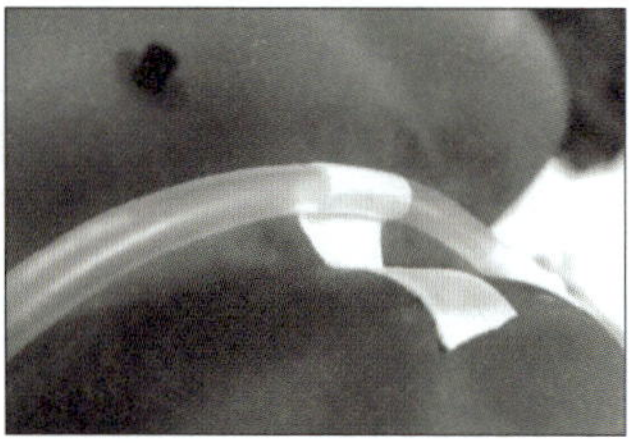

34. 소변주머니는 침상보다 낮게 위치시키고, 끈으로 고정한다.

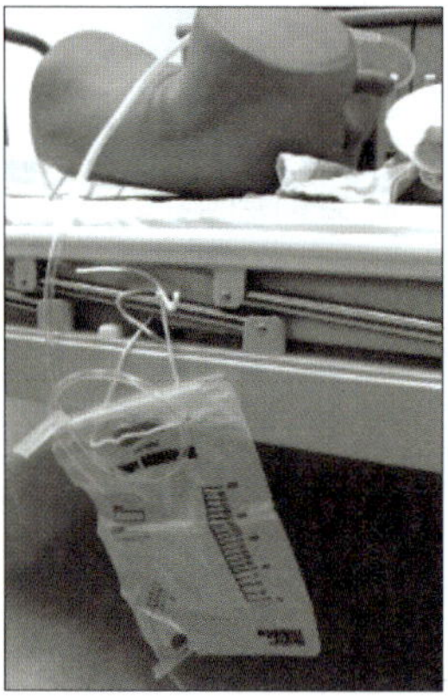

시술 후 마무리

35. 환자에게 시술이 끝났음을 알리고, 불편한 점이 없는지 확인한다.
36. 환자에게 도뇨관 삽입과 관련된 사항 및 이동 시 소변주머니가 요도구보다 아래에 두도록 설명한다.
37. 준비물을 올바르게 정리한다.

Check Point

▶ 체크 포인트를 확인하면서 학습한 내용을 실습하여 보세요.

▶ 기본적 술기를 익히기 위해서는 최소 3회 이상의 실습이 필요합니다.

번호	Check Point	스스로 평가하기		
		1회	2회	3회
1	자신을 소개하고 환자 이름을 확인하였는가?			
2	앞으로 시행할 시술에 대해 설명하였는가?			
3	요도 손상 및 시술 물품에 알레르기가 있는지 확인하였는가?			
4	손을 깨끗이 씻거나 손소독을 하였는가?			
5	준비물을 확인하였는가?			
6	시술을 위하여 환자의 자세를 바르게 취하도록 요청하였는가?			
7	도뇨 세트를 무균적으로 펼쳤는가?			
8	도뇨 세트의 내용물을 확인하고 빠진 것을 보충하였는가?			
9	도뇨관, 주사기, 소변주머니를 무균적으로 준비하였는가?			
10	소독액, 생리식염수, 젤리를 올바르게 준비하였는가?			
11	소독장갑을 무균적으로 착용하였는가?			
12	도뇨관의 풍선 확장을 확인하였는가?			
13	풍선 확장 후 식염수 주입구에서 식염수가 새는지 확인하였는가?			
14	도뇨관의 소변배출 부위를 clamping 하였는가?			
15	소공포를 무균적으로 올바른 위치에 펼쳤는가?			
16	요도구를 올바르게 소독하였는가?			
17	도뇨관 끝 약 5cm 지점까지 젤리를 발랐는가?			
18	도뇨관 삽입 도중에 숨을 천천히 깊이 쉬라고 이야기 하였는가?			
19	도뇨관을 올바로 삽입하였는가?			
20	도뇨관 풍선을 표시되어 있는 크기로 확장하였는가?			
21	도뇨관 삽입 후 요 배출을 확인하였는가?			
22	소변주머니에 올바르게 연결하였는가?			
23	도뇨관과 소변주머니를 올바른 위치에 고정하였는가?			
24	시술 후 올바르게 환자교육을 하였는가?			
25	준비물을 정리하였는가?			

분만진행단계 과정 평가

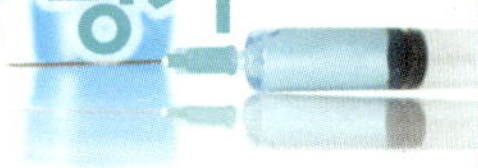

박준철 · 계명의대 산부인과학교실

학습목표

1. 내진을 통하여 양수의 파수 유무, 태아 선진부의 하강정도, 자궁경부의 확장 정도를 파악하여 분만 진행 상황을 판단할 수 있다.
2. 도플러 검사를 올바르게 시행하여 태아의 심음을 청취할 수 있다.

적 용

분만 전의 진행과정 평가

기본원칙

1. 이차 감염을 방지하면서 내진을 시행한다.
2. 도플러 검사 후 내진을 시행한다.

주 의 점

분만 검진은 환자가 수치심을 느끼지 않도록 하고 프라이버시가 보장되도록 유의

준 비 물

분만모형, 초음파 태아심음 청취기, 소독장갑, 수건(시트), 초음파용 젤리, 생리식염수

진찰 전 환자돌보기

1. 환자에게 자신을 소개하고 환자 이름을 확인한다.
2. 검사복으로 갈아입도록 요청한다.
3. 환자가 하반신을 노출하여 진찰대 위에 쇄석위(돌제거술자세, lithotomy position)로 눕도록 요청한다.
4. 환자를 도와 환자의 양발은 발걸이에 걸치고, 엉덩이는 진찰대의 끝까지 내려오도록 한다.
5. 환자의 복부를 수건(시트)으로 덮어 가려준다.

진찰 과정

5. 손을 깨끗이 씻거나 손소독을 한다.
6. 초음파검사기가 원활하게 작동하는지 확인하고, 검사용 젤을 준비한다.

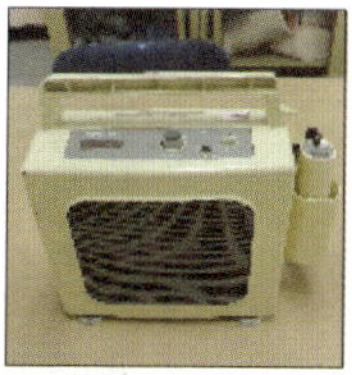

7. 태아의 머리와 척추, 엉덩이의 위치를 촉진하여 확인한다.
8. 태아의 머리 부분에 가깝게 도플러검사기의 탐촉자를 위치시켜 태아심음을 청진한다.

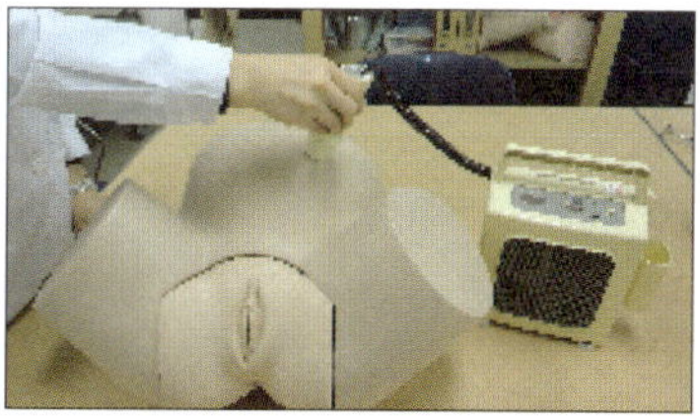

Tips! • 태아의 생존 유무, 태아곤란증 유무 및 정도 파악
• 태아의 위치 파악(예: 태아심음이 좌하복부에서 들리면 태아는 머리가 아래를 향하고 등은 왼쪽에 있는 위치에 있다고 추측)

9. 환자에게 내진한다고 설명한 후 장갑을 오염없이 착용한다.

10. 오른손 2, 3번 손가락으로 소음순을 좌우로 펴고, 왼손의 2, 3번 손가락을 질 속에 삽입한다.

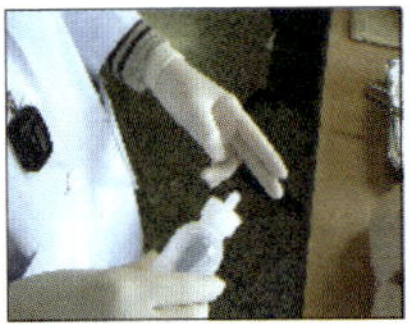
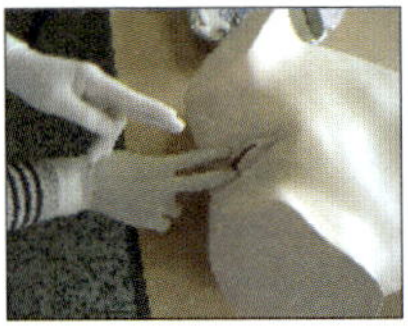
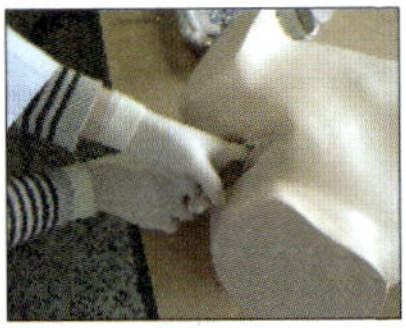

Tips! 질 내로 손가락 삽입 전 환자에게 미리 알려줄 것

11. 오른손으로 자궁저를 약간 압박하면서 질 내 손가락을 자궁경부 내로 삽입하여 자궁경부의 열림 정도(cm) 및 소실 정도(%)를 평가한다.

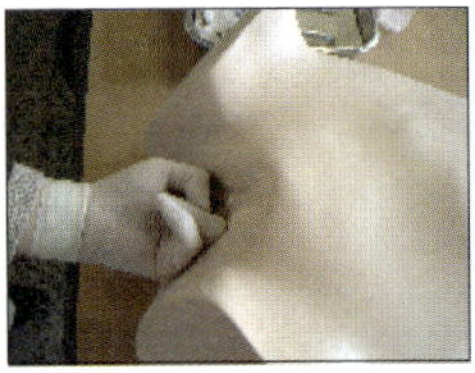
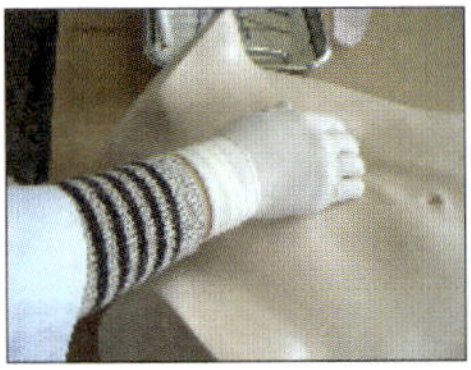

Tips! ① 자궁경부의 열림 정도: 자궁경관의 평균 직경으로 표시
손가락으로 자궁경관의 한쪽 끝에서 반대 끝까지 짚어서 그 길이를 산출. 자궁경부가 10cm 열렸을 때를 완전개대라 함
② 자궁경부의 소실 정도: 정상 자궁경부와 비교하여 소실된 정도를 %로 표시{예: 자궁경부가 인접한 자궁하부 만큼 얇아지면 자궁경부의 완전(100%) 소실이라 함}

12. 태아의 선진부를 촉지하여 확인한다.
13. 태아의 태위(fetal presensation)과 태향(fetal position)을 확인한다.
14. 궁둥뼈가시(Ischial spine)의 돌출정도를 파악하는 한편, 궁둥뼈가시와 태아머리의 관계에서 태아의 하강 정도(station)를 파악한다.

> **Tips!** 분만이 정상적으로 진행되고 있다면 자궁경부의 개대 및 태아의 하강정도는 Friedman 곡선

15. 환자에게 진찰이 끝났음을 알린다.

Check Point

▶ 체크 포인트를 확인하면서 학습한 내용을 실습하여 보세요.

▶ 기본적 술기를 익히기 위해서는 최소 3회 이상의 실습이 필요합니다.

번호	Check Point	스스로 평가하기		
		1회	2회	3회
1	자신을 소개하고 환자 이름을 확인하였는가?			
2	환자가 올바른 자세를 취하도록 요청하고 도왔는가?			
3	손을 깨끗이 씻거나 손소독을 하였는가?			
4	초음파검사기가 바르게 작동하는지 확인하였는가?			
5	태아심음을 올바르게 청진하였는가?			
6	소독장갑을 무균적으로 착용하였는가?			
7	지금부터 내진을 시행하겠다고 환자에게 설명하였는가?			
8	분만 진행단계를 확인하기 위한 손가락 삽입과정(내진)을 올바르게 시행하였는가?			
9	자궁경부의 열림 정도를 확인하고 설명하였는가?			
10	자궁경부의 소실 정도를 확인하고 설명하였는가?			
11	태아의 태위와 태향을 확인하고 설명하였는가?			
12	태아의 하강 정도를 확인하고 설명하였는가?			
13	환자에게 매 시술과정마다 사전에 설명한 후 시행하였는가?			

질 분비물 검사

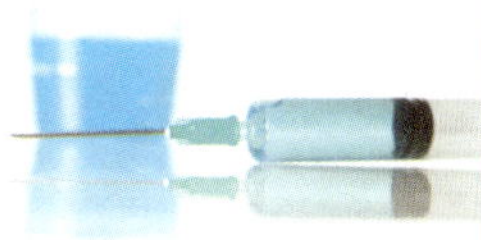

박준철 · 계명의대 산부인과학교실

학습목표

1. 자궁경부를 충분히 노출시켜 질 분비물을 채취할 수 있다.
2. 질경을 올바르게 사용할 수 있다.
3. 채취한 질 분비물을 적절하게 도말할 수 있다.

적 용

1. 일반적인 부인과 검진
2. 질 감염증(트리코모나스 질염, 세균성 질염, 질 캔디다증 등)이 의심되는 경우

기본원칙

자궁경부를 충분히 노출시킨 후 질 분비물을 관리 및 채취한다.

주 의

1. 성 경험이 없는 여성
2. 질 출혈이 있는 경우

주 의 점

1. 환자를 대면할 때 밝은 표정, 자신감 있고, 전문가다운 태도를 취한다.
2. 목적과 소요시간, 통증 여부에 대하여 간단히 설명하고 진행 중의 모든 행위를 알려주며 시행한다.
3. 남성 의사는 반드시 여성 보조자를 동반한다.

준 비 물

내진 실습모형, 질경, 백열등, 면봉, 소독장갑, 유리슬라이드, 커버글라스, 생리식염수, 스포이드, 소독쟁반, 따뜻한 물(윤활액)과 종지, 의료용 폐기물통, 수건(시트)

학습하기

검사 전 환자돌보기

1. 환자에게 자신을 소개하고 환자 이름을 확인한다.
2. 성경험 및 최근 24시간동안 질정삽입, 질세척, 성관계의 유무를 확인한다.
3. 환자를 격리하고 검사복(하의를 올리기 쉬운 옷)으로 갈아입도록 요청한다.
4. 환자가 하반신을 노출 후, 진찰대위에 돌제거술자세(lithotomy position)로 눕도록 요청한다.
5. 환자를 도와 환자의 양발은 발걸이에 걸치고, 엉덩이는 진찰대의 끝까지 내려오도록 한다.
6. 환자의 복부를 수건(시트)으로 덮어 가려준다.

검사 전 준비

7. 학생의사의 오른편에 소독쟁반을 무균적으로 펼친다.
8. 질경, 면봉, 주사기(스포이드)를 무균적으로 소독쟁반 위에 준비한다.

9. 따뜻한 윤활제(물), 생리식염수, 시험관, 유리슬라이드, 커버글라스 등을 준비한다.

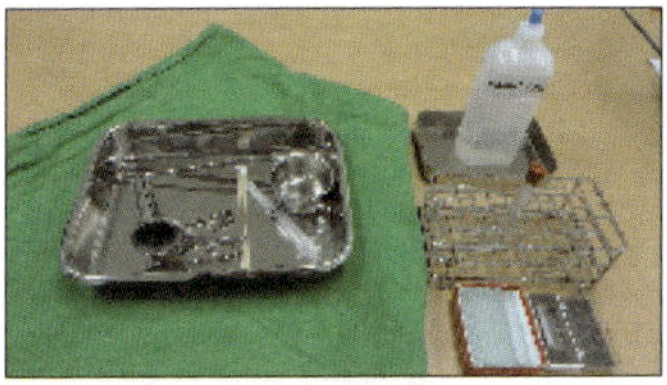

10. 질과 자궁경부를 관찰하기 좋도록 백열등의 위치를 조정한다.
11. 소독장갑을 무균적으로 착용한다.

검사 과정

12. 환자에게 질경을 보여주며 질경을 삽입할 것이라고 설명하면서 조금 차가울 수 있다는 것을 알려주어 놀라지 않도록 배려한다.
13. 왼손으로 질경의 손잡이를 잡고 질경의 양날을 미리 데워 놓은 윤활액에 담근다. (또는 윤활액을 질경에 뿌린다.)

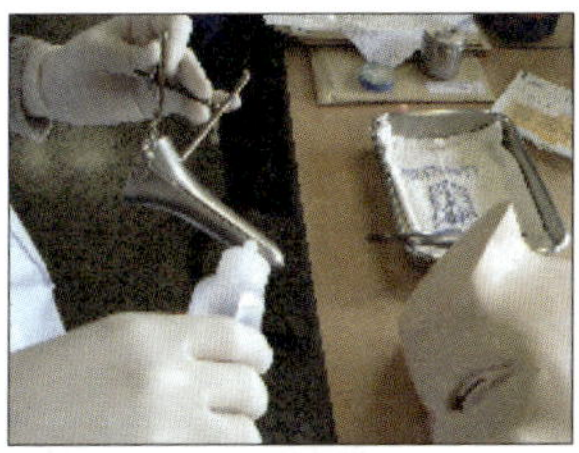

14. 오른손의 2, 3번 손가락을 사용하여 소음순을 좌우로 벌린다.

Tips!

소음순이 질경에 말려들어가면서 통증을 유발하지 않도록 주의

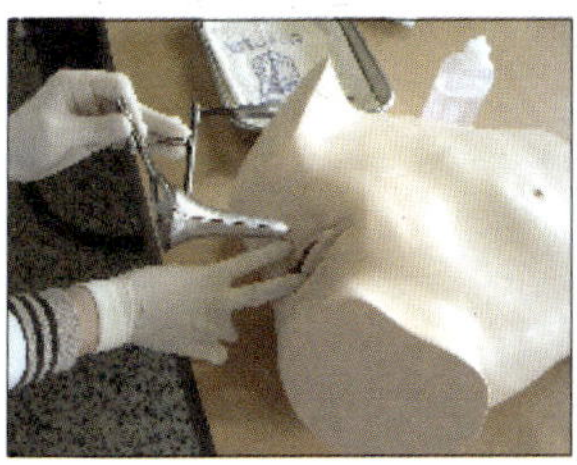

15. 질경의 양날이 닫힌 상태로 세로로 약간 기울여서 천천히 삽입한다.

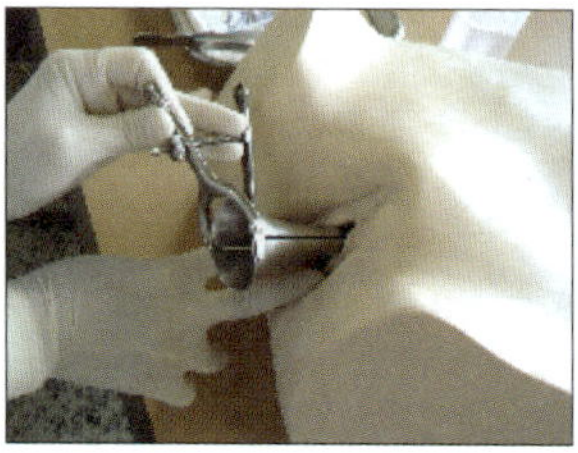

Tips! 질경의 손잡이가 오른손잡이는 10시 방향, 왼손잡이는 2시 방향에 오도록 함

16. 질경을 삽입하면서 손잡이를 음핵 쪽으로 돌려, 질경의 양날이 평행이 되도록 위치시킨다.

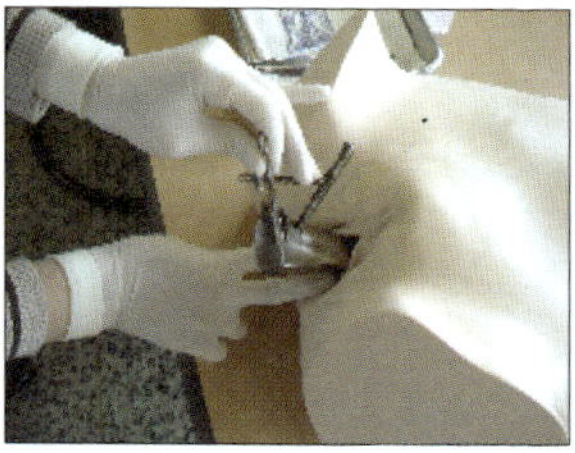

17. 천천히 깊게 밀어 넣으면서, 질경을 열어 자궁경부가 완전히 노출되도록 한다.

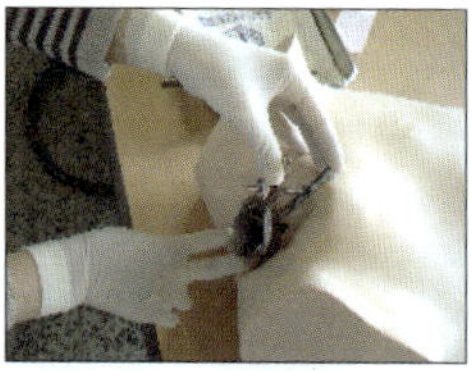

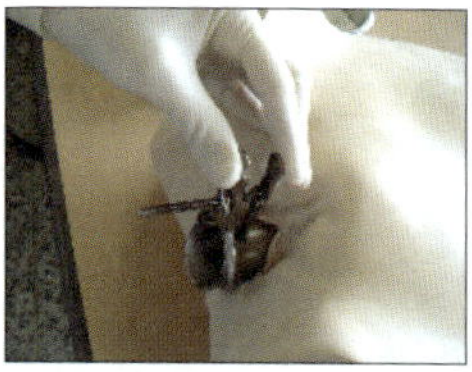

Tips! 자궁경부가 관찰되지 않으면 질경을 닫고 질경의 위치를 다시 설정

18. 왼손 엄지 손잡이의 나사를 오른손으로 조정하여 질경이 열린 상태를 유지하도록 한다.
19. 질 분비물의 냄새나 색, 거품 등을 관찰하고, 자궁경부나 질의 변화 또한 관찰한다.
20. 오른손에 면봉을 잡고, 질의 뒤천장과 벽면에서 분비물을 채취하여 유리슬라이드 위에 바른다.
21. 스포이드(주사기)를 이용하여 생리식염수 1~2방울을 슬라이드의 검체 위에 떨어뜨린다.

Tips! 만약 생리식염수가 담긴 시험관이 있다면 채취된 면봉을 시험관 안에 넣어 잘 흔든 다음 질분비물이 섞인 식염수를 슬라이드위에 주사기를 이용하여 1~3방울 점적

22. 기포가 생기지 않도록 유의하면서 커버글라스로 검체를 덮는다.
23. 질경의 나사를 풀고 질경의 양날을 조심스레 접은 다음, 질경을 제거한다.

검사 후 마무리

24. 환자에게 진찰이 끝났음을 알린 후 통증이나 불편한 점이 있는지 묻는다.
25. 검사결과에 대하여 설명한다.
26. 슬라이드에 환자의 인적사항을 기록한다.
27. 현미경으로 검체를 관찰한다.

Tips! 현미경은 먼저 100배로 관찰한 다음 필요한 부분은 400배로 확대하여 관찰

28. 검사 준비물을 정리하고, 폐기물은 적절한 폐기용기에 담는다.
29. 손을 씻고, 의무기록지에 기재사항을 적는다.

Check Point

▶ 체크 포인트를 확인하면서 학습한 내용을 실습하여 보세요.
▶ 기본적 술기를 익히기 위해서는 최소 3회 이상의 실습이 필요합니다.

번호	Check Point	스스로 평가하기		
		1회	2회	3회
1	자신을 소개하고 환자 이름을 확인하였는가?			
2	손을 깨끗이 씻거나 손소독을 하였는가?			
3	환자에게 필요한 병력을 청취하였는가?			
4	검사를 위한 정확한 자세를 취하도록 요청하고 도왔는가?			
5	사전에 검사 기구를 적절하게 준비하였는가?			
6	시행할 검사에 대해 환자에게 설명하였는가?			
7	소독장갑을 올바르게 착용하였는가?			
8	질경을 올바르게 삽입하였는가?			
9	자궁경부가 완전히 노출되도록 질경을 적절히 열었는가?			
10	면봉을 이용하여 질의 뒤천장과 벽 모두에서 검체를 채취하였는가?			
11	채취한 질 분비물을 슬라이드에 적절하게 도말하였는가?			
12	기포가 생기지 않도록 검체 위에 커버글라스를 덮었는가?			
13	검체 채취 후 질경을 적절한 방법으로 제거하였는가?			
14	환자에게 시술의 각 과정을 미리 설명하고 시행하였는가?			
15	검사가 끝난 후 환자에게 설명 하였는가?			
16	검사가 끝난 후 폐기물의 처리는 적절하였는가?			

자궁경부 펴바름 검사

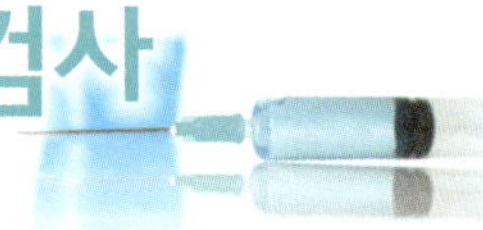

박준철 · 계명의대 산부인과학교실

학습목표

1. 환자가 불편해하지 않으면서 자궁경부를 충분히 노출시켜 자궁경부 펴바름 검사를 할 수 있다.
2. 질경을 올바르게 사용할 수 있다.

적 용

1. 자궁경부 이형성증
2. 자궁경부암, 자궁내막암
3. 질 이형성증
4. 질암

기본원칙

1. 자궁경부 펴바름 검사는 자궁경부암의 선별검사로 매우 중요하므로 정확한 검사법을 숙지한다.
2. 자궁경부 펴바름 검사 후 골반내진을 시행할 수 있다.
3. 목적과 소요시간, 통증 여부에 대하여 간단히 설명하고 진행 중의 모든 행위를 알려주면서 시행한다.
5. 남성 의사는 반드시 여성 보조자를 동반한다.

주 의

성경험이 없는 경우

주 의 점

1. 환자를 대면할 때 밝은 표정, 자신감 있고, 전문가다운 태도를 취한다.
2. 환자가 수치심을 느끼지 않도록 하며 개인 프라이버시가 유지되도록 주의한다.

준 비 물

내진 실습모형, 질경, 소독쟁반(소독포), 소독거즈, 소독장갑, 자궁경관브러쉬(혹은 세포검사용 주걱), 유리슬라이드, 커버글라스, 고정액(95% 알코올)이 담긴 슬라이드 용기, 의료용 폐기물통, 백열등, 따뜻한 물과 종지, 수건(시트)

학습하기

검사 전 환자돌보기

1. 환자에게 자신을 소개하고 환자 이름을 확인한다.
2. 성경험 및 생리기간 여부를 확인한다.
3. 최근 24~48시간동안 질정삽입, 질세척, 탐폰 사용, 성관계의 유무를 확인한다.
4. 환자를 격리하고, 환자에게 검사복으로 갈아입도록 요청한다.
5. 환자가 하반신을 노출하여 진찰대위에 돌제거술자세(lithotomy position)로 눕도록 요청한다.
6. 환자를 도와 환자의 양발은 발걸이에 걸치고, 엉덩이는 진찰대의 끝까지 내려오도록 한다.
7. 환자의 복부를 수건(시트)으로 덮어 가려준다.

검사 전 준비

8. 손을 깨끗이 씻거나 손소독을 한다.
9. 학생의사의 오른편에 소독쟁반을 무균적으로 펼친다.
10. 질경, 브러쉬(또는 주걱), 따뜻한 물이 담긴 종지를 무균적으로 소독쟁반에 준비한다.

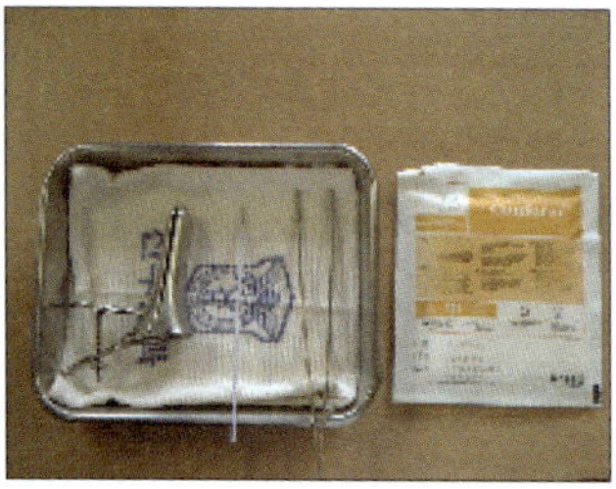

11. 질과 자궁경부를 관찰하기 좋도록 백열등의 위치를 조정한다.
12. 슬라이드를 준비한 후 환자의 인적사항을 슬라이드 한쪽에 적어 준비한다.
13. 소독장갑을 무균적으로 착용한다.

검사 과정

14. 질경을 삽입한다.

> **Tips!** 질경삽입법은 질 분비물 검사 참조

15. 완전히 노출시킨 자궁경부에 있는 여분의 질 분비물을 조심스럽게 제거한다.
16. 오른손으로 주걱을 들고 자궁내구에 주걱의 긴 쪽을 대고 360°

회전하면서 긁어서 세포를 채취한 후 슬라이드 위에 검체를 고루 펴지게 바른다. 자궁경부 변형부의 세포를 채취하며, 출혈이 적도록 한다(주걱이 없는 경우 브러쉬만 사용할 수도 있다).

Tips! 브러쉬보다 주걱을 먼저 사용함으로써 브러쉬 사용 시 피와 섞인 불분명한 세포의 출현 가능성을 줄임

17. 브러쉬를 자궁내구에 넣고 2, 3번 손가락으로 비비듯이 시계방향과 반시계방향으로 각각 180° 이상 회전시켜 세포를 채취한 후 브러쉬의 검체를 슬라이드 위에 고루 펴지게 바른다.

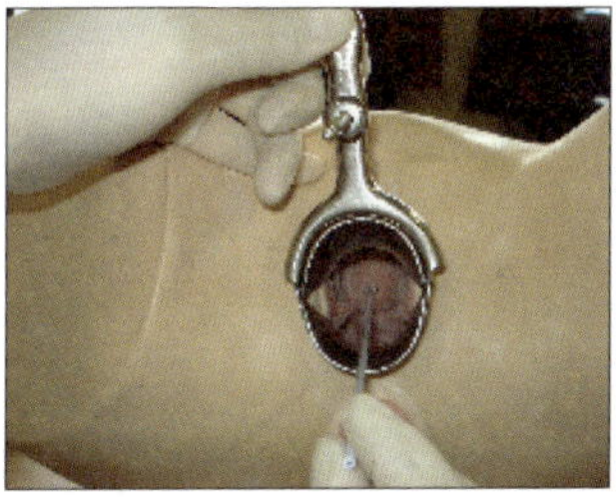

Tips! 세포 펴바름 후 공기 중에서 건조되게 하면 슬라이드의 질이 매우 손상 되므로 도말 즉시 고정액으로 고정하는 것이 중요

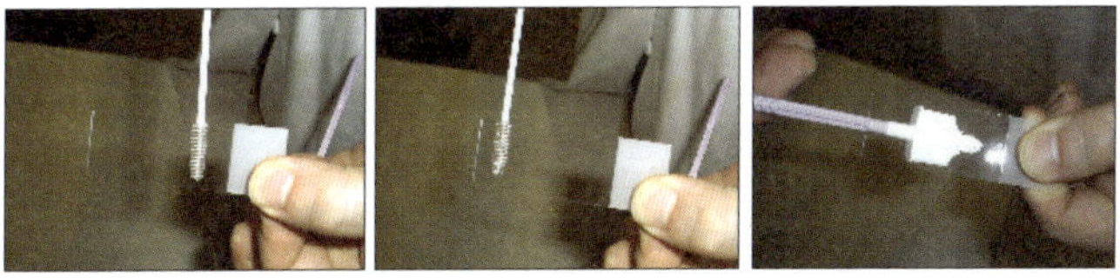

18. 슬라이드에 환자의 인적사항을 확인하거나 기록한다.
19. 검체 도말 후 즉시 유리슬라이드 위에 약 30cm 거리를 두고 정면에서 고정액을 분무하여 고정시키거나, 95% 알코올이 담긴

통속에 바로 담가 고정한다.

20. 출혈 여부를 관찰하고, 질경의 나사를 풀어 질경의 양날을 조심스레 접은 다음 질경을 제거한다.

검사 후 마무리

21. 환자에게 검사가 끝났음을 알린 후 다음 통증이나 불편한 점이 있는지 묻는다.
22. 환자에게 언제 검사결과가 나오는지 설명한다.
23. 검사 준비물을 정리하고, 폐기물은 적절한 폐기용기에 담는다.
24. 손을 씻고, 의무기록지에 기재사항을 적는다.

Check Point

▶ 체크 포인트를 확인하면서 학습한 내용을 실습하여 보세요.

▶ 기본적 술기를 익히기 위해서는 최소 3회 이상의 실습이 필요합니다.

번호	Check Point	스스로 평가하기		
		1회	2회	3회
1	자신을 소개하고 환자 이름을 확인하였는가?			
2	손을 깨끗이 씻거나 손소독을 하였는가?			
3	환자를 적절하게 배려하였는가?			
4	환자에게 필요한 병력을 청취하였는가?			
5	검사를 위한 정확한 자세를 취하도록 요청하고 도왔는가?			
6	사전에 검사 기구를 적절하게 준비하였는가?			
7	시행할 검사에 대해 환자에게 충분히 설명하였는가?			
8	소독장갑을 올바르게 착용하였는가?			
9	질경을 올바르게 삽입하였는가?			
10	자궁경부가 완전히 노출되도록 질경을 적절히 열었는가?			
11	주걱을 이용하여 360° 회전하여 검체를 채취하였는가?			
12	브러쉬를 이용하여 시계방향과 반시계방향으로 180° 씩 회전하여 검체를 채취하였는가?			
13	채취한 검체를 슬라이드에 고루 펴지게 발랐는가?			
14	슬라이드에 환자의 인적사항을 정확히 기재하였는가?			
15	검체 채취 후 즉시 고정액으로 검체를 고정하였는가?			
16	질경을 적절한 방법으로 제거하였는가?			
17	환자에게 시술의 각 과정을 미리 설명하고 시행하였는가?			
18	검사가 끝난 후 폐기물의 처리는 적절하였는가?			

혈압 측정 blood pressure measuring

심전도 측정 electrocardiographic examination

흉부 X-선 프레젠테이션 chest x-ray presentation

척추 천자 spinal tapping

직상검안경 안저 검사
direct ophthalmoscopic fundus examination

이경 검사 otoscopic ear examination

PART 07

기타 술기

miscellaneous procedures

혈압 측정

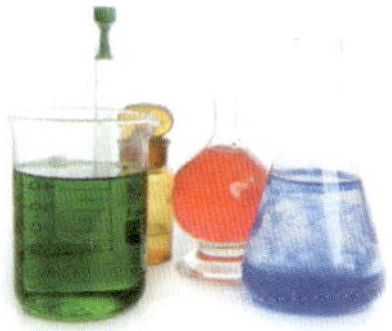

김대현 · 계명의대 가정의학교실

학습목표

1. 혈압 측정을 위해 적절한 혈압측정 띠를 선택할 수 있다.
2. 혈압계를 이용하여 혈압을 측정할 수 있다.
3. 혈압 측정 결과에 대해 설명할 수 있다.

적 용

1. 활력징후 측정이 필요한 환자
2. 혈압이상자

기본원칙

1. 혈압 측정 전에 5분 이상 안정을 취한다.
2. 노동맥 촉진을 통해 수축기혈압의 정도를 미리 파악한 후 혈압을 측정한다.
3. 2회 측정한 평균 혈압을 기록한다.
4. 처음 측정하는 경우 양팔에서 혈압을 측정한다.

주 의 점

1. 적절한 혈압측정 띠를 선택한다.
2. 혈압측정 띠의 앞뒤를 정확히 구분하여 사용한다.
3. 정확한 위치에 혈압측정 띠를 위치시킨다.
4. 혈압 측정 시 조절나사로 천천히 압력을 줄인다.

준 비 물

수은혈압계, 청진기, 의자, 책상

검사 전 환자돌보기

1. 환자에게 자신을 소개하고 환자 이름을 확인한다.
2. 혈압측정을 하겠다고 말하고 동의를 구한다.
3. 환자에게 의자에 앉아 최소 5분의 안정을 취할 것을 요청한다.
4. 혈압에 영향을 줄 수 있는 운동, 흡연, 커피 및 약물 복용 등에 대해 물어본다.

검사 전 준비

5. 손을 깨끗이 씻거나 손소독을 한다.
6. 환자에게 위팔 부분을 충분히 노출하도록 요청한다.
7. 환자에게 혈압 측정할 팔을 책상위에 올리고, 팔에는 힘을 뺄 것을 요청한다.

Tips! 위팔동맥이 심장 높이가 되게 위치

8. 수은혈압계를 열어 수은기둥 부분을 직각으로 세운다.

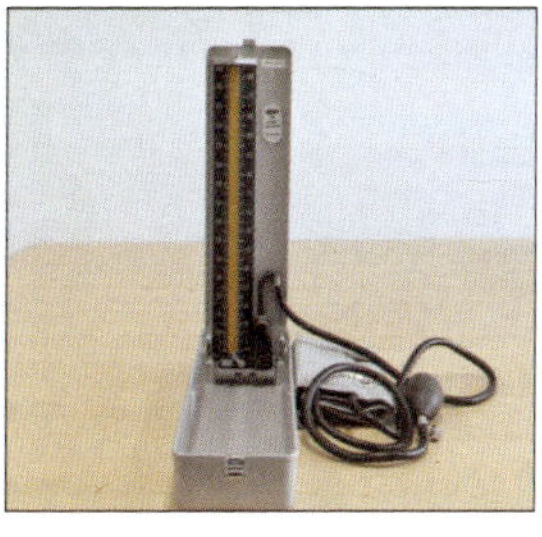

9. 수은기둥 밑의 스위치를 열어둔다('on' 상태).
10. 적절한 크기의 혈압측정 띠를 선택하고 공기주머니 속에 남아 있는 공기를 모두 제거한다.

> **Tips!** 혈압측정 띠의 공기주머니: 길이는 팔 둘레의 80%, 폭은 팔의 40%가 적절

11. 혈압측정 띠와 공기펌프, 압력계가 적절하게 연결되어 있는지 확인한다.

검사과정

12. 공기주머니의 중심을 위팔동맥 위에 놓고 혈압측정 띠를 감는다. 이때 혈압측정 띠의 하단부분과 팔오목 부분까지의 간격은 약 2.5cm(1인치)가 되게 한다.

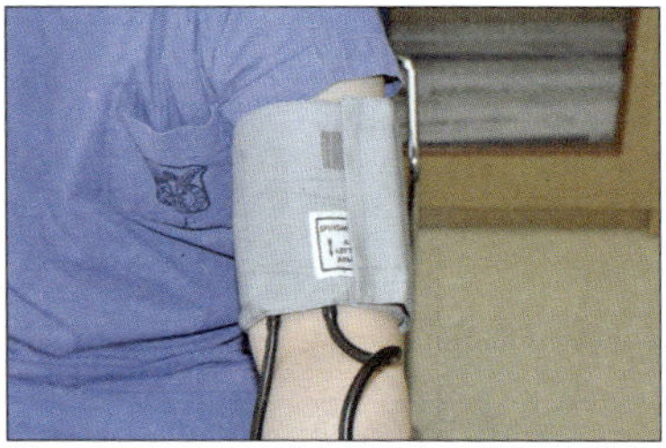

> **Tips!** 손가락 한 개가 들어갈 정도의 압력으로 혈압측정 띠를 감을 것

13. 공기펌프의 조절나사를 잠근다.
14. 노동맥을 촉진하면서 공기를 펌프하고 노동맥의 맥박이 사라질 때의 압력(수축기혈압)을 기억한다.

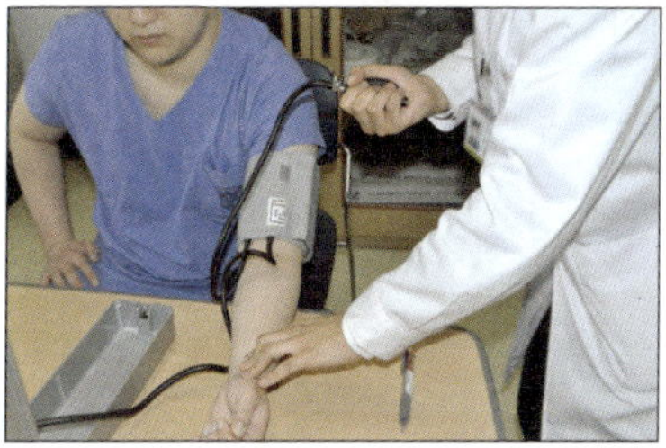

15. 즉시 공기펌프의 조절나사를 열어 공기를 완전히 빼고 15~30초 기다린다.
16. 청진기의 벨 부위를 위팔동맥 부위에 가볍게 놓는다.
17. 조절나사를 잠근 후 공기를 펌프하면서 수은주의 높이가 앞선 노동맥 맥박측정 시 맥박이 사라진 압력보다 약 30mmHg 위에 도달할 때까지 공기주머니를 팽창시킨다.
18. 공기펌프의 조절나사를 살짝 열어 압력을 초당 2~3mmHg 속도로 떨어뜨린다.
19. 청진기에서 첫 번째 박동음(Korotkoff음)이 들리는 시점의 수은주 높이를 수축기혈압으로 측정한다.
20. 계속해서 압력을 줄여 더 이상 박동음이 들리지 않는 시점의 수은주 높이를 확장기혈압으로 측정한다.

Tips! 수축기혈압과 확장기혈압은 모두 2mmHg 간격으로 읽음

21. 확장기혈압보다 10~20mmHg 더 내린 후, 조절나사를 충분히 열고 공기를 완전히 제거한다.
22. 2분 후에 혈압을 다시 측정하고, 2회의 평균을 혈압으로 기록한다.

23. 반대쪽 팔에서도 동일한 방법으로 혈압을 측정한다.

시술 후 마무리

24. 혈압측정이 끝났음을 알린다.
25. 환자의 혈압 상태에 대해 설명한다.
26. 혈압계의 수은기둥을 잠근 후('off' 상태), 정리하고 뚜껑을 닫는다.

Check Point

▶ 체크 포인트를 확인하면서 학습한 내용을 실습하여 보세요.
▶ 기본적 술기를 익히기 위해서는 최소 3회 이상의 실습이 필요합니다.

번호	Check Point	스스로 평가하기		
		1회	2회	3회
1	자신을 소개하고 환자 이름을 확인하였는가?			
2	혈압측정을 하겠다고 환자에게 말하였는가?			
3	환자에게 5분 이상 안정을 취할 것을 요청하였는가?			
4	혈압에 영향을 줄 수 있는 요인들에 대해 질문하였는가?			
5	환자에게 위팔을 충분히 노출하고 힘을 빼서 책상 위에 둘 것을 요청하였는가?			
6	적절한 크기의 혈압측정 띠를 선택하였는가?			
7	혈압측정 띠와 공기펌프, 압력계는 적절히 연결되었는가?			
8	혈압측정 띠를 적절한 위치에 감았는가?			
9	노동맥 촉진법으로 수축기혈압을 확인하였는가?			
10	청진기의 벨 부분을 위팔동맥 위에 가볍게 거치하였는가?			
11	촉진법의 수축기혈압보다 약 30mmHg 높게 압력을 주었는가?			
12	수축기 혈압을 정확하게 측정하였는가?			
13	수축기 및 확장기 혈압 측정 시 초당 2~3mmHg로 압력을 내렸는가?			
14	확장기 혈압을 정확하게 측정하였는가?			
15	확장기 혈압보다 약 10mmHg 낮은 점에서 급속히 감압하였는가?			
16	2분 후에 한 번 더 측정하여 2회 측정의 평균을 기록하였는가?			
17	처음 측정 시 양팔을 모두 혈압을 측정하였는가?			
18	혈압측정 결과를 환자에게 설명하였는가?			

심전도 측정

김형섭 · 계명의대 내과학교실

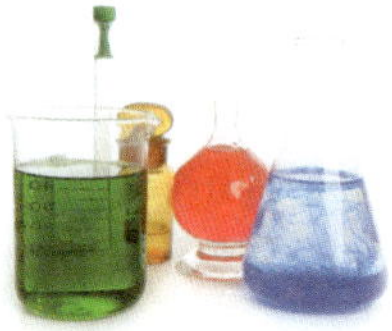

학습목표

1. 심전도 측정기를 이용하여 심전도 검사를 시행할 수 있다.
2. 심전도를 분석하여 환자에게 검사 결과를 설명할 수 있다.

적 용

1. 각종 심장질환을 진단할 경우
2. 심장에 영향을 주는 환경을 평가할 경우
3. 인공 심장박동기의 기능을 평가할 경우

기본원칙

1. 유도전극을 정확한 위치에 부착한다.
2. 환자가 다른 사람이나 금속 성분과 접촉하지 않도록 한다.
3. 심전도 측정 시 환자가 움직이지 않도록 요청한다.
4. 주변의 시선으로부터 환자를 보호한다.

주 의 점

1. 가슴과 사지를 충분히 노출시켜 검사한다.
2. 유도전극 부착 시 사지유도전극을 먼저 부착 후 흉부유도전극을 부착한다.
3. 심전도 측정 후에는 흉부유도전극을 먼저 제거한 후 사지유도전극을 제거한다.

준 비 물

심전도 측정기(유도전극 포함), 알코올 솜, 스티커형 전극

> **Tips!** 스티커형 전극은 수술실이나 중환자실에서 심전도의 지속적인 모니터링 시 많이 사용한다.

학습하기

검사 전 환자돌보기

1. 환자에게 자신을 소개하고 환자 이름을 확인한다.
2. 환자의 이름, 나이, 등록번호 및 기타 특이 사항을 심전도 측정기에 기록한다.
3. 환자에게 심전도 검사에 대해 설명하고, 상의 탈의에 대해서 양해를 구한다.

> **Tips!** 여자 혹은 신체결함이 있는 환자에게는 탈의 요청에 각별히 주의할 것

4. 환자 몸에 부착된 금속물질이 있는지 물어보고 있을 경우 제거해 줄 것을 요청한다.
5. 환자에게 침대에 편안히 누워서 팔다리를 가지런히 둔 상태에서 서로 닿지 않게 한다.
6. 환자가 주변의 시선에 노출되지 않도록 커튼(보호막)으로 가려준다.

검사 전 준비

7. 손을 깨끗이 씻거나 손소독을 한다.
8. 심전도 측정기가 작동할 준비가 되어 있는지 확인하고 유도전극의 연결선이 서로 엉키지 않도록 정리한다.

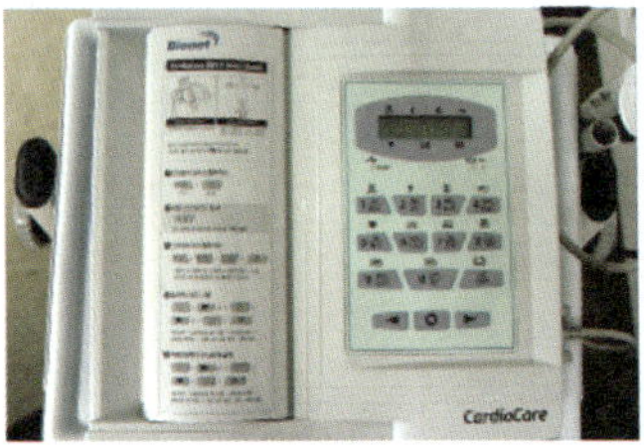

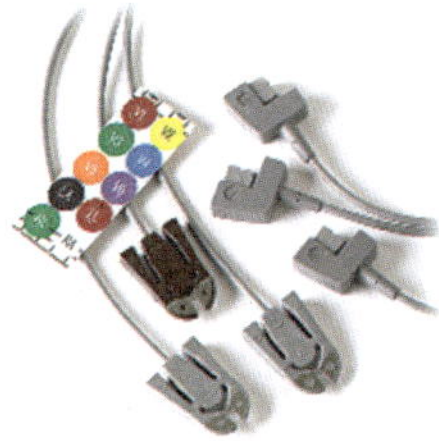

9. 학생의사는 환자의 오른쪽에 선다.

검사 과정

10. 환자의 앞가슴이 충분히 노출되도록 요청한다.

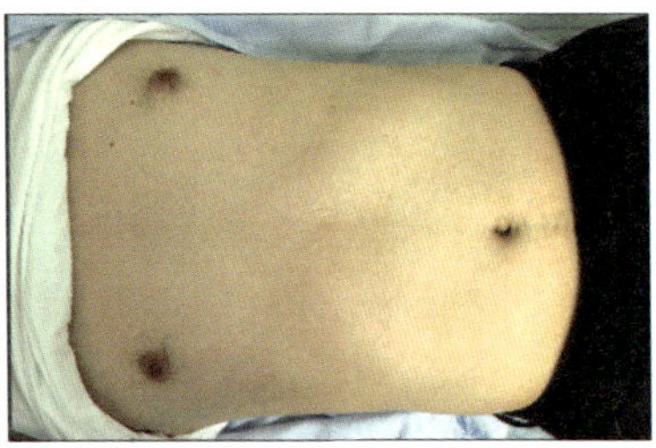

Tips! 여자 환자도 가슴을 완전히 노출

11. 환자의 양 손목 부위와 발목 부위를 충분히 노출시킨다.

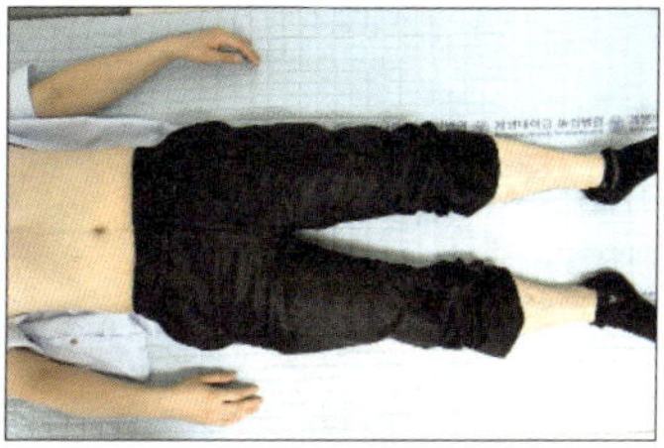

12. 양쪽 손목과 발목에서 사지유도전극을 부착할 부위를 알코올 솜으로 닦는다.

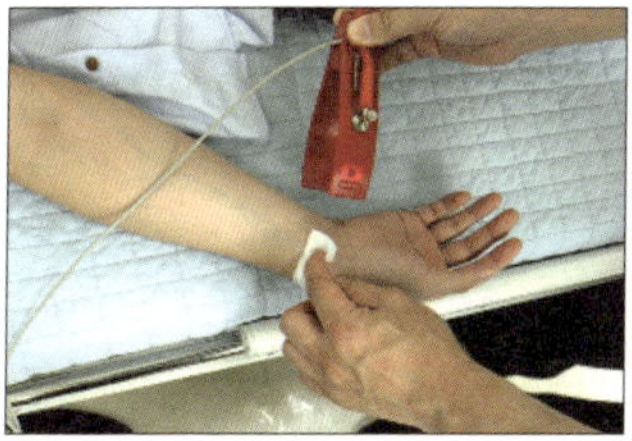

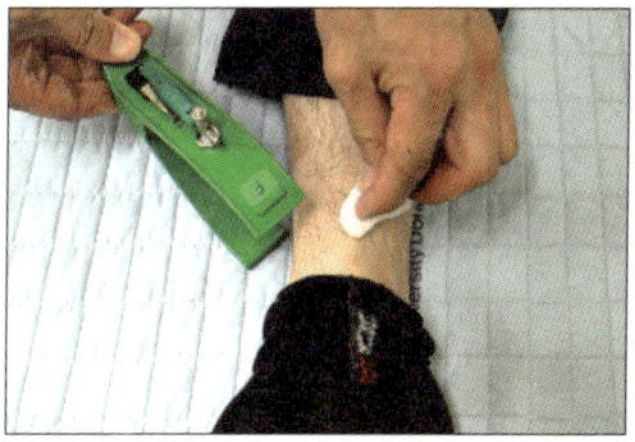

Tips! 털이 많은 경우에는 동의 후 제모를 하고, 이물질이 있으면 제거할 것

13. 양 손목과 양 발목에 각각 지정된 사지유도전극을 부착한다.

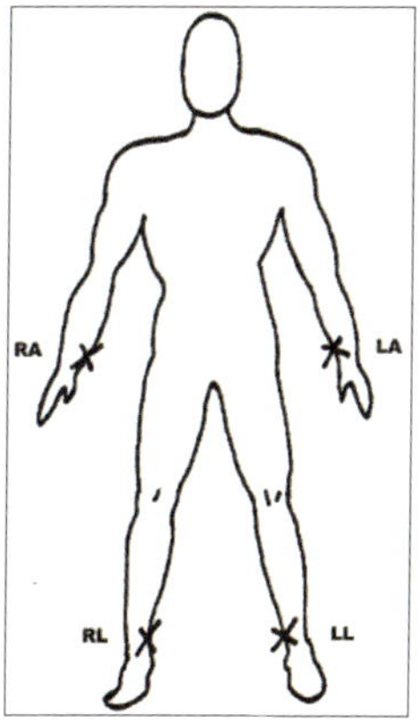

Tips!

오른 손목은 RA(aVR), 왼 손목은 LA(aVL), 오른 발목은 RL(RF), 왼 발목은 LL(LF)로 표시된 유도전극을 부착. 전극의 금속면이 각 손목과 발목의 안쪽에 접촉되도록 부착.

14. 6개의 흉부유도전극이 부착될 부위를 확인한 후 알코올 솜으로 닦고 지정된 전극을 부착한다.

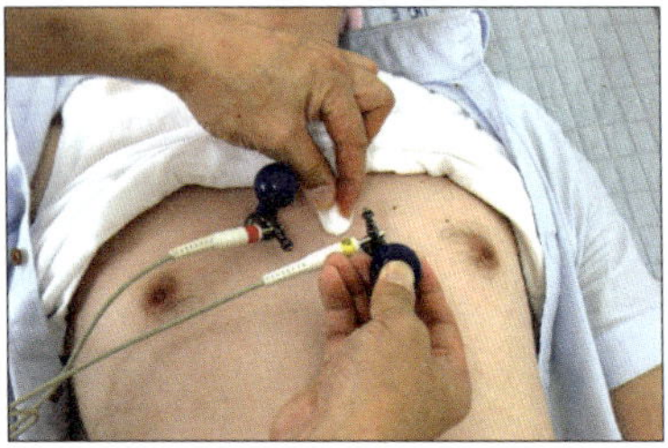

Tips! 먼저 복장뼈각(sternal angle)을 이용하여 제4 갈비뼈사이에서 오른쪽 복장뼈 경계에 V1 전극, 왼쪽 복장뼈 경계에 V2 전극을 붙인다. 다음 왼쪽 제5 갈비뼈사이와 왼쪽 빗장뼈 중앙선이 만나는 곳에 V4전극을 붙인 다음, V2와 V4의 중간지점에 V3 전극을 붙인다. 이후 V4와 수평선 상에서 앞겨드랑이 부위에 V5 전극, 그리고 중간 겨드랑이 부위에 V6 전극을 붙인다.

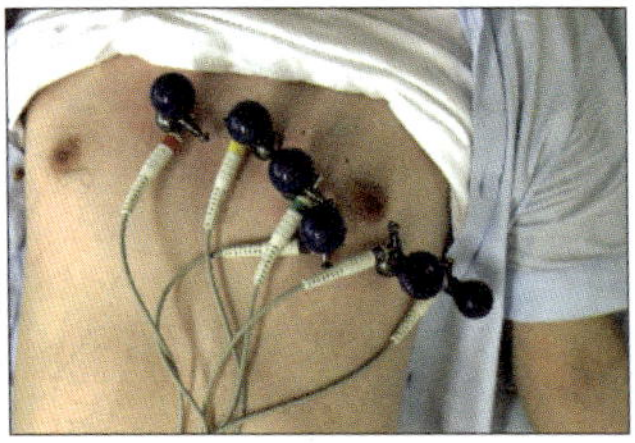

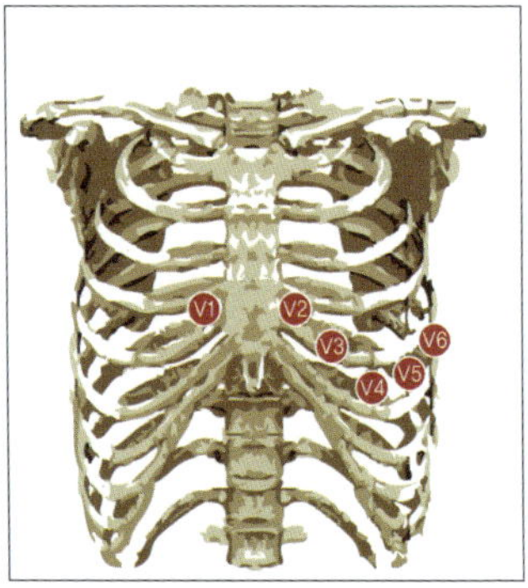

Tips! 흉부유도전극이 흡입컵 모양이 아닌 스티커형(일회용)일 경우, 전극을 덮고 있는 비닐을 제거한 후 피부에 부착

15. 측정기 전원을 켜고, 파고가 1mV당 10mm, 속도가 1초당 25mm로 정해져 있는지 확인한다.

> **Tips!** 심전도 측정 도중에 현재 기록 조건에서는 심전도의 파고와 파형을 분석하기가 힘들다고 판단되면, 기록을 멈추고 심전도 측정기의 기록 조건을 조정한 후 다시 측정

16. 지금부터 심전도를 측정하니 움직이지 말 것을 환자에게 요청한다.
17. 기저선이 깨끗하게 나오는지 확인한 후 기록 스위치를 눌러 기록을 시작한다.
18. 심전도가 기록된 용지가 흘러나오면 각 유도전극 별로 심전도가 잘 기록되는지 확인한다.

> **Tips!** 심전도가 기록되면 시선 이동을 하면서 응급상황이 아닌지 확인

19. 심전도 용지에 심전도를 찍은 날짜, 시간, 환자 이름 등을 기록한다.

검사 후 마무리

20. 심전도 검사가 끝났음을 알린다.
21. 흉부유도전극을 먼저 제거한 다음 사지유도전극을 제거한다.
22. 환자가 옷을 입도록 도와준다.
23. 환자에게 심전도 결과와 향후 계획에 대해 설명한다.
24. 심전도측정기의 전극과 유도선들을 정리하고, 폐기물은 전용 폐기함에 버린다.

Check Point

▶ 체크 포인트를 확인하면서 학습한 내용을 실습하여 보세요.

▶ 기본적 술기를 익히기 위해서는 최소 3회 이상의 실습이 필요합니다.

번호	Check Point	스스로 평가하기		
		1회	2회	3회
1	자신을 소개하고 환자 이름을 확인하였는가?			
2	환자에게 검사에 대해 설명하고, 탈의에 대한 양해를 구하였는가?			
3	손을 깨끗이 씻거나 손소독을 하였는가?			
4	시계 등 금속 물질이 부착되어 있는지 확인하였는가?			
5	환자가 주변의 시선에 노출되지 않도록 배려하였는가?			
6	심전도 측정기와 연결선 및 전극을 적절히 준비하였는가?			
7	환자의 가슴과 팔다리를 충분히 노출하도록 하였는가?			
8	사전에 부착 부위의 지방과 때를 알코올 솜으로 제거하였는가?			
9	사지유도전극을 부착한 다음에 흉부유도전극을 부착하였는가?			
10	사지유도전극을 정확한 위치에 부착하였는가?			
11	흉부유도전극 부착 전 갈비뼈를 직접 만져 정확한 위치를 확인하였는가?			
12	흉부유도전극을 정확한 위치에 부착하였는가?			
13	측정기의 전원을 켜고 기록조건을 적절히 확인하였는가?			
14	기록 전에 환자에게 움직이지 말 것을 요청하였는가?			
15	기록 초에 시선이동을 하여 응급상황인지 확인하였는가?			
16	종료 후 심전도에 환자 정보와 기록사항을 적절히 기록하였는가?			
17	환자에게 검사가 끝났음을 알렸는가?			
18	흉부유도전극을 사지유도전극보다 먼저 제거하였는가?			
19	환자에게 검사결과와 향후 계획을 설명하였는가?			
20	기구정리 및 폐기물을 올바르게 처리하였는가?			

자세히 알아보기

*흉부유도전극의 종류

1. **흡입컵형** : 일회용 심전도 검사시 주로 사용, 흡입부 피부 울혈 현상 발생
2. **스티커형(patch type)** : 장기간 사용가능(수술실, 중환자실, 장기간 심전도모니터링 환자)

흉부 X-선 프레젠테이션

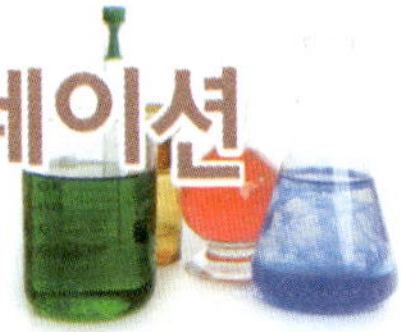

노병학 · 계명의대 영상의학교실

학습목표

1. 흉부 X-선 사진이 올바르게 찍혔는지 확인 할 수 있다.
2. 흉부 X-선 사진의 정상 구조물을 평가할 수 있다.
3. 이상 소견을 지적하고 적절한 진단을 할 수 있다.

적 용

1. 정기 검진
2. 호흡기계 질환 의심
3. 심혈관계 질환 의심
4. 가슴 외상
5. 수술 전 평가

기본원칙

1. 정상적으로 촬영된 가슴 X-선(후전) 사진임을 설명한다.
2. 흉곽구조물, 세로칸 구조물, 폐실질, 흉막 등으로 나누어 설명한다.
3. 가로막 아랫부분에 대한 소견을 설명한다.
4. 이후 이상 소견에 대해 언급하고 의심되는 질환에 대해 언급한다.

주 의 점

1. 환자에게 설명할 경우 전문 용어를 피한다.
2. 지시봉으로 하나하나 지적하면서 간단명료하게 설명한다.

준 비 물

가슴 후전 X-선 사진, 자, 지시봉

발표 전 준비

1. 지시봉을 준비한다.

발표 과정

2. 청취자에게 자신을 소개하고 지금부터 프리젠테이션을 하겠다고 설명한다.

> **Tips!** 사진의 오른쪽에 위치하고 사진을 가리지 않도록 주의

3. 환자의 이름, 나이, 검사일자 등을 설명한다.
4. 환자의 호흡정도, 사진의 촬영범위, 질 등에 대해 간단히 설명한다.

> **Tips!** ① 양쪽 빗장뼈의 내골두와 척추체의 극돌기와의 거리가 대칭을 이루어야 함.
> ② 가로막이 10번 늑골후궁 아래에 있어야 최대 흡기상태에서 촬영되었음이 확인됨
> ③ 사진이 1번 갈비뼈를 포함하는 허파꼭대기와 갈비가로막각까지 충분히 포함되어야함.

5. 가슴 X-선 사진이 어떤 자세와 방향에서 찍은 것인지 설명한다.

> **Tips!** **가슴 후전 사진**
> ① 빗장뼈가 폐 첨부와 중첩되지 않고 대각선 방향으로 보임
> ② 갈비뼈가 대각선 방향으로 보임
> ③ 갈비뼈의 뒤쪽 부분이 앞쪽보다 높게 보임
> ④ 양쪽 어깨뼈가 폐야를 가리지 않음

6. 기관 및 양측 주기관지, 폐문부의 위치 및 이상 음영에 대해 설명한다.

> **Tips!** ① 기관의 편위 유무 및 양측 주기관지의 이상 유무 확인
> ② 양측 폐문의 높이 차이(좌측이 1-2cm 높다) 및 이상 유무 확인

7. 심장 및 대혈관의 이상 유무에 대해 설명한다.

> **Tips!** ① 흉곽내 심장비율 : 심비대유무
> 척추 정 중앙을 기준으로 좌우측 가장 넓은 부위(A, B)를 각각 측정, 흉곽의 가장 넓은 부위(C)를 측정 후 (A+B)/C임을 설명, 정상 0.5 이하
> ② 대동맥 및 대동맥궁의 크기, 주행방향 등

8. 우측 폐야의 위에서 아래로(혹은 아래에서 위로), 이후 왼쪽 폐야의 위에서 아래(혹은 반대방향으로) 관찰하면서 폐실질의 모양을 설명하고 이상 소견이 있을 경우 이를 정확히 표현한다.

> **Tips!** 기관경화, 간유리음영, 종괴 혹은 결절, 무기폐, 간질 양상, 음영감소, 석회화 등

9. 흉막 이상소견이 있는지 관찰한다.

> **Tips!** 흉막비후, 흉막삼출액, 갈비가로막각(늑골횡격막각, CP angle)의 둔화

10. 바깥 근골격 및 흉곽의 이상 유무를 확인한다.

> **Tips!** 양측 갈비뼈, 어깨뼈, 빗장뼈 등의 이상 유무, 척추의 이상 유무

11. 연부조직의 이상 소견이 있는지 살펴본다.

Tips! 목부위, 가로막부위, 세로막내 이상 음영 등, 가로막의 거상정도 (오른쪽 가로막이 왼쪽에 비해 높은 것을 확인)

12. 가로막 아래의 윗배 부분을 관찰하고 공기 음영을 가지는 정상 구조물과 이상 음영이 있을 경우 이를 설명한다.

Tips! 유리공기음영, 정상 위장안 공기 등

13. 청취자에게 X-선 사진의 소견 상 이상 음영이 있을 경우 병변의 위치, 크기, 모양 등을 설명하고, 감별진단이 필요한 경우 그 이유를 같이 설명한다.
14. 청취자에게 전체적인 판독결과를 설명하고 프리젠테이션이 끝났음을 알린다.
15. 질문이 있는지 물어보고 질문에 답변한다.

Check Point

▶ 체크 포인트를 확인하면서 학습한 내용을 실습하여 보세요.

▶ 기본적 술기를 익히기 위해서는 최소 3회 이상의 실습이 필요합니다.

<table>
<tr><th rowspan="2">번호</th><th rowspan="2">Check Point</th><th colspan="3">스스로 평가하기</th></tr>
<tr><th>1회</th><th>2회</th><th>3회</th></tr>
<tr><td>1</td><td>사진의 오른쪽에 위치하였으며 사진을 가리지는 않았는가?</td><td></td><td></td><td></td></tr>
<tr><td>2</td><td>환자 확인 과정(이름, 나이, 촬영일 등)이 있었는가?</td><td></td><td></td><td></td></tr>
<tr><td>3</td><td>사진이 바르게 촬영되었는지 확인하는가?</td><td></td><td></td><td></td></tr>
<tr><td>4</td><td>정상 X-선 사진(Chest PA)인지 확인하였는가?</td><td></td><td></td><td></td></tr>
<tr><td>5</td><td>기관 및 주기관지의 이상유무에 대해 설명하였는가?</td><td></td><td></td><td></td></tr>
<tr><td>6</td><td>양측 폐문부의 상태에 대해 설명하였는가?</td><td></td><td></td><td></td></tr>
<tr><td>7</td><td>대동맥 및 심장음영에 대해 평가하였는가?(크기, 위치)</td><td></td><td></td><td></td></tr>
<tr><td>8</td><td>폐실질에 비정상적인 병변이 있는지 확인하였는가?</td><td></td><td></td><td></td></tr>
<tr><td>9</td><td>흉막의 상태를 설명하였는가?</td><td></td><td></td><td></td></tr>
<tr><td>10</td><td>흉곽의 이상 유무를 확인하였는가?</td><td></td><td></td><td></td></tr>
<tr><td>11</td><td>연부조직의 이상 유무를 확인하였는가?</td><td></td><td></td><td></td></tr>
<tr><td>12</td><td>상복부의 정상구조 및 이상 유무를 확인하였는가?</td><td></td><td></td><td></td></tr>
<tr><td>13</td><td>이상 소견의 위치, 크기, 모양 등에 대해 이야기하고 감별 진단에 대해 언급 하였는가?</td><td></td><td></td><td></td></tr>
<tr><td>14</td><td>프리젠테이션이 끝났음을 알리고 질문을 청하였는가?</td><td></td><td></td><td></td></tr>
</table>

척추 천자

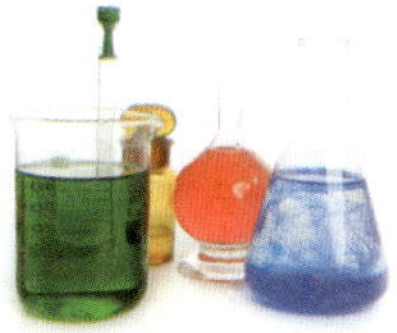

김일만 · 계명의대 신경외과학교실

학습목표

올바르게 척추천자를 할 수 있다.

적 용

1. 진단목적
   - 중추신경계의 감염이 의심 될 때
   - 뇌지주막하 출혈이 강력히 의심되나 CT 검사상 출혈이 발견되지 않았을 때
   - 뇌척수액의 검사물을 얻기 위해, 압력을 측정하기 위해
   - 순환 상태를 보기 위한 척수액 역동검사
   - 뇌와 척수관의 X선 촬영을 위한 공기, 산소, 혹은 조영제를 넣기 위해
2. 치료목적
   - 뇌압이 올라가는 경우(지주막하 출혈, 가성 대뇌종양, 심한 두부 손상)에 뇌척수압 감소
   - 약물과 혈청을 주입하기 위해(항생제나 스테로이드)
   - 결핵성 뇌막염, 뇌에 전이된 종양이 있을 때 항생제와 항결핵제 투여
   - 지주막하강에서 혈액 또는 농 제거 – 척추마취

기본원칙

1. 무균적 조작을 한다.
2. 정확한 위치(제4~5 요추 사이)를 천자한다.
3. 척추침 삽입과 제거 시 탐침을 꽂은 상태에서 시행한다.
4. 척추천자 후 합병증을 관찰한다.

금 기

1. 높은 뇌압
2. 천막위 덩이(supratentorial mass)
3. 출혈 성향
4. 환자의 협력이 어려운 경우

주의점

1. 무균 처치가 중요하다.
2. 국소마취를 시행하여야 한다.

준비물

척추(요추)천자 실습모형, 소독장갑, 소독쟁반(종지 2, 소독포, 소독용 집게), 긴집게 및 집게꽂이, 소독솜통, 4x4 거즈통, 반창고, 리도케인(1~2%), 3mL 주사기, 척추침, 감염성 폐기물통, 시험관 및 시험관 거치대

학습하기

시술 전 환자돌보기

1. 환자에게 자신을 소개하고 환자 이름 확인한다.
2. 지금부터 척추천자를 시행할 것임을 설명한다.

Tips! 척추천자의 이유, 방법, 합병증 등

3. 환자의 각종 검사 결과를 확인한다.

시술 전 준비사항(I. 환자 준비)

4. 환자를 침대에 앉도록 요청하고 커텐이나 보호막으로 가려 준다.

5. 손을 깨끗이 씻거나 손소독을 한다.
6. 환자를 침대에 옆으로 눕도록 요청하고, 머리는 가슴을 보고 무릎은 구부려 배에 닿게 한 자세를 취하게 한다.

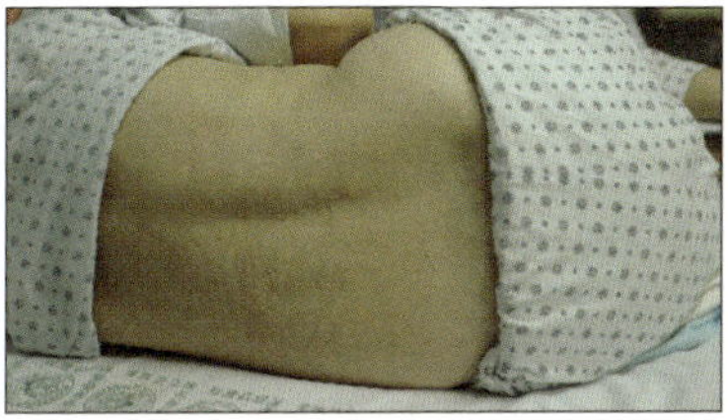

Tips! 측횡와위(lateral recumbent position)는 척추돌기들을 분리시켜 추골 사이의 공간을 최대한으로 하고 지주막하강으로의 바늘 삽입을 용이하게 함

7. 양쪽의 엉덩이 능선(iliac crest)을 확인한 후 이를 연결한 선이 몸의 중심선과 만나는 지점(제4~5 요추 사이)을 찾아 천자할 위치로 선정한다.

Tips! 척수의 끝이 제1~2 요추 사이에 위치하므로 척수를 다칠 염려가 적고 추골과 추골사이가 넓으며, 또한 척추돌기가 거의 수평으로 뻗어 있어 천자가 쉬움

시술 전 준비

8. 소독쟁반을 무균적으로 펼친다.
9. 긴 집게를 이용하여 소독솜을 꺼내 종지에 담는다.
10. 긴 집게를 이용하여 거즈를 소독쟁반에 담는다.
11. 소독쟁반에 주사기, 척추천자용 바늘, 소독 시험관을 담는다.

12. 소독장갑을 착용한다.

시술과정

13. 소독약을 바르므로 차갑다고 환자에게 설명한다.
14. 소독용 집게를 이용하여 소독솜을 집고 천자부위를 중심부에서 주변으로 원을 그리면서 소독한다.

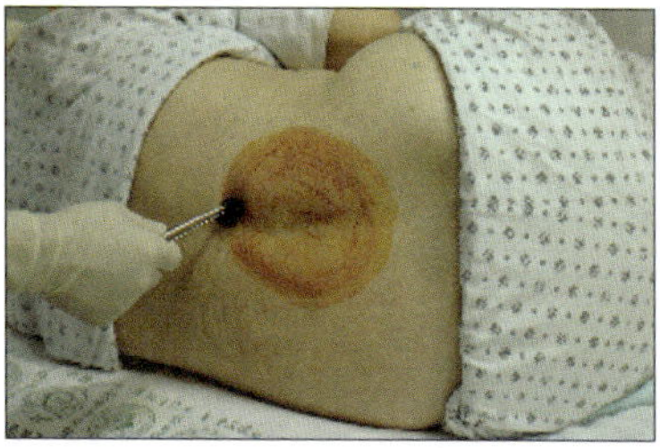

Tips! 구멍난 소독포를 덮어 소독 안 된 부위가 보이면 안됨(직경 15cm 이상 소독)

15. 구멍포를 덮어 천자부위만 드러나도록 한다.
16. 1mL 주사기에 국소마취제를 주입한 후 피부와 피하조직에 국소마취제를 주입한다.

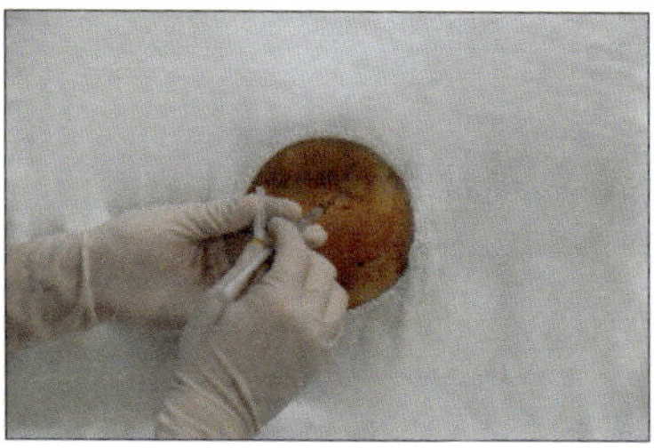

17. 적절한 척추침을 선택하여 제4~5 요추 사이에 피부와 직각되게 삽입한다.

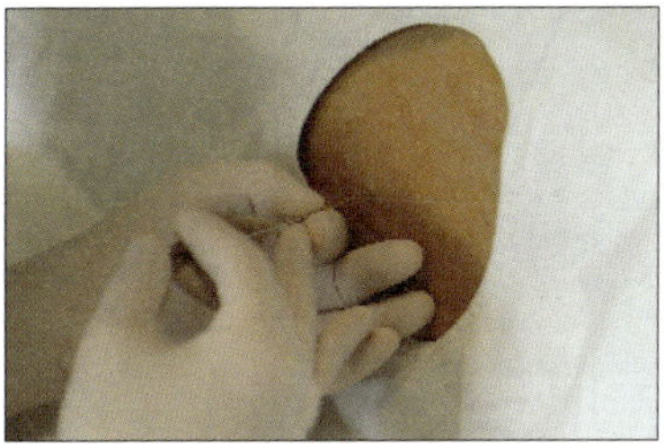

Tips! 척추침의 사면이 위쪽을 향하게 함
척추침은 탐침이 결합된 상태로 진입시켜야 함

18. 척추침을 부드럽게 진입시켜 바늘이 경질막(dura)를 뚫는 느낌이 나면 멈춘다.
19. 척추침이 경질막으로 들어간 후에는 탐침을 제거하고 뇌척수액이 흘러나오는 것을 확인한다.

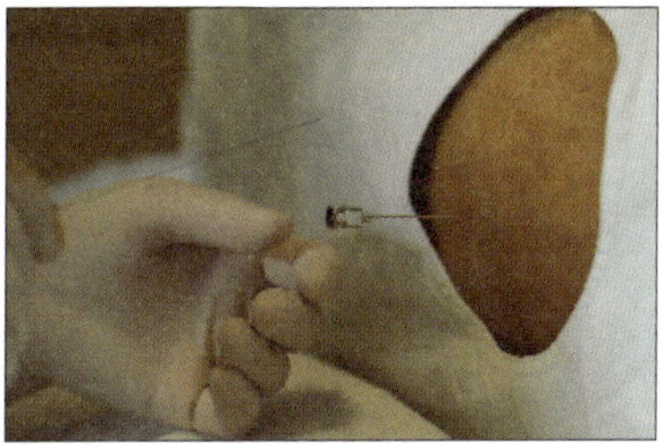

Tips! 뇌척수액이 나오지 않으면 탐침을 다시 넣은 후 빼내었다가 천천히 다시 진입

20. 필요시 바늘에 3-way를 부착한 manometer로 뇌척수압을 측

정할 수 있다.

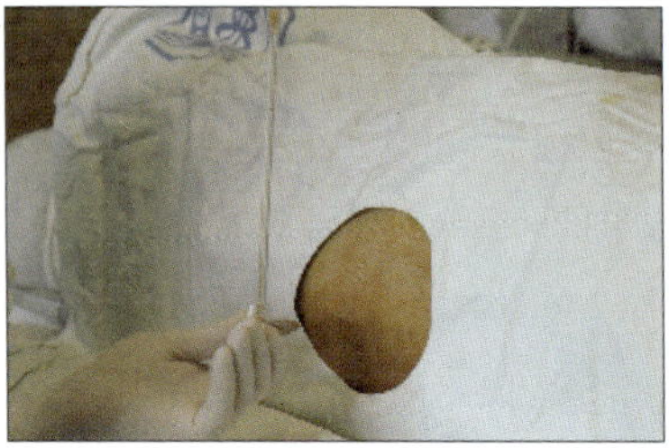

21. 멸균 시험관에 대개 1-2mL, 최소 0.5mL(8방울 이상)의 뇌척수액을 받는다.

> **Tips!** 뇌척수액의 포도당 수치를 비교 검사하기 위해 혈중 포도당검사 동시 시행

22. 채취를 마친후, 탐침을 다시 꽂고 척추침을 제거한 다음 척추침 제거 부위를 거즈로 압박한다.
23. 천자부위에 거즈를 대고 반창고를 붙인다.

시술 후 마무리

24. 환자에게 척추천자가 끝났음을 알린다.
25. 환자에게 천자 부위의 통증, 두통, 어지럼증을 최소화할 수 있도록 수 시간의 침상안정과 휴식(절대안정)이 필요함을 설명한다.
26. 환자에게 합병증 혹은 이상 소견 발생 시 즉각 의료진에게 이야기할 것을 당부한다.

Check Point

▶ 체크 포인트를 확인하면서 학습한 내용을 실습하여 보세요.

▶ 기본적 술기를 익히기 위해서는 최소 3회 이상의 실습이 필요합니다.

번호	Check Point	스스로 평가하기		
		1회	2회	3회
1	자신을 소개하고 환자 이름을 확인하였는가?			
2	시술방법에 대해 환자에게 설명하였는가?			
3	손을 깨끗이 씻거나 손소독을 하였는가?			
4	시술 전 각종 검사결과를 확인하였는가?			
5	적절한 체위를 취했는가?			
6	소독장갑을 착용하였는가?			
7	소독방법은 적절하였는가?			
8	국소마취를 시행하였는가?			
9	적절한 척추침을 선택하여 탐침이 꽂힌 상태로 천자하였는가?			
10	적절한 부위를 천자 하였는가?			
11	척추침의 사면이 위를 향하게 하였는가?			
12	시험관에 적절한 양의 척수액을 담아 보관하였는가?			
13	척추침을 제거할 때 탐침을 끼운 상태로 제거 하였는가?			
14	척추침 제거 시에 천자 부위를 압박하였는가?			
15	천자 후 환자에게 주의 사항에 대하여 설명하였는가?			
16	천자 후 혈중 포도당 채취를 지시하거나 확인하였는가?			

자세히 알아보기

*척추천자의 합병증

1. 두통 (가장 흔함)
2. 요통, 신경근 자극, 천자 하부의 감각장애
3. 뇌막염, 경막하 또는 경막상 농양
4. 천자바늘이 부러지거나 추간판 파열, 척수관으로부터의 출혈
5. 소뇌의 탈퇴

직상검안경 안저 검사

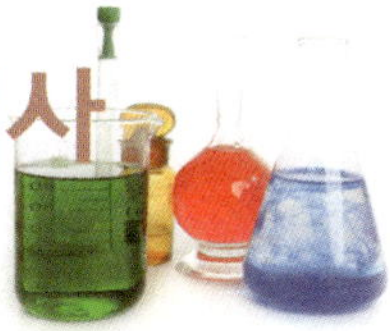

김일만 · 계명의대 신경외과학교실

학습목표

1. 직상검안경을 적절하게 조작할 수 있다.
2. 직상검안경을 사용하여 안저 검사를 올바르게 할 수 있다.
3. 관찰한 안저의 특징을 그림으로 그리면서 설명할 수 있다.

적　용

1. 모든 망막질환(망막 유두, 망막 혈관, 황반 등의 병변)
2. 안저의 이상을 동반할 수 있는 전신 질환(고혈압, 당뇨병, 뇌압상승 등)

기본원칙

1. 어두운 환경에서 안저 검사를 시행한다.
2. 환자의 오른쪽 눈을 검사할 경우 학생의사도 오른손과 오른쪽 눈을 이용한다.
3. 안저 검사를 통해 황반, 시각신경 유두, 망막혈관들을 관찰한다.
4. 양쪽 눈을 모두 검사한다.

주 의 점

1. 환자에게 시선을 3~5m 거리의 먼 곳에 두라고 요청한다.
2. 검사 전 불빛의 밝기와 크기를 조절하고 렌즈회전판을 '0'에 맞춘다.

준 비 물

안저 검사용 모형, 직상검안경, 기록용지, 색연필, 망막슬라이드 아틀라스

학습하기

검사 전 환자돌보기

1. 환자에게 자신을 소개하고 환자 이름을 확인한다.
2. 지금부터 안저 검사를 시행하겠다고 설명한다.
3. 손을 깨끗이 씻거나 손소독을 한다.
4. 기존의 병력(고혈압, 당뇨, 뇌질환 등)이 있는지 물어본다.
5. 의사와 환자의 눈높이가 맞도록 의자 높이를 조정한다.
6. 검사에 지장이 없을 정도로 실내조명을 어둡게 한다.
7. 의사는 환자와 마주 앉거나 환자 옆에 선다.

검사 전 준비

8. 검안경의 전원을 켠다.
9. 커다란 둥근 불빛이 보일 때까지 오른손 2번 손가락을 이용하여 렌즈회전판을 돌린다.

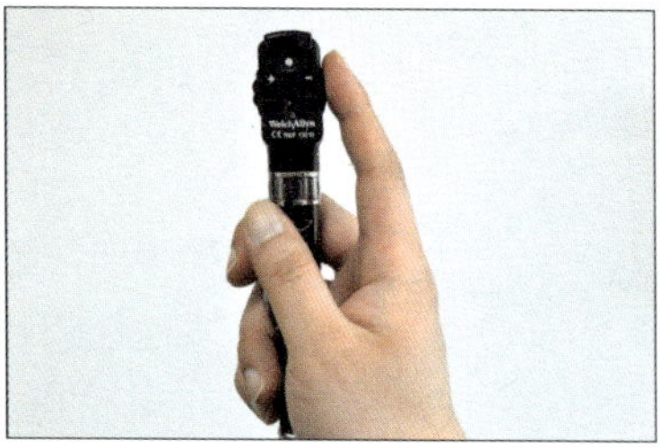

10. 손등에 불빛을 비추어서 검안경의 불빛의 밝기와 크기를 조절한다.

Tips! • 색광스위치는 백색광과 무적색 필터광을 선택할 수 있음(대개 백색광 사용)
• 빛모양 선택나사로 큰 광원(산동시), 작은 광원(작은 동공), 세극광원, 코발트블루광원 선택 가능

검사 과정

11. 학생의사 및 환자 모두 두 눈을 뜬 상태에서 검사를 시행한다.
12. 환자의 시선이 3~5m 앞, 눈 보다 약간 높은 지점의 형광물질이 보이는 곳에 주시하도록 요청한다.
13. 환자의 오른쪽 눈부터 시행한다. 오른쪽 눈을 검사할 때 의사는 오른손으로 검안경을 잡고 오른쪽 눈으로 안저를 관찰한다. 오른손의 2번 손가락을 렌즈회전반에 두어 회전반을 쉽게 회전 시킬 수 있도록 하고 나머지 네 손가락으로 직상검안경의 본체를 잡아 약 45° 외측으로 경사지게 하여 우안으로 관찰한다.

Tips! 환자의 왼쪽 눈을 검사 시 학생의사는 왼손과 왼쪽 눈을 사용하여 검사

14. 학생의사는 환자의 눈과 약 30cm 떨어진 곳에서 환자의 동공에 불빛을 비추어 동공이 붉게 빛나는 적색안저반사가 있는지 확인한다.

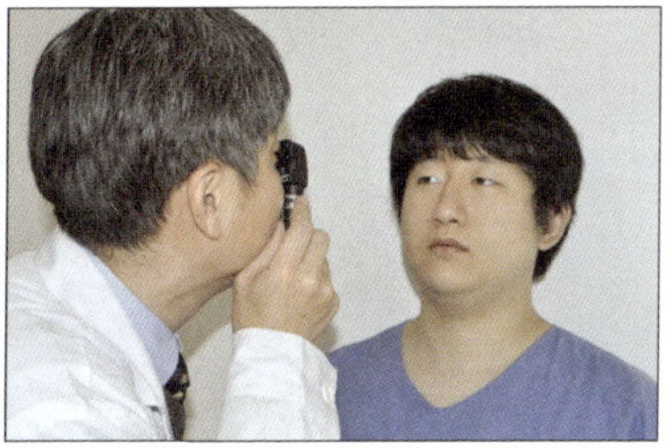

Tips! 렌즈는 0 디옵터에 맞춤

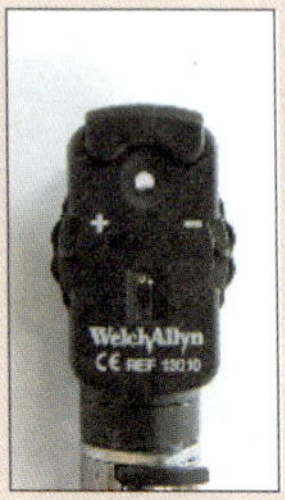

15. 적색안저반사를 향하여 계속 접근하여 환자의 동공에서 약 7~8mm까지 접근하면 안저가 보인다.

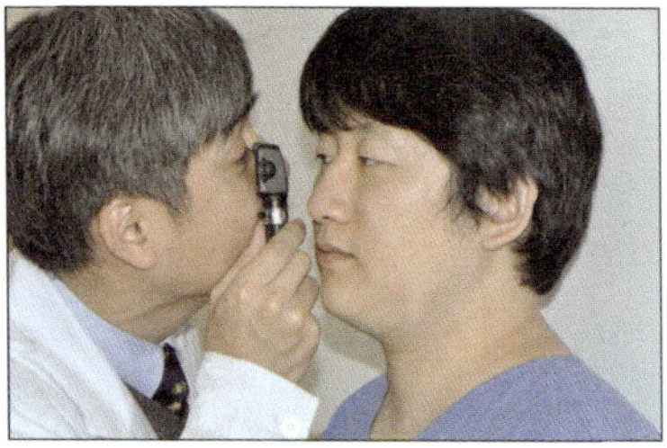

16. 환자에게 정면을 보게 하고, 약 15° 귀 쪽에서 안저를 관찰하면 시각신경의 유두를 찾을 수 있다.
17. 시각신경을 찾으면 선명하게 보이도록 렌즈회전반을 돌려 렌즈도수를 맞춘다.
18. 시각신경 유두를 관찰한다.

Tips! 시각신경 유두를 바로 찾지 못할 경우 망막의 혈관이 굵어지는 방향을 따라가거나 혹은 분지혈관들이 합쳐지는 방향으로 따라가면 시각신경 유두를 찾을 수 있음

19. 시각신경 유두부에서 굵은 혈관을 따라가면서 망막의 혈관을 관찰한다. 귀쪽의 위와 아래 두 갈래의 혈관을 모두 관찰하고, 굵은 망막혈관의 직경, 형태, 색, 동정맥 교차 등을 확인한다.

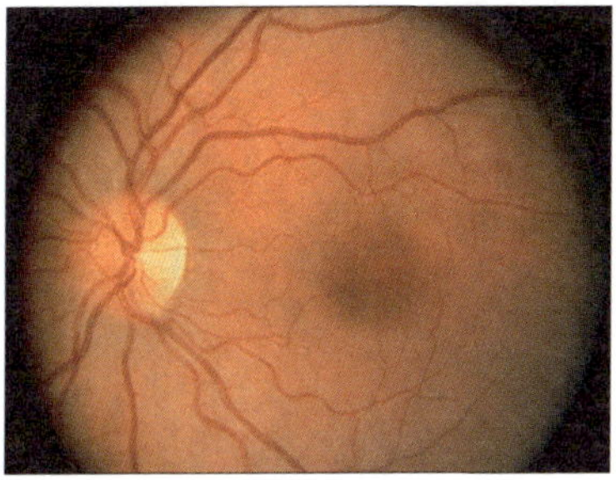

20. 귀쪽 혈관궁 사이에 있는 황반을 관찰한다.
21. 환자의 왼쪽 눈에 대해서도 같은 방법과 순서로 안저검사를 시행한다.

검사 후 마무리

22. 검안경의 전원을 끄고 제자리에 둔다.
23. 관찰한 시각신경 유두부, 굵은 혈관, 황반의 소견을 안저검사 기록지에 그림으로 그린다.

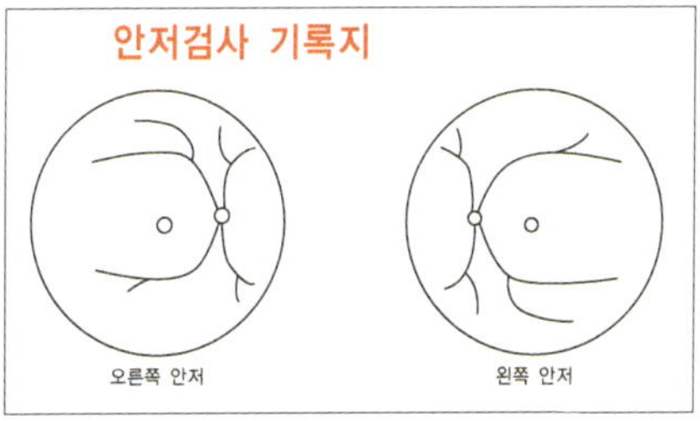

Tips! 기본적인 안저검사는
① 시각신경 유두
② 코 쪽의 위와 아래, 그리고 귀 쪽의 위와 아래로 각각 주행하는 망막혈관들
③ 황반 순으로 관찰; 출혈은 적색, 부종이나 삼출물 등은 황색으로 그림

24. 검사가 끝났음을 알린다.
25. 검사 결과를 환자에게 설명한다.

Check Point

▶ 체크 포인트를 확인하면서 학습한 내용을 실습하여 보세요.

▶ 기본적 술기를 익히기 위해서는 최소 3회 이상의 실습이 필요합니다.

번호	Check Point	스스로 평가하기		
		1회	2회	3회
1	자신을 소개하고 환자 이름을 확인하였는가?			
2	시행할 검사에 대해 설명하였는가?			
3	기존의 병력에 대해 물어보았는가?			
4	손을 깨끗이 씻거나 손소독을 하였는가?			
5	검사에 적절하도록 실내를 어둡게 조정하였는가?			
6	동공과 검안경의 광원을 확인하였는가?			
7	동공 크기와 광원의 크기를 일치시켰는가?			
8	광원의 종류(둥근 백색광)가 적절하였는가?			
9	환자에게 3~5m 앞에 시선을 고정할 것을 요청하였는가?			
10	검안경을 오른손으로 잡고 오른쪽 눈으로 환자의 오른쪽 눈을 보았는가?			
11	검안경을 바르게 잡았는가(2번 손가락을 이용하여 렌즈회전판을 돌렸는가)?			
12	환자의 눈과 약 15° 귀 쪽, 30cm 떨어진 곳에서 적색안저반사를 확인하였는가?			
13	적색안저반사를 향하여 환자 동공의 7~8mm까지 접근하여 안저를 확인하였는가?			
14	시신경 유두부를 올바르게 관찰하였는가?			
15	망막의 혈관들을 올바르게 관찰하였는가?			
16	황반부를 관찰할 때 불빛을 보라고 말하였는가?			
17	한쪽 눈을 검사하고 반대편 눈을 같은 방법으로 검사하였는가?			
18	검사결과에 대해 그림을 그려가면서 설명하였는가?			
19	검사도구를 올바르게 정리하였는가?			

자세히 알아보기

* 직상검안경의 기본 구조

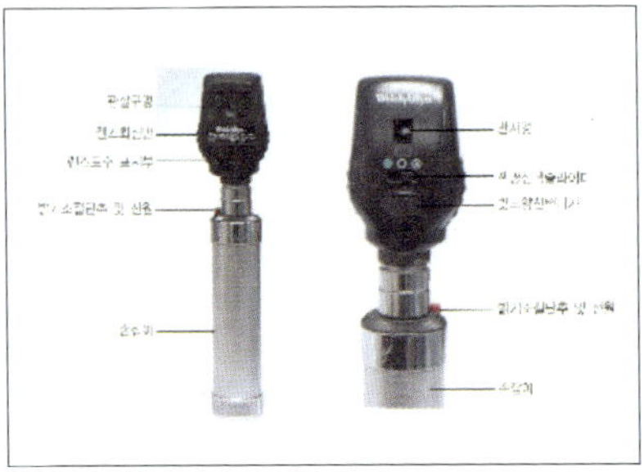

* 직상검안경의 원리와 광원의 종류

A

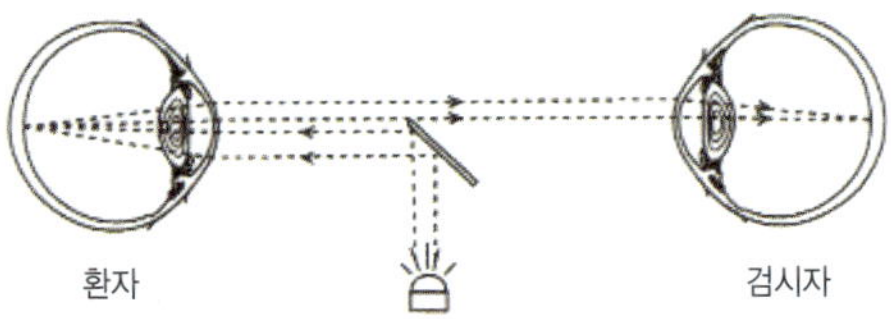

B

조리개	기술	사용법
○	큰 구멍	큰 동공을 통해 볼때
○	작은 구멍	작은 동공을 통해 볼때
●	무적색광필터	망막신경섬유층의 변화를 탐지하거나 미세혈관류 및 혈관이상을 관찰
▯	서극 모양	망막의 윤곽을 파악
⊕	격시	작은 망막병소, 혈관 직경 측정(0.2mm단위)

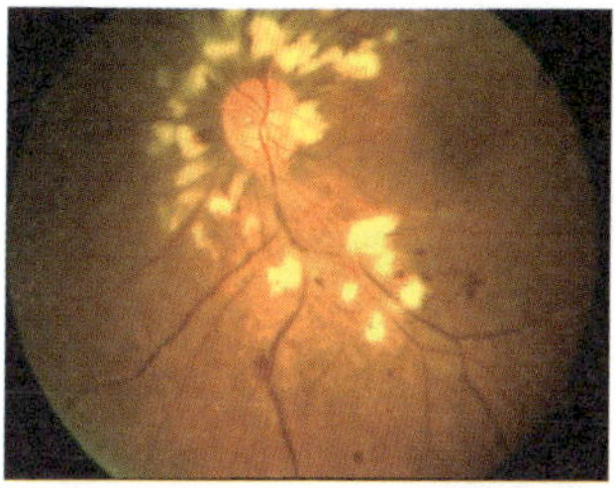

cotton wool spot, nerve fiber layer infartion (면화반)

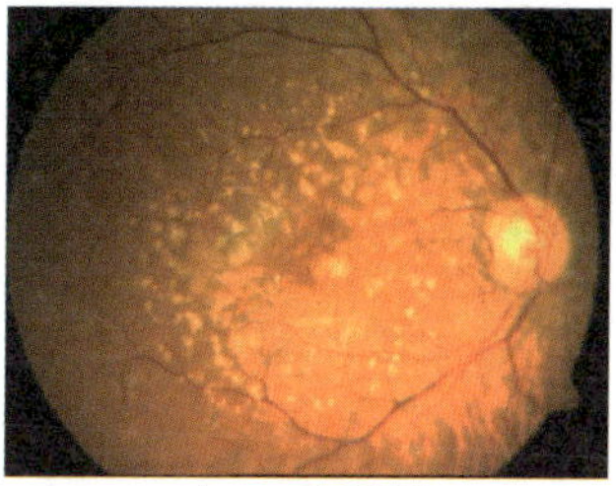

drusen (드루젠)

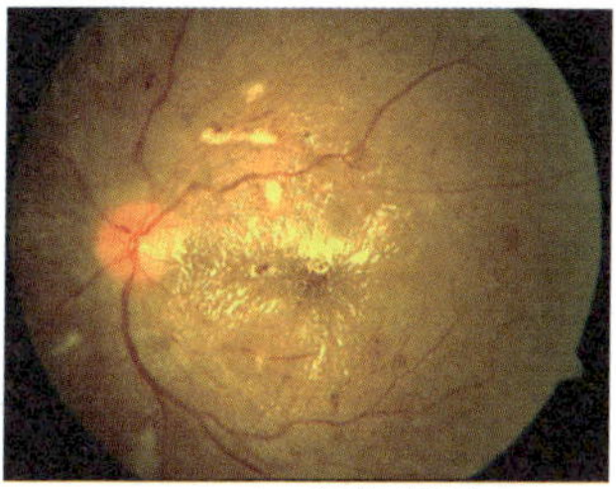

hard exudate (경성 삼출물)

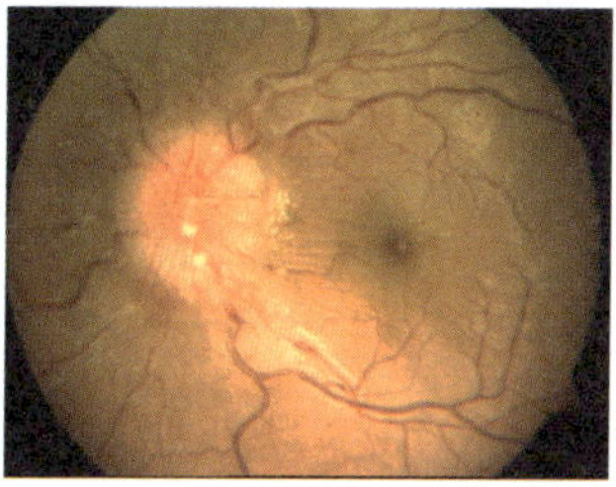

papilledema (유두 부종)

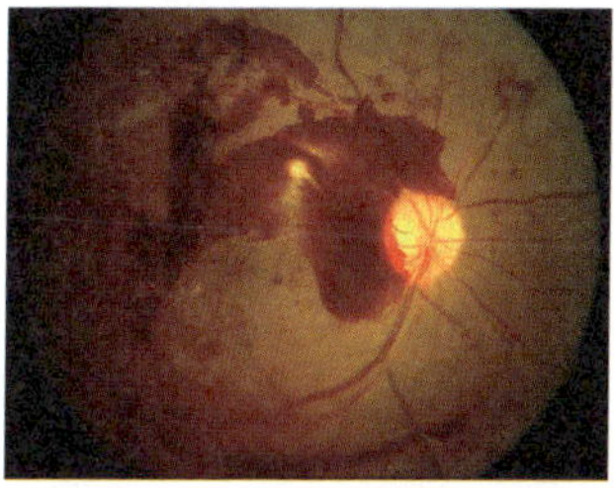

preretinal hemorrahge (망막앞 출혈)

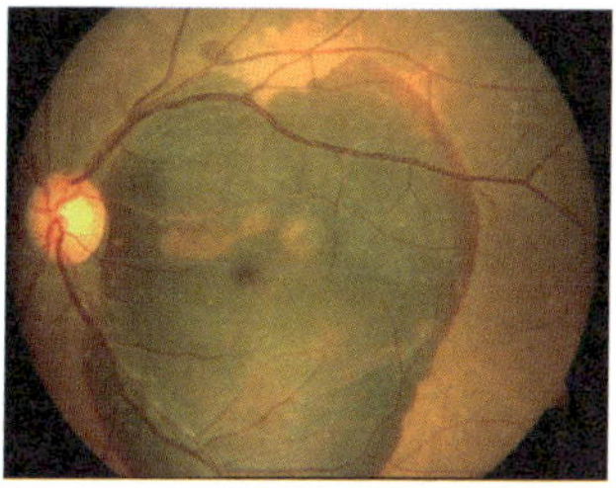

subretinal hemorrhage (망막하 출혈)

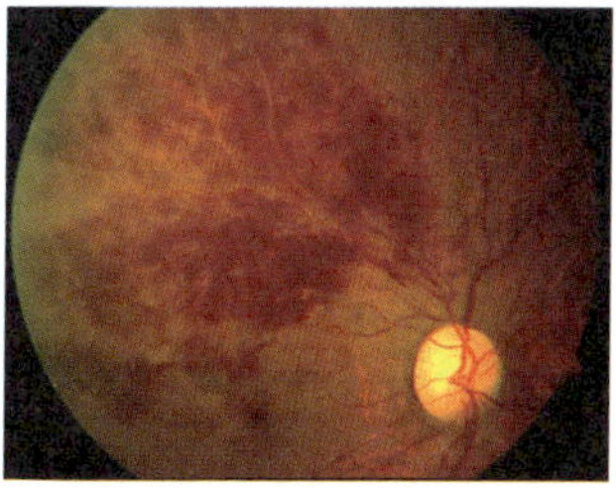

retinal hemorrahge (망막 출혈)

이경 검사

남성일 · 계명의대 이비인후과학교실

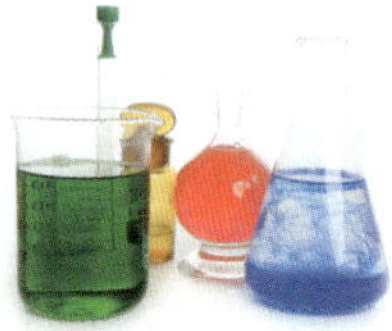

학습목표

1. 이경을 적절하게 조작할 수 있다.
2. 환자의 외이도, 고막, 중이의 상태를 올바르게 검사할 수 있다.
3. 검사 후 귀의 검사소견을 그림을 그리면서 설명할 수 있다.

적 용

1. 외이도의 염증과 종물
2. 고막의 염증 및 천공
3. 중이염
4. 귀의 각종 증상

기본원칙

1. 건강한 쪽 귀를 먼저 검사한다.
2. 오른쪽 귀 검사 시, 학생의사는 오른손으로 이경을 잡고 왼손으로 귓바퀴를 잡는다.

주 의 점

1. 외이도에 귀보개를 무리하게 밀어 넣지 않도록 귓바퀴를 부드럽게 당긴다.
2. 적절한 크기의 귀보개를 이용하여 충분한 시야를 확보한다.

준 비 물

이경 검사 모형, 이경(otoscope), 귀보개(ear speculum), 알코올솜

학습하기

검사 전 환자돌보기

1. 환자에게 자신을 소개하고 환자 이름을 확인한다.
2. 지금부터 이경검사를 시행하겠다고 설명한다.
3. 손을 깨끗이 씻거나 손소독을 한다.
4. 편안한 검사를 위해 환자의 고개를 검사할 귀의 반대쪽으로 약간 돌리도록 요청한다.
5. 환자의 머리 높이가 학생의사의 눈보다 약간 낮게 의자의 높이를 조절한다.

> **Tips!**
> - 소아의 이경 검사를 시행할 때는 의자에 앉은 보호자가 아이를 무릎에 앉히도록 요청.
> - 보호자는 한손으로 아이의 배를 지지하고, 다른 손은 아이의 이마를 잡도록 지시

검사 전 준비

6. 알코올솜으로 이경의 끝(바깥과 안)을 소독한다.
7. 이경 손잡이의 옆면에 있는 전원스위치를 켠 후 불빛의 밝기를 확인한다.
8. 환자에게 적절한 크기의 귀보개를 선택하여 이경의 끝에 장착한다.
9. 이경 손잡이를 엄지와 2번 손가락으로 잡고 나머지 손가락은 살며시 붙인다.

검사과정

10. 환자에게 문진을 통하여 건강한 쪽 귀를 먼저 관찰한 후 문제가 있는 쪽 귀를 나중에 검사한다.
11. 오른쪽 귀를 검사하기 위해서 학생의사는 오른손(왼쪽 귀를 볼 때는 왼손)으로 이경을 잡는다.
12. 오른쪽 외이도를 똑바르게 하기 위해 이경을 잡지 않은 왼손의 엄지와 2번 손가락으로 환자의 오른쪽 귓바퀴의 윗부분을 쥐고 후상방으로 조심스럽게 잡아당긴다.

Tips! 소아는 후하방으로 약간 잡아당김

13. 환자에게 이경을 넣는다고 말하고 귀보개를 바깥 1/3인 연골부 외이도까지 조심스럽게 밀어 넣는다.
14. 환자의 오른쪽 귀를 검사할 때 학생의사는 오른쪽 눈(왼쪽 귀를 볼 때는 왼쪽 눈)으로 관찰한다.
15. 귀보개를 부드럽게 밀어 넣으면서 외이도를 검사한다.

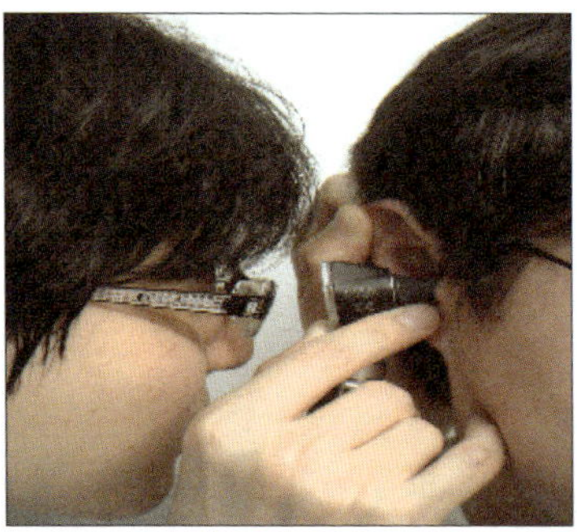

Tips! 이물질, 발적, 종창, 압통 유무 관찰

16. 귀보개를 외이도의 전하방으로 부드럽게 더 밀어 넣어 고막을 검사한다.

Tips! 고막의 색, 모양, 천공 유무 확인

17. 검사가 끝나면 조심스럽게 이경을 빼낸다.
18. 동일한 방법으로 환자의 왼쪽 귀를 검사한다. 이때 학생의사는 왼손으로 이경을 잡고, 오른손으로 귓바퀴를 당기고, 왼쪽 눈으로 관찰한다.
19. 이경의 전원을 끄고 귀보개를 분리하여 알코올솜으로 닦는다.
20. 환자에게 이경검사가 끝났음을 알린다.
21. 검사한 소견을 기록용지에 그림을 그리면서 환자에게 설명한다.

Check Point

▶ 체크 포인트를 확인하면서 학습한 내용을 실습하여 보세요.
▶ 기본적 술기를 익히기 위해서는 최소 3회 이상의 실습이 필요합니다.

번호	Check Point	스스로 평가하기		
		1회	2회	3회
1	자신을 소개하고 환자 이름을 확인하였는가?			
2	손을 깨끗이 씻거나 손소독을 하였는가?			
3	환자에게 고개를 검사할 귀의 반대편으로 돌리도록 요청하였는가?			
4	알코올솜으로 이경의 끝을 모두(안과 밖) 소독하였는가?			
5	적절한 크기의 귀보개를 선택하여 이경의 끝에 장착하였는가?			
6	오른쪽 귀를 검사하기 위해 오른손으로 이경을 잡았는가?			
7	이경 손잡이는 엄지와 2번 손가락으로 잡았는가?			
8	귓바퀴를 후상방으로 잡아 당겼는가?			
9	오른쪽 눈으로 오른쪽 귀를 관찰하였는가?			
10	귀보개를 부드럽게 밀어 넣으면서 외이도를 검사하였는가?			
11	귀보개를 부드럽게 전하방으로 더 넣어 고막을 검사하였는가?			
12	왼쪽 귀를 볼 때 왼손으로 이경을 잡고, 왼쪽 눈으로 관찰하였는가?			
13	환자에게 그림을 적절히 그리면서 검사소견을 설명하였는가?			

자세히 알아보기

*이경 잡는 방법 (두 가지 자세)

1. 연필을 잡는 것과 같이 엄지와 검지로 이경의 손잡이를 잡고 손의 척골(ulnar)면이 피검자 얼굴의 옆면에 의해 지지되도록 하여 이경으로 아래쪽으로 향하게 하는 방법. 이 자세는 피검자의 갑작스러운 움직임을 완충할 수 있다. 이경 손잡이 끝을 지탱하고 나서, 학생의사는 외이도 쪽으로 귀보개를 기울인다. 이 수기는 다른 수기보다 귀찮을 수 있지만, 특히 소아에게는 안전한 방법이다.

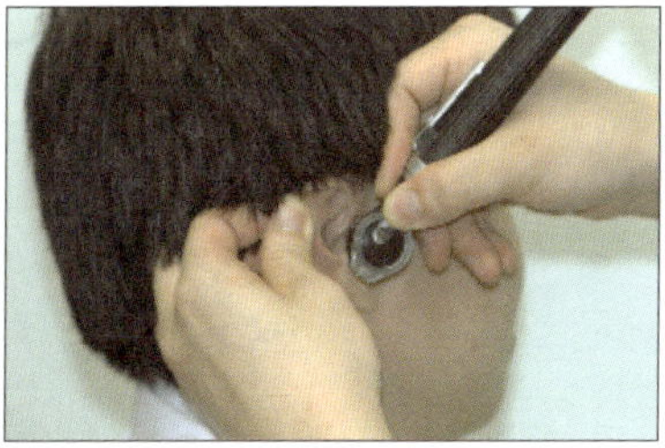

2. 귀보개를 외이도로 넣을 때 아랫방향으로 놓는 자세. 이 자세는 검사가 더 편할 수는 있지만, 학생의사가 갑자기 움직이면 통증과 손상을 일으킬 수 있다.

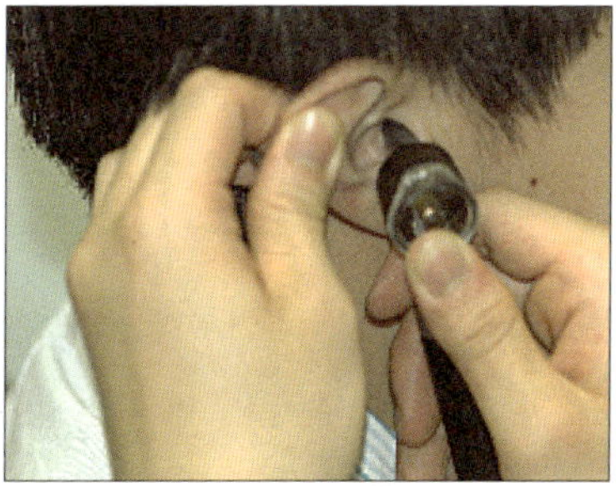

*귀보개의 크기

적당한 크기의 귀보개를 선택하여 이경에 부착한다.
귀보개는 가능한 큰 것을 사용하는 것이 적절한 불빛의 제공 및 관찰에 용이하다. 그러나 환자의 나이와 외이도 크기를 고려하여 환자가 불편함을 느끼지 않도록 적당한 크기를 선택하여야 한다.
(성인: 끝의 직경이 4~6mm, 어린이: 3~4mm, 유아: 2mm 사용)

*반사경을 이용한 이경 검사

광원을 반사경에 반사하면 약 25cm 정도 거리에서 가장 밝게 보이며 반사경의 작은 구멍을 통하여 볼 수 있다.

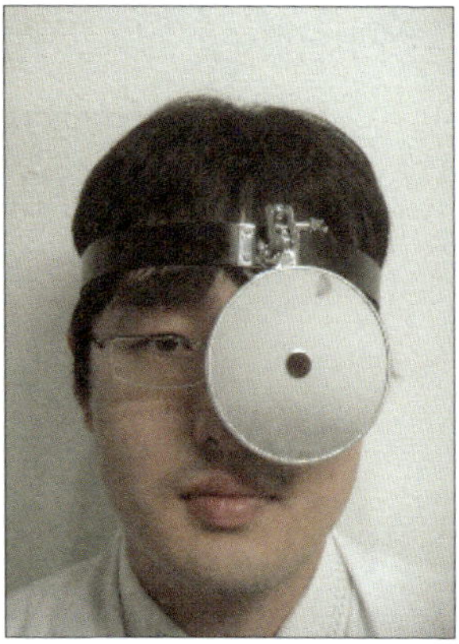

*정상고막의 구조 및 관찰법

1. 진주빛이 나는 회백색으로 전체적인 고막의 색과 모양을 확인한 후 고막의 이완부와 변연의 병변 유무도 자세히 관찰한다(아래 그림은 정상 왼쪽 고막사진임).

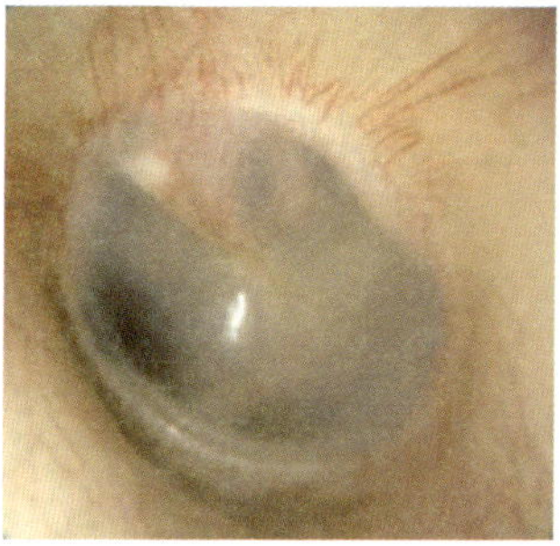

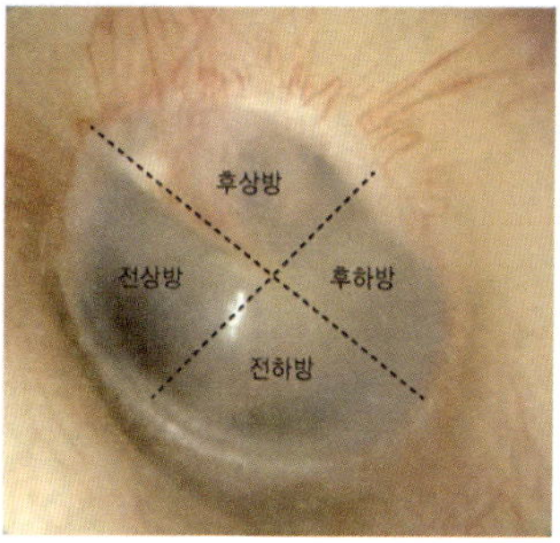

2. 고막의 충혈, 수포형성, 팽륜은 급성 염증의 소견이며 혼탁, 위축, 석회침착, 유착 등은 고막의 이전 병변의 흔적을 나타낸다.
3. 중이강 내에 액체가 고이면 고막이 황색, 암적색, 흑색을 띤다.
4. 외상성 고막천공에서는 불규칙한 변연과 함께 출혈이나 혈괴를 관찰할 수 있는 반면에, 염증성 고막천공인 경우 변연이 비교적 둥글다.

편집 및 집필진

- **책임편집인**

  금동윤 (계명의대 흉부외과학교실)

- **편집인**

  박원균 · 천경희 · 조은미(계명의대 의학교육학교실)

- **집필진**

  강선희 (계명의대 외과학교실)
  금동윤 (계명의대 흉부외과학교실)
  김대현 (계명의대 가정의학교실)
  김병훈 (계명의대 비뇨기과학교실)
  김용훈 (계명의대 외과학교실)
  김유철 (계명의대 안과학교실)
  김일만 (계명의대 신경외과학교실)
  김재범 (계명의대 흉부외과학교실)
  김준형 (계명의대 성형외과학교실)
  김형섭 (계명의대 내과학교실)
  김희철 (계명의대 정신과학교실)
  남성일 (계명의대 이비인후과학교실)
  노병학 (계명의대 영상의학교실)
  류성열 (계명의대 내과학교실)
  류승완 (계명의대 외과학교실)
  박원균 (계명의대 의학교육학교실)
  박준철 (계명의대 산부인과학교실)
  백성규 (계명의대 외과학교실)
  여창기 (계명의대 이비인후과학교실)
  이경재 (계명의대 정형외과학교실)
  이용철 (계명의대 마취통증의학교실)
  이현아 (계명의대 신경과학교실)
  최우익 (계명의대 응급의학교실)
  하정숙 (계명의대 진단검사의학교실)
  홍지희 (계명의대 마취통증의학교실)

의과대학생을 위한

기본 임상술기학

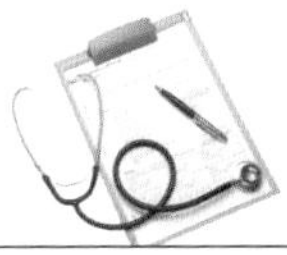

초판 1쇄 인쇄 | 2012년 8월 30일
초판 1쇄 발행 | 2012년 9월 7일

지은이 | 금동윤 외 24명
펴낸이 | 신일희
펴낸곳 | 계명대학교출판부
704-701 대구광역시 달서구 달구벌대로 1095
전화 053-580-6233 팩스 053-580-6235
홈페이지 www.kmupress.com
등록 | 1970. 9. 1. (신고번호 제347-1998-1호)

ISBN 978-89-7585-592-4   값 28,000원
*잘못된 책은 교환하여 드립니다.